国家自然科学基金项目"基于仿视觉系统神经网络的肿瘤细胞识别研究"
(61163040)成果

肿瘤细胞图像识别

甘　岚　周庆忠　赵海霞◎著

西南交通大学出版社
·成　都·

内容简介

肿瘤细胞图像识别是医疗影像智能化的核心技术之一。本书主要针对肿瘤细胞图像识别展开论述，系统论述了目前图像识别相关的热门理论，对流行的多种模式识别理论都有较详细的介绍。全书共分 9 章，主要内容包括：肿瘤细胞图像识别概论、图像常用预处理方法、图像常用特征提取方法、图像常用识别方法、常用肿瘤细胞图像分类识别方法及其优化，并且重点介绍了作者团队近年来研究的 3 类肿瘤细胞图像识别模型的架构和算法，介绍了具体实验过程和实验结论，最后介绍了实用性的肿瘤诊断病理分析软件，对肿瘤智能化诊断技术做了有益的探索和实践。本书既可作为专业研究人员的参考书，也可作为模式识别初学者的实践学习资料。

图书在版编目（CIP）数据

肿瘤细胞图像识别 / 甘岚，周庆忠，赵海霞著. —
成都：西南交通大学出版社，2019.8
ISBN 978-7-5643-6988-0

Ⅰ.①肿… Ⅱ.①甘… ②周… ③赵… Ⅲ.①肿瘤 – 细胞 – 图象识别 Ⅳ.①R730.2

中国版本图书馆 CIP 数据核字（2019）第 149288 号

Zhongliu Xibao Tuxiang Shibie
肿瘤细胞图像识别

甘 岚　　周庆忠　　赵海霞　著

责任编辑	穆 丰
封面设计	何东琳设计工作室
出版发行	西南交通大学出版社 （四川省成都市金牛区二环路北一段 111 号 西南交通大学创新大厦 21 楼）
邮政编码	610031
发行部电话	028-87600564　028-87600533
网址	http://www.xnjdcbs.com
印刷	四川煤田地质制图印刷厂
成品尺寸	185 mm × 260 mm
印张	11.5
字数	259 千
版次	2019 年 8 月第 1 版
印次	2019 年 8 月第 1 次
定价	49.00 元
书号	ISBN 978-7-5643-6988-0

图书如有印装质量问题　本社负责退换
版权所有　盗版必究　举报电话：028-87600562

前　言

据不完全统计，在中国，癌症已成为疾病死因之首，其发病率和死亡率还在不断攀升，其中胃肿瘤的死亡率已经占据到了癌症死亡的第 2 位，成为非常严重的公共健康问题。因此，本书主要以胃黏膜肿瘤细胞显微图像（下称肿瘤细胞图像）为研究的样本对象。肿瘤细胞图像识别研究对肿瘤早期诊断、提高肿瘤诊断精度和减轻医生的劳动强度等都具有十分重要的意义，也是人工智能领域一个活跃的分支，近年来一直受到众多学者的关注。

肿瘤细胞图像作为一种自然图像，一方面由于组织器官形状的不规则性以及不同细胞类的差异性，如细胞的结构、形状、稀疏程度、排列形状等，都会有非常大的差异，具有较大的复杂性；另一方面又因为其自身的性质使得它的高阶统计特性具有非高斯分布的特点，含有较多的冗余信息。这使得早期采用数字图像处理的方法，通过图像分割得到细胞和腺体的测量数据，作为判别依据的肿瘤细胞图像识别方法遇到极大的困难。后来很多学者采用模式识别方法来研究肿瘤细胞图像识别，取得了很大的进展。但一般的线性方法难以解决图像复杂性的问题，因此很多学者尝试用非线性的模式识别方法来解决。常用的非线性算法主要有流形学习、支持向量机（SVM）、神经网络等几大类，每一类算法又有其自身的特性和优点。这几类非线性模式识别方法都可以用于模式识别领域的图像处理和图像分类，但是以神经网络在模式识别中的应用最为广泛。尤其是近年来随着深度学习理论的不断发展，吸引着学者们纷纷尝试采用深度神经网络研究肿瘤细胞图像识别，但是肿瘤细胞图像是典型的高维小样本问题，如何解决深度网络所需的大样本及大开销是个大难题，还未见有突破性的进展，因此采用传统的模式识别理论研究肿瘤细胞图像识别仍不失为一个有效的方法，也可以为进一步研究提供参考。

本书是在作者实验室团队十余年从事肿瘤细胞图像识别研究工作的基础上，吸收参考了国内外大量的最新文献，对所做的工作进行的总结和介绍，涵盖了大部分应用于肿瘤细胞图像识别的模式识别方法，也包括了作者在国家自然科学基金等项目资助下取得的成果，并对早期的细胞图像分割、追踪及检测、软件的开发有一定的介绍。

全书共由 9 章组成。第 1 章介绍了肿瘤细胞图像识别的大体情况，使读者能够了解该研究的国内外发展概况，并介绍了肿瘤细胞图像及其特点；第 2 章介绍了图像的常用预处理方法，该章所讲述内容需要运用在后面章节中，所以建议读者有所了解；第 3 章介绍了图像识别中常用的图像特征以及常用的图像特征提取方法；第 4 章介绍了图像识别的常用算法，并对每类算法的代表性算法做了较详细的介绍；第 5 章结合前几章的内容，介绍了如何将常用的 4 种算法应用到肿瘤细胞图像的识别问题上，以及针对肿瘤细胞图像的特点对相应识别算法做了部分优化改进，并通过实验验证其有效性；第 6~8 章详细介绍了作者研究的 3 种肿瘤细胞识别算法及其实验过程与结果分析：基于字典学习的正则化鲁棒稀疏表示肿瘤细胞图像识别、基于量子自组织特征映射（QSOFM）的肿瘤细胞图像识别、基于两级自组织特征映射（SOFM）神经网络的肿瘤细胞图像识别，这也是作者研究团队近年来在主要研究领域取得的一部分研究成果；第 9 章介绍了一个肿瘤诊断的病理分析软件，让读者初步了解肿瘤细胞图像识别算法的实际应用，也是作者在肿瘤智能化诊断方面做出的努力探索和尝试的结果。本书出现的所有算法，读者都可以自行尝试实现。

　　本书全面总结了肿瘤细胞图像识别的主要内容，详细介绍了肿瘤细胞图像识别的全过程，甘岚撰写了第 3 章、第 5 章、第 6 章、第 7 章、第 8 章内容，周庆忠撰写了第 2 章、第 4 章内容，赵海霞撰写了第 1 章、第 9 章内容，为专业的研究人员提供了详细参考，也可作为模式识别初学者的学习实例。

　　本书的研究工作得到自然科学基金项目"基于仿视觉系统神经网络的肿瘤细胞识别研究"（批准号：61163040）的支持。

　　最后感谢在实验室工作中给予帮助的同事：张红斌、何春梅、李广丽、宋凯等老师及在实验室学习、工作过的同学们！

　　由于作者水平有限，加上机器学习理论与方法发展迅猛，各种新理论、新方法在肿瘤细胞图像识别上的研究日益增多，书中不妥和疏漏之处在所难免，恳请各位专家和广大读者不吝指教和帮助。书中所涉及的相关专业术语请参考附表英文简写对照表。

　　由于印刷成本的原因，书中彩色图像均为黑白印刷，为方便读者阅读此书，特将书中所涉及的肿瘤细胞图像放入下面的二维码中，请读者扫描获取。给读者带来的不便，请见谅！

甘　岚
2019.6.18

扫描获取肿瘤细胞图像

目 录

第 1 章 肿瘤细胞图像识别概论 ··· 1
- 1.1 肿瘤细胞图像识别的背景 ·· 2
- 1.2 肿瘤细胞图像识别的研究现状 ·· 4
  - 1.2.1 国外研究现状 ··· 4
  - 1.2.2 国内研究现状 ··· 5
- 1.3 肿瘤细胞图像及其特点 ·· 6
  - 1.3.1 原始肿瘤细胞图像 ··· 6
  - 1.3.2 肿瘤细胞图像的特点 ··· 7
  - 1.3.3 灰度化肿瘤细胞图像 ··· 8

第 2 章 图像常用预处理方法 ··· 9
- 2.1 图像预处理 ··· 9
- 2.2 图像灰度化 ·· 10
  - 2.2.1 图像的灰度化 ·· 11
  - 2.2.2 图像的灰度修正 ·· 11
- 2.3 图像增强 ·· 13
  - 2.3.1 频域图像增强方法 ·· 13
  - 2.3.2 图像的灰度变换 ·· 14
  - 2.3.3 直方图处理 ·· 17
  - 2.3.4 图像的空间域平滑 ·· 20
  - 2.3.5 图像的锐化 ·· 23

第 3 章 图像常用特征提取方法 ··· 27
- 3.1 图像特征及常用提取方法概述 ······································· 27
  - 3.1.1 图像特征概述 ·· 27
  - 3.1.2 图像常用特征 ·· 28
  - 3.1.3 图像常用特征提取方法 ·· 29
- 3.2 主成分分析方法 ·· 30
  - 3.2.1 PCA 概述 ·· 30
  - 3.2.2 总体主成分的计算与选取 ······································ 32
  - 3.2.3 PCA 方法基本流程 ·· 33

3.3 流形学习方法 ··· 34
    3.3.1 流形学习概述 ·· 34
    3.3.2 流形学习的代表方法 ··· 35
    3.3.3 LLE 算法原理 ··· 36
3.4 稀疏编码方法 ··· 38
    3.4.1 稀疏编码概述 ·· 38
    3.4.2 自然图像的稀疏性与稀疏编码模型 ·························· 39
    3.4.3 稀疏编码模型的统计学原理 ··································· 40
    3.4.4 稀疏编码方法原理 ·· 42
3.5 压缩感知方法 ··· 43
    3.5.1 压缩感知概述 ·· 43
    3.5.2 信号的采样过程 ··· 43
    3.5.3 CS 数学模型 ·· 44
    3.5.4 基于 CS 的特征提取算法原理 ································· 47

第 4 章 图像常用识别方法 ··· 49
4.1 基于线性判别分析的分类识别方法 ···································· 49
    4.1.1 LDA 概述 ··· 49
    4.1.2 LDA 方法原理 ·· 50
    4.1.3 LDA 方法的局限性及解决方法 ······························· 51
4.2 基于支持向量机的分类识别方法 ······································· 51
    4.2.1 SVM 概述 ··· 51
    4.2.2 SVM 方法原理 ·· 52
    4.2.3 SVM 核函数及多分类方法 ······································ 53
4.3 基于决策树的分类识别方法 ··· 54
    4.3.1 决策树分类方法概述 ··· 54
    4.3.2 决策树分类的步骤 ·· 54
    4.3.3 C4.5 决策树算法 ··· 55
4.4 基于贝叶斯的分类识别方法 ··· 56
    4.4.1 贝叶斯分类概述 ··· 56
    4.4.2 朴素贝叶斯分类方法 ··· 57
4.5 基于神经网络的分类识别方法 ·· 59
    4.5.1 神经网络概述 ·· 59
    4.5.2 神经网络分类原理 ·· 61
    4.5.3 SOFM 分类方法 ··· 61

第 5 章 肿瘤细胞图像的常用识别方法 ··· 67
5.1 基于改进的 PCA+LDA 的肿瘤细胞图像识别 ···················· 67

	5.1.1 传统 PCA+LDA 变换流程与实现	67
	5.1.2 泛化问题的产生和解决	72
	5.1.3 基于改进 PCA+LDA 的识别算法	73
	5.1.4 实验与结论	76
5.2	基于双向 2DPCA+SVM 的肿瘤细胞图像识别	79
	5.2.1 2DPCA 方法	79
	5.2.2 双向 2DPCA 特征提取算法原理	81
	5.2.3 基于 2DPCA+SVM 的识别算法	81
	5.2.4 实验与结论	82
5.3	基于 LLE+LS_SVM 的肿瘤细胞图像识别	84
	5.3.1 LLE 和 LS_SVM 算法原理	84
	5.3.2 基于 LLE+LS_SVM 的识别算法	85
	5.3.3 实验与结论	86
5.4	基于 SAM-CS+SOFM 的肿瘤细胞图像识别	89
	5.4.1 自适应观测矩阵的压缩感知算法	89
	5.4.2 基于 SAM-CS+SOFM 的识别算法	91
	5.4.3 实验与结论	94

第 6 章 基于字典学习的 RRC 肿瘤细胞图像识别 98

6.1	稀疏表示分类原理	98
6.2	稀疏表示模型用于图像识别需要考虑的问题	99
6.3	FDDL 与正则化鲁棒稀疏表示模型	99
	6.3.1 FDDL	99
	6.3.2 RRC 模型	101
6.4	基于字典学习的 RRC 肿瘤细胞图像识别	102
	6.4.1 算法设计	102
	6.4.2 算法实现	103
6.5	实验与结论	104
	6.5.1 灰度化系数选择	105
	6.5.2 参数 τ 值的确定	105
	6.5.3 两种分类模型的比较	106
	6.5.4 不同稀疏表示分类方法的比较	107
	6.5.5 不同识别方法的比较	108
	6.5.6 结 论	108

第 7 章 基于 QSOFM 的肿瘤细胞图像识别 109

7.1	QSOFM 概述	109

	7.1.1 ANN 和 QNN 的比较	109
	7.1.2 量子神经元模型	110
	7.1.3 QSOFM 模型	111
	7.1.4 QSOFM 算法	111
7.2	基于 QSOFM 的肿瘤细胞图像识别	114
	7.2.1 特征提取	114
	7.2.2 算法流程图	115
	7.2.3 工作算法步骤	119
7.3	实验与结论	119
	7.3.1 数据准备	120
	7.3.2 参数选择	120
	7.3.3 对比实验	120
	7.3.4 结　论	121

第 8 章　基于两级 SOFM 的肿瘤细胞图像识别 … 122

8.1	两级 SOFM 神经网络模型的构建	122
	8.1.1 第一层 SOFM 网络的构建	122
	8.1.2 第二层 SOFM 网络的构建	123
8.2	两级 SOFM 神经网络分类器设计	125
	8.2.1 分类器设计思想	125
	8.2.2 分类识别算法设计	126
	8.2.3 实验结果分析	128
8.3	融合 PCA 和两级 SOFM 神经网络的分类器设计	130
	8.3.1 PCA 的应用	130
	8.3.2 分类识别算法设计	131
8.4	实验与结论	131
	8.4.1 实验过程	132
	8.4.2 实验比较	135
	8.4.3 结　论	138

第 9 章　肿瘤诊断病理分析软件 … 139

9.1	需求背景	140
9.2	系统总体设计	140
	9.2.1 模块设计	140
	9.2.2 软件算法设计	142

9.3 技术方案和技术路线 ·· 144
9.3.1 平台和工具的选择 ·· 144
9.3.2 技术方案和技术路线 ·· 144
9.4 肿瘤诊断病理分析软件主要功能 ·· 153
9.4.1 病人图像信息录入 ·· 153
9.4.2 病理统计 ·· 154
9.4.3 手动识别 ·· 155
9.4.4 自动识别 ·· 156
9.4.5 病理打印 ·· 157
9.5 系统技术特点 ··· 158
9.5.1 图像预处理方法的组合应用 ·· 158
9.5.2 图像分割算法的最优选取 ·· 158
9.5.3 多层次和多角度的手动识别 ·· 160
9.5.4 特征模型的降维处理 ··· 160
9.5.5 软件的设计原则 ··· 161
9.6 展 望 ··· 162
9.6.1 手动识别 ·· 162
9.6.2 自动识别 ·· 162

附 表 ··· 164

参考文献 ··· 166

第 1 章 肿瘤细胞图像识别概论

早在 2014 年 2 月 3 日，世界卫生组织发表的《全球癌症报告 2014》指出，随着越来越多发展中国家民众的生活水平改善，饮食结构发生变化，发展中国家民众患癌症的概率也大幅增长。研究称 2012 年全球癌症患者和死亡病例都在令人不安地增加，新增癌症病例有近一半出现在亚洲，其中大部分在中国，中国新增癌症病例高居第一位。报告预测全球癌症病例将呈现迅猛增长态势，由 2012 年的 1 400 万人，逐年递增至 2025 年的 1 900 万人，到 2035 年将达到 2 400 万人，即 20 多年时间癌症病例将增加近七成。2016 年 1 月，中国医学科学院肿瘤医院、国家癌症中心赫捷院士，全国肿瘤登记中心主任陈万青教授等，在影响因子 144.8 的《CA: A Cancer Journal for Clinicians》杂志上发表了《2015 年中国癌症统计数据》，该研究分析结果提示，2015 年中国预计有 429.2 万例新发肿瘤病例和 281.4 万例死亡病例。该研究报告了我国最新的癌症发病率、死亡率和生存分析数据，不同地区几种常见肿瘤的最新发病和死亡情况，以及常见肿瘤的发病趋势以及防控重点等。文章指出，在中国，癌症已成为疾病死因之首，发病率和死亡率还在不断攀升，已成为非常严重的公共健康问题。不久前，美国癌症学会官方期刊发表了《2018 年全球癌症统计数据》报告，这篇文章评估了 185 个国家 36 种癌症的发病率和死亡率，2018 年，全球预计有 1810 万癌症新发病例，960 万癌症死亡病例。2018 年亚洲癌症发病率不断提高，其中死亡率将近 60%。相比于其他国家，中国癌症发病率、死亡率均为全球第一！在 1810 万新增癌症病例中，中国占 380.4 万例，在 960 万癌证死亡病例中，中国占 229.6 万例。这组数据意味着：全球每新增的 100 个癌症患者中，就有 21 个中国人。

20 世纪以来，虽然人类在医学技术上取得了长足的发展，但在面对癌症这一世纪顽疾的过程中，始终没有找到特效的治疗方法和药物。另外，由于环境污染日益严重和精神压力日益加大，癌症发病的概率每年还有逐渐增长的趋势。同时从一些研究资料中发现，大约有 80%的患者在就诊时，其病情已经恶化到了晚期，即便对其进行治疗，意义也不是很大。所以，如果能够在早期及时诊断发现肿瘤，并采取正确的治疗方案，那么临床就能够有更高的概率战胜癌症，因此早期诊断和治疗已成为迫切需要解决的问题[1]。

随着计算机技术与人工智能技术的飞速发展，许多医学领域的专家、学者致力于癌症诊断和治疗新方法的研究，希望通过使用各种计算机辅助手段，能够帮助医生尽早发现病症，并在第一时间对其进行治疗。在医院病理科中，医生可以通过计算机对病人的病理组织样本切片实现图像数字化后，应用数字图像处理技术对图像进行分析、计算、处理，得出相关的有效数据，从而为病理医生提供有关细胞和腺体病理形态学的相关数据，并对其进行定量分析，为医学诊断提供更加有价值的信息，这是传统方法无法实现的。

据不完全统计，胃肿瘤的死亡率已经占据到了癌症死亡的第 2 位，因此本书主要以胃黏膜肿瘤细胞显微图像（后统称肿瘤细胞图像）为研究的样本对象。本书主要利用模式识别技术、机器学习技术，结合病理医生提供的病理判据，使用多种数据降维方法、图像特征提取方法和图像分类识别方法等，对数字化医学肿瘤细胞图像进行识别、分类的研究，并将之应用于医学辅助诊断系统中，对医学研究及临床诊断方面有着很好的现实意义和广泛的应用前景。

1.1 肿瘤细胞图像识别的背景

传统情况下，病理医生诊断过程大致为：对患者的可疑病变组织进行取样，制成组织切片，经染色后，由病理学专家在显微镜下观察患者的细胞切片，运用自己在长期实践中积累的专门经验和知识做出诊断结论。在这种诊断方式下，病理医生只能依靠专业的医学知识和丰富的从医经验，通过目测细胞的形态特征等来对细胞图像进行定性分析，最终的诊断结果中缺乏定量化的病变信息，这样的人工识别方法效率低下，同时工作强度较大，不可避免地会出现识别失误的情况，往往使其持久性、稳定性和客观性难以保证；而且由于病理医生的诊断经验、观察的仔细程度、病理图片的制作质量等主、客观因素的影响，导致对同一幅病理图像，不同的医生分析诊断的结果也会有所不同，甚至会存在着较大的差异。另外，一名合格的病理医生需要经过长期的培养，教育成本和时间成本耗费也很大。为此，越来越多的研究学者开始尝试利用信息化的手段对肿瘤细胞图像进行分类，这对减轻医生的劳动强度和提高诊断精度具有很大的意义。

细胞在癌变初期，与正常细胞之间的异型性较小，在视觉上难以察觉，专家在诊断时容易做出错误判断。早期的医学图像辅助诊断系统中，对细胞的病理学特征如形状、颜色、密度等做出定量描述，自动识别出这些肉眼不易观察出的细微差别，并将可疑细胞的定量信息报告给专家，生成有关的信息报告，辅助经验丰富的病理医生对肿瘤图像进行分析，判断其症状[2]。通过使用这种方法，可以降低病理医生的劳动强度，减少误诊的概率，使患者能够得到早期应有的治疗。

原始的肿瘤细胞图像维数过高，冗余信息较多，直接利用分类算法对其进行定量识别相当困难。因此，往往在分类之前，先对肿瘤细胞图像进行特征提取，以保证在不丢失主要成分的情况下，能大大降低原始图像的数据量。

从人类视觉感知模式来看，常用的图像特征包括形态特征、颜色特征和纹理特征；在病理学上，细胞组织切片的特征包括形态特征、光密度特征和纹理特征。早期不少研究学者通过提取细胞图像的形态特征、光密度特征来实现肿瘤细胞图像的分类识别，而提取细胞图像的纹理特征来进行分类识别的研究非常少。这是因为早期的肿瘤图像识别方法是依据图像的几何特征，主要采用图像分割与检测的方法进行，然而肿瘤细胞分割复杂、不同部位细胞分割复杂、正常与异常细胞内部差异较大、不同部位种类特征也不同等特点使得快速、准确地分割肿瘤细胞具有一定的难度。尤其在癌变初期，癌细胞与正常细胞之间的异型性较小，在视觉上难以察觉，专家在诊断时容易做出错误判断。由于肿瘤细胞结构存在较大的差异性、复杂性和粘连性，使用传统的跟踪方法获得各个细胞或腺体的边界相当困难；此外，在采集细胞图像过程中常常会受到噪声的干扰，这势必严重影响对噪声敏感的特征提取方法的提取结果。因此，想要准确提取肿瘤细胞图像的形态特征，并非是件容易的事情。迄今为止，已经有不少学者在这方面进行了研究[3-6]，但得到的效果并不理想。例如，王雪虎等人在文献[4]提出利用改进的 Mean Shift 算法对胃上皮肿瘤细胞图像进行分割提取，虽然该算法能够在一定程度上提取图像的边界轮廓，但其结果仍然受到外界环境（如噪声）的影响。同时，对于形态的分割效果只是用肉眼比较判定，并没有定性的标准进行衡量。所以使用形状特征很难实现癌变和增生的分类。

癌变和增生的切片经过染色质染色，图像颜色的深浅不一样，因此，可以根据图像的颜色特征进行癌变和增生的分类判别。根据免疫组化的色度学准则，阳性细胞和阴性细胞在 R（红）、G（绿）、B（蓝）3 个颜色空间都有交叉区，并且对于不同的免疫组化显色反应强度在图像中阳性细胞和阴性细胞颜色的深浅也不一，分割较为困难。因而单纯从某个颜色空间来分割阳性细胞和阴性细胞几乎不可能[7, 8]。

图像纹理特征是对区域内部彩色变化或灰度变化的某些规律进行量化，能最大限度地缩小纹理的类内差距，并且尽可能地增加纹理的类间差距。和其他图像特征比起来，纹理特征较好地兼顾了图像的微观结构和宏观信息，所以纹理分析成为图像分析的重要方法。一般纹理的视觉特征有 3 个基本量：方向性、随机性以及周期性，其中方向性和周期性是两个较高层次的纹理特征，常用于对纹理图像知觉感知的指导。由于肿瘤细胞组织本身的空间特性，细胞和细胞、腺体和腺体间组成了具有一定周期性和稳定性的结构，具有纹理特征，而病症常常体现在肿瘤细胞图像纹理的变化之上，因此纹理特征对肿瘤细胞图像分类识别也是非常重要的[7]。但是纹理特征的提取也是业界的一个难题。到目前为止，肿瘤细胞图像纹理特征方面的研究非常少见。另外，单独依靠纹理特征识别肿瘤图像也是不可能的。因此，利用模式识别理论与方法进行肿瘤图像识别，不失为一条有效的路径，也因此成为当前的研究热点。

图像分类识别是近年来一个重要的研究热点。随着计算机图像处理技术的发展，人们提出了许多用于图像分类的模式识别技术。传统的图像分类器有线性判别分析（Linear Discriminant Analysis，LDA）、支持向量机（Support Vector Machines，SVM）、决策树（Decision Tree, DT）、贝叶斯（Bayes）分类等，新兴的分类器如人工神经网络（Artificial Neural Network，ANN）、稀疏表示分类和模糊分类等。这些分类技术在图像处理的各个领域得到了广泛的应用，尤其是在医学图像处理领域有较好的发展前景，在肿瘤细胞图像的方面也进行了很多研究，但是识别率的提高不大，离实际应用还有较大距离，有待进一步探讨研究。

本书结合作者及团队十几年的研究工作，对模式识别方法在肿瘤细胞图像识别方面的理论做了基本介绍，并详细介绍了几种具体方法的实验及应用，着重介绍了作者研究的一种基于仿视觉系统的两级神经网络模型：第一级采用基于正态逆高斯（Normal Inverse Gaussian, NIG）密度的非负稀疏编码（Non-Negative Sparse Coding，NNSC）前馈神经网络模型构建，用于肿瘤细胞图像纹理特征提取；第二级采用量子自组织特征映射（Quantum Self-Organizing Feature Mapping，QSOFM）网络模型，将其用于肿瘤细胞图像分类识别，其处理速度和分类识别率均有所提高。在此基础上，设计了肿瘤细胞图像分类识别算法，并嵌入肿瘤诊断病理分析软件中，初步实现了肿瘤细胞图像分类的自动识别，可用于病理医生的辅助诊断、青年医生的教学培养、肿瘤的早期筛查等。

1.2 肿瘤细胞图像识别的研究现状

1.2.1 国外研究现状

现阶段，科研人员将数字图像处理、模式识别和人工智能等领域的众多新理论、新技术应用于医学图像处理中，取得了一些可喜的成果。美国爱荷华州立大学的 A.Kusiak 等人提取了 50 个肺癌病人的一般信息（如年龄、性别等）和 X 光影像数据等 18 个特征数据，根据粗糙集（Rough set）理论进行数据挖掘，提高了肺癌病人早期诊断的正确率[9]。此外，Thiran JP 等介绍了一种从显微图像中自动识别癌组织的方法，该方法利用数学形态学和测地学理论，基于细胞的形状和大小，提取了恶性肿瘤 4 个诊断标准的客观数值。对于其他一些可制作病理涂片的肿瘤，还有相关的肿瘤细胞自动识别研究[10]。例如，加拿大 Alberta 大学计算机系的 Osmar R.Zaiyane 等人采用神经网络和关联规则挖掘技术对乳腺癌分类进行研究和分析[11]。Spyridonos P 等根据膀胱肿瘤细胞核的形态特征，利用 ANN 对膀胱肿瘤组织切片的自动分类进行了研究，分类准确率达 79%以上[12]。Changjian Sun 等人提出了一种基于完全卷积网络(FCN)的新型全自动 CT 图像肝脏肿瘤分割方法，并设计了一个多通道全卷积网络（MC-FCN）[13]。Yoshihiro Todoroki 等人提出一种利用深度卷积神经网络（Convolutional Neural Network，CNN）从 CT 图像中检测肝脏肿瘤候选序列的方法[14]。Fabio A. Spanhol 等人使用 DeCAF（或 deep）特征作为特征向量对乳腺癌进行分类识别，该方法将 DeCAF 特征作为输入，训练用于新分类任务的分类器[15]。Zhiqiu Xia 等人以乳腺癌 B 超扫描图像为监测图像提出了一种新的快速、准确的图像匹配算法，该算法首先使用区域识别算法获取整数像素匹配结果，然后引入梯度算法来匹配亚像素的位置[16]。

对于直肠肿瘤组织细胞的自动识别也有相关研究。如 Rosito 等通过对 51 个直肠癌标本和 22 个正常直肠组织标本中的 6 001 个细胞核进行数字化记录，并进行形态计量学和染色质结构分析，描述了一系列根据 Dukes 分期的直肠癌，并认为细胞核结构特征是识别和描述直肠癌与正常直肠组织之间区别的有用方法[17]。P. Karakitsos 等以游离存在的胃癌、胃炎、胃溃疡细胞为标本，对 ANN 在识别胃细胞良恶性损伤中的作用进行了研究，结果认为通过 ANN 和图像形态计量学，可以提供有关胃组织细胞癌变的可能性的有用信息[18]。Esgiar 等对正常与癌性结肠黏膜细胞形态特征及结构进行了几何分析，并开发了相应的自动识别算法，为结肠癌的自动诊断提供了一定的研究基础[19]。Sevcan

Aytac Korkmaz 介绍了一种基于决策树（DT）和判别分析（DA）的计算机决策支持系统（DSS）的开发和评估，对组织病理学胃图像进行分类，实验证明快速、多模态的计算机化 DSS 有助于早期发现胃疾病，促进疾病的早期诊断[20]。

1.2.2 国内研究现状

南京大学软件新技术国家重点实验室利用穿刺标本对早期肺癌细胞病理学计算机诊断进行了一系列研究，实现了一套肺癌早期识别和分类系统[24]。该系统将人工智能技术、图像处理技术、形态学和色度学技术、神经网络以及软件技术等高新技术综合应用于肺癌早期细胞病理诊断，解决了肺癌早期细胞病理诊断中的智能化和自动化的若干关键问题，并且进行了创新研究。该系统能有效地辅助病理医生进行肺癌诊断，能对腺癌、鳞癌和小细胞癌等主要肺癌类型进行自动识别和诊断。该系统的主要内容和特点是：① 能对细胞涂片的彩色图像进行自动识别，能对腺癌、鳞癌和小细胞癌等主要肺癌类型进行诊断，其专家系统和神经网络的综合诊断准确率已达到病理专家对肺癌细胞的诊断水准；② 具有对肺癌细胞涂片进行图像采集、图像预处理、图像分割的功能；③ 对分割出来的细胞区域，利用形态和色度特征进行图像识别和诊断，标示出有癌细胞区域；④ 提供有效的知识表示方法，高效、精确的推理机制和知识获取等功能，专家系统可以根据图像处理得出的数据和人工输入的数据进行推理，得出诊断结果；⑤ 神经网络系统可以快速精确地诊断出主要肺癌类，其诊断过程中能可视化地与用户进行交互。该系统主要由初始模块、图像获取、图像处理、形态及色度学诊断、专家诊断和神经网络诊断等模块组成。

上海交通大学生物医学工程系庄天戈教授采用"当代乳腺疾病 X 线诊断图谱"中的 230 个病例数据，应用决策树算法进行了数据挖掘的尝试。西北大学信息科学与技术学院教授周明全、耿国华对钼靶 X 线图像也进行了一些数据挖掘[25]。江苏大学朱玉全、杨鹤标等人在所著《数据挖掘技术》中，对医学图像分类框架模型进行了分析，并利用关联规则进行了挖掘研究[26]。鲁东大学的李珊珊等人提出了一种基于修正的果蝇优化算法和 SVM 的乳腺肿瘤识别方法[27]。梁蒙蒙等人针对多模态医学图像背景下，单模态图像识别存在的目标模糊、边界不清等问题，提出一种基于随机化特征融合的 CNN 目标识别方法[28]。中国科学院计算机网络信息中心的吕鸿蒙等人使用阿尔兹海默病的核磁共振成像（Magnetic Resonance Imaging，MRI）图像作为数据集，使用基于增强 AlexNet 的深度学习方法，根据阿尔兹海默病的特点提出了 4 种改进原始模型的算法[29]。

国内学者对胃肿瘤组织细胞的图像识别也有一些研究。东南大学和南京大学附属医院有研究关于胃黏膜异型增生与高分化腺癌的形态定量分析及自动化诊断系统[30]，他们提出的采用 7 项形态计量参数，对 100 例胃黏膜肠化、异型增生和高分化腺癌的病理切片做了形态学测量，建立了胃黏膜异型增生和高分化腺癌定量的自动化诊断系统，其中与核异型性有关的 4 项参数（核面积均值、核面积差异度、核面积密度和核浆比均值）

具有最强的特征性，这些病理形态参数的分析为我们做相关研究提供了一些参考依据，但由于其自动识别系统完全依靠对形态参数进行统计分析，所以该系统还不完善。东南大学的夏顺仁等人还对胃黏膜显微彩色图像进行了一些研究，从细胞学和组织学两个方面，对细胞和组织、二维和三维进行了 46 个形态特征参数的定量测量，比较全面地揭示了正常胃黏膜、癌前病变和高分化腺癌的形态定量差别[31]，但对细胞自动化识别没有详细阐述。国防科技大学的刘建平等提出了基于误差反向传播神经网络的胃癌细胞识别研究[32]，直接针对采样的单个胃细胞进行识别，具有较好的自动识别效果，但因为在肿瘤细胞图像中细胞粘连严重，要获分割较好的单个胃细胞是一个很大的难题，同时他们也研究了相关的分割算法，但并没有达到很好的效果。虽然在国内外有一些相关的研究，但取得的进展较慢，没有较系统全面的发展，在临床方面都没有得到大规模的实际应用。在分类过程中，一般都是采用的单一分类器，但由于医学图像自身的复杂性和多样性，采用单一的特征提取方法和单一分类方法不能很好地解决问题[33]，需要结合一些新的技术，对其进行更深入的研究。因此，如何提取合适的特征参数和识别方法需要在不断的实验中进行对比寻找。BoLiu 等人提出了一种基于深度学习和稀疏表示的胃切片图像分类方法，通过 CNN 提取特征，然后利用 K-SVD 算法得到一个卷积特征的过完备学习字典，最后使用 SVM 进行分类，实验表明该方法具有较好的分类效果和较低的计算成本[21]。Yuexiang Li 等人通过深度学习方法，采用不同的体系结构对胃切片数据进行浅层和深层的特征提取，实验表明该方法在相似方法中表现最好，在基于切片的分类中达到了 100%的准确率[22]。Yanping Cui 等人提出了一个级联卷积神经网络框架来分类部分带注释的胃部病理图像，通过分段分类网络重新识别使用分割模型检测出的癌症区域，最后将分割结果和分类结果相结合进行最终的图像分类，得到的分类准确率为 99.51%[23]。

综上所述，近年来，医学图像识别研究进展很快，尤其是随着深度学习的发展，应用深度学习研究医学图像识别的学者日益增多，也取得长足进步，但是在肿瘤细胞图像识别方面突破不大，还未达到实际应用的程度，一个重要原因就是肿瘤细胞图像属于高维小样本数据，直接应用深度学习没有优势，因此本书介绍的模式识别方法仍不失为一种较好的解决方案，以供大家参考。

1.3 肿瘤细胞图像及其特点

1.3.1 原始肿瘤细胞图像

本书所使用的原始肿瘤细胞图像均来自医院病理科采集的胃上皮细胞图像集，本书中统称为肿瘤细胞图像。由于在不同的医院采集，图像尺寸不一，像素不同，最后统一裁剪成 320×240 像素的图像，作为本书中图像数据样本集。

从医学病理的角度上，细胞图像大致上可以分为 3 大类：正常细胞、增生细胞和癌变细胞。其中，针对增生细胞图像，根据增生程度的不同，又可将其分为轻度增生细胞图像、中度增生细胞图像和重度增生细胞图像 3 类,如图 1-1 所示。

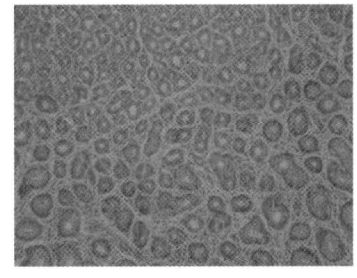 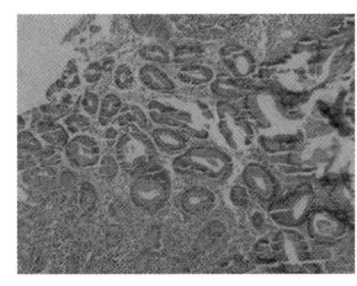 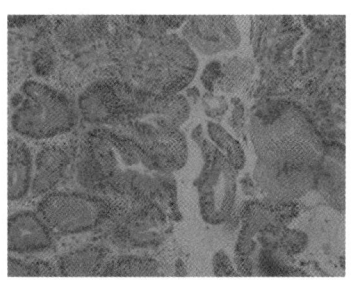

(a)典型的正常细胞　　　(b)典型轻度增生细胞　　　(c)典型中度增生细胞

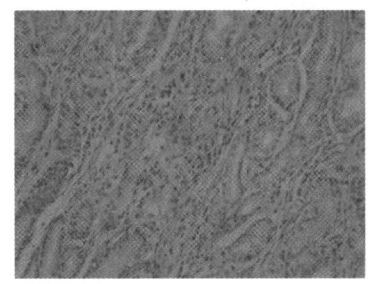 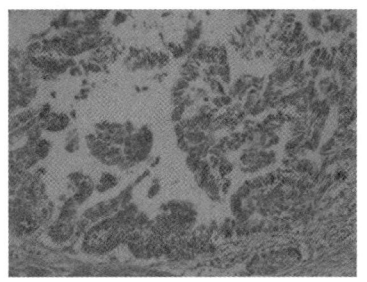

(d)典型重度增生细胞　　　(e)典型癌变细胞

图 1-1　不同类别的细胞图像

1.3.2　肿瘤细胞图像的特点

从图 1-1 中可明显看出,不同类别的细胞图像在形态特征上存在很大的区别。正常细胞图像腺体排列整齐而规则,腺体方向一致,腺体按层疏松排列,多数情况下表现为蜂窝状,细胞大小一致,单个细胞呈现圆形。而非正常细胞图像,随着非正常程度的加深,腺体开始排列不规则,大小不一,细胞结构混乱。

肿瘤细胞图像的特点具体说明如下:

1. 肿瘤细胞结构的差异性、粘连性和复杂性

癌变后的细胞组织器官形状不规则,且不同类别的细胞存在较大的差异性和复杂性,因此较难确定统一的分割算法,为自动分割时分割算法的抉择带来困难。再者,细胞核与细胞核之间、细胞核与腺体之间、腺体与腺体之间的粘连现象严重,其表现并不是简单的个别细胞核之间的粘连,而是存在大量细胞核的聚集粘连现象,要用传统的跟踪方法获得各自的边界是非常困难的。

2. 干扰信息大量存在

通常情况下,在肿瘤细胞图像中往往存在着大量的干扰信息,其主要由两部分原因造成。第一,采集成像过程中可能会受到噪声影响;第二,由于显微切片中原来就存在着一些其他细胞(如炎症细胞颗粒),以及已经弥散化的细胞在形态上无任何区别,遗留下浑浊,对细胞特征的提取十分不利。

3. 图像数据的高阶统计特性服从非高斯分布

肿瘤细胞图像作为一种自然图像，其高阶统计特性不服从高斯分布，而是服从非高斯分布。从神经生物学角度分析，对于一幅胃上皮细胞图像，绝大部分神经细胞的响应都很弱，只有少量神经细胞处于兴奋状态，对其有较强的响应，这种响应方式称为稀疏响应。

4. 图像信息冗余

从其高阶统计特性不服从高斯分布而是服从非高斯分布的特点可以得出，在肿瘤细胞图像中存在大量的冗余信息，只有少量的数据信息是重要的，即具有相同结构和特点的局部图像大量重复出现。为此，实验中我们需要使用一些方法减少图像中的冗余信息来获取能代表图像本质的少量特征。

1.3.3 灰度化肿瘤细胞图像

因为纹理分析是利用图像处理技术从图像中提取重要的表面灰度信息，同时灰度化图像可以降低图像的维数，去除图像多余的冗余信息，所以本书中实验所用的肿瘤细胞图像均为染色切片图像灰度化后的灰度图像，如图1-2所示。

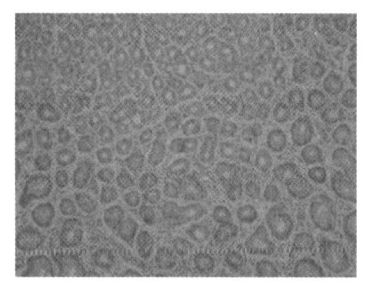
（a）灰度化后正常细胞

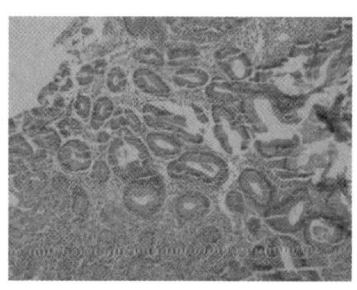
（b）灰度化后轻度增生细胞

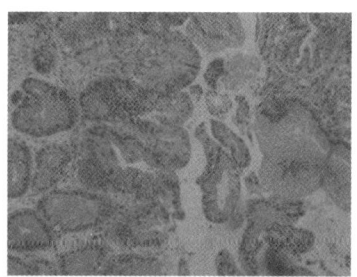
（c）灰度化后中度增生细胞

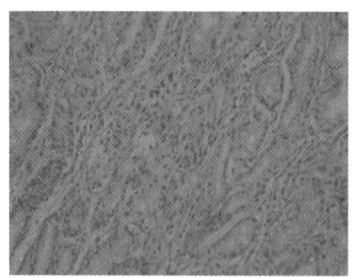
（d）灰度化后重度增生细胞

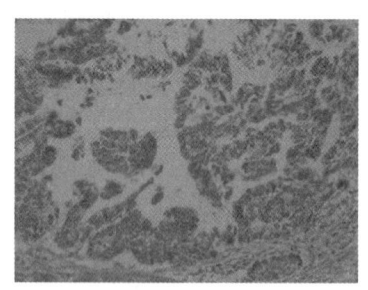
（e）灰度化后癌变细胞

图1-2 灰度化后的肿瘤细胞图像

第 2 章　图像常用预处理方法

模拟世界的影像要为计算机系统所处理和理解一般要经过图像采集、图像预处理、特征取样、匹配分析等阶段。由于受到获取图像的工具或手段的影响，成像系统获取的图像（即原始图像）会因为各种条件限制和随机干扰而不能直接使用，必须在视觉信息处理的早期阶段对原始图像进行诸如灰度校正、噪声过滤等图像预处理后才能进行后续图像处理工作。因此对图像进行预处理就显得非常重要。图像预处理的目的是改善图像数据，抑制不需要的变形或者增强某些对后续处理来说比较重要的图像特征，消除图像中无关的信息，恢复有用的真实信息，增强有关信息的可检测性和最大限度地简化数据，从而提高特征抽取、图像分割、匹配和识别的可靠性。

2.1　图像预处理

图像预处理过程一般有数字化、灰度化、几何变换、归一化、平滑和增强等步骤。

数字化一幅原始照片的灰度值是空间变量位置的连续值的连续函数。在 $M \times N$ 点阵上对照片灰度采样并加以量化归为 $2b$ 个灰度等级之一可以得到计算机能够处理的数字图像。为了使数字图像能重建原来的图像，对 M、N 和 b 值的大小就有一定的要求。在接收装置的空间和灰度分辨能力范围内，M、N 和 b 的数值越大，重建图像的质量就越好。当取样周期等于或小于原始图像中最小细节周期的一半时，重建图像的频谱等于原始图像的频谱，因此重建图像与原始图像可以完全相同。M、N 和 b 三者的乘积决定一幅图像在计算机中的存储量，因此在存储量一定的条件下，需要根据图像的不同性质选择合适的 M、N 和 b 值以获取最好的处理效果。

图像灰度化通常是指将一幅彩色图像转化为灰度图像的过程。彩色图像是由三个不同的分量组成，称之为三通道图像。对彩色图像进行处理时，往往需要对三个通道依次进行处理，时间开销将会很大。因此，为了达到提高整个应用系统处理速度的目的，需要减少所需处理的数据量。在图像处理中，图像的灰度化就是把由 R、G、B 三通道的数据组成的彩色图像变为单通道的数据的灰度图像。

几何变换是用于改正图像采集系统的系统误差和仪器位置的随机误差所进行的变换。对于卫星图像的系统误差（如地球自转、扫描镜速度和地图投影等因素所造成的畸变），可以用模型表示并通过几何变换来消除。随机误差（如飞行器姿态和高度变化引起的误差）难以用模型表示出来，所以一般是在系统误差被纠正后通过把被观测的图和已知正确几何位置的图相比较，用图中一定数量的地面控制点解双变量多项式函数组而达到变换的目的。

图像归一化是使图像的某些特征在给定变换下具有不变性质的一种图像标准形式。例如，物体的面积和周长本来对坐标旋转来说就具有不变的性质。在一般情况下，某些因素或变换对图像一些性质的影响可通过归一化处理得到消除或减弱，从而可以被选作测量图像的依据。例如，光照不可控的遥感图片灰度直方图的归一化对图像分析是十分必要的。灰度归一化、几何归一化和变换归一化是获取图像不变性质的三种归一化方法。归一化思想是利用图像的不变矩寻找一组参数使其能够消除其他变换函数对图像变换的影响，也就是转换成唯一的标准形式以抵抗仿射变换。图像归一化使得图像可以抵抗几何变换的攻击，它能够找出图像中的那些不变量，从而得知这些图像原本就是一样的或者一个系列的。神经网络中进行图像归一化可以加快训练网络的收敛速度。

图像平滑是一种消除图像中的随机噪声的技术。对平滑技术的基本要求是在消去噪声的同时不使图像轮廓或线条变得模糊不清。常用的平滑方法有中值法、局部求平均法和 k 近邻平均法。局部区域大小可以是固定的，也可以是逐点随灰度值大小变化的。此外，有时应用空间频率域带通滤波方法。

图像增强是对图像中的信息有选择地加强和抑制以改善图像的视觉效果，或将图像转变为更适合于机器处理的形式以便于数据抽取或识别。例如，一个图像增强系统可以通过高通滤波器来突出图像的轮廓线，从而使机器能够测量轮廓线的形状和周长。图像增强技术有多种方法，诸如反差展宽、对数变换、密度分层和直方图均衡等都可用于改变图像灰调和突出细节。实际应用时往往要用不同的方法反复进行试验才能达到满意的效果。图像对比度处理是空间域图像增强的一种方法，由于图像灰度范围狭窄会使图像的对比度不理想，可用对比度增强技术来调整图像灰度值的动态范围。图像增强技术主要有两种方法：空间域法和频率域法。空间域方法主要是在空间域内对图像像素直接运算处理；频率域方法就是在图像的某种变换域对图像的变换值进行运算，如先对图像进行傅里叶变换，再对图像的频谱进行某种计算（如滤波等），最后将计算后的图像逆变换到空间域。

2.2 图像灰度化

在模式识别中，预处理是图像分割和图像分类的前提。本书中使用的原始采集的肿瘤细胞图像是经过染色的彩色图像，图像的维数很高，且彩色信息对识别作用不大，因此图像的预处理主要是在图像分类之前对图像进行灰度化操作以及一些去噪、增强等工作。灰度化既可以降低图像的维数，又可以去除图像多余的冗余信息，是每张图像必须采用的预处理方法，去噪、增强等方法则根据图像的不同有选择地进行。

2.2.1 图像的灰度化

在图像处理中，图像的灰度化就是把由 R、G、B 三通道数据的彩色图像变为单通道数据的灰度图像。在 RGB 模型中，如果 R、G、B 的值相等，即使是三通道数据，也是表现出一种灰度颜色，灰度值就是 R、G、B 各分量的值。灰度图像中各个像素位置的灰度范围为 0～255。可以发现，当 R、G、B 三者相等时，我们只需一个字节存放该灰度值即可，对于 R、G、B 不同的三通道图像，也可以进行灰度化。

图 2-1 所示是采用一般的灰度处理方法对一幅真彩色的显微图像转换为 256 色和灰度化后的效果图。

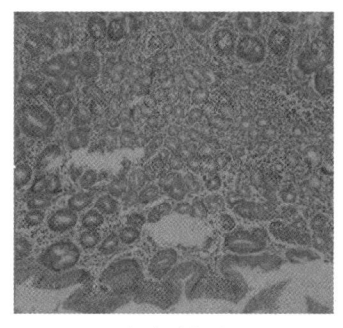 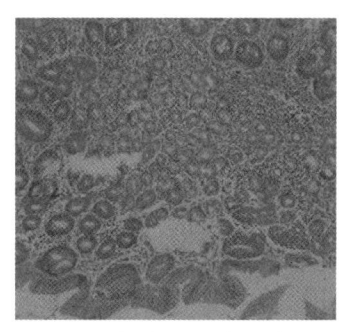 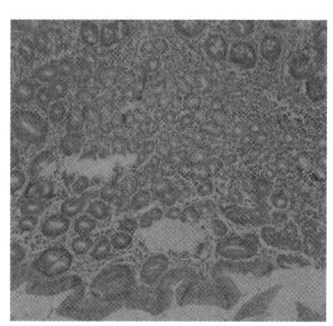

（a）原图　　　　　　　　（b）256 色　　　　　　　　（c）灰度图

图 2-1　直接灰度化结果

2.2.2　图像的灰度修正

在计算机中常用 RGB 和 YUV 两种方法表示颜色信息，RGB 方法主要是对图像的每个像素用红（R）、绿（G）、蓝（B）信息的 R、G、B 三个分量表示，每个分量有 256 个级别。根据人眼视觉机制的三原色原理，对一幅图像赋与不同的 R、G、B 值，就表示成了各种颜色，形成了彩色图。YUV 方法主要是利用人眼对亮度比对颜色较敏感的特点，把图像的亮度信息和颜色信息分离，并使用不同的分辨率存储图像的方法，其中 Y 分量的物理含义为亮度，U、V 分量则表示色差信息。

由于彩色图像灰度化后得到的灰度信息只能反映图像亮度大小：颜色越浅的地方，灰度值越大，对应灰度图中的地方越亮，反之越暗[34]，并不具有对特殊波长特定响应的性质。对于结构复杂、形状、稀疏程度、排列规则都有非常大差异且细胞与细胞之间、细胞与腺体之间、腺体与腺体之间粘连严重的肿瘤细胞图像来说，直接将彩色图像灰度化后得到的灰度信息比较模糊，并不能完整地反映图像的完整信息，且图像的维数比较大；直接灰度化后的图像不能有效地提高图像特征降维和运行的速度。基于此，通常采用一种灰度修正的方法对肿瘤细胞图像进行处理，灰度修正后的信息更加有利于提取图像的特征，更有利于提高图像的分类准确率和减少图像的分类运行时间，更有利于提取彩色图像中不同颜色所反映的信息，更有利于图像的传输和处理。下面介绍灰度修正算法。

设图像的灰度信息由 R、G、B 3 个分量计算得到，其中 Y 代表图像的灰度信息，各个系数代表颜色信息在人的视锥细胞中所占的比例，但是采用这种方法能对所有的图像信息进行响应，并不能对某一特定段的灰度信息进行响应，直接灰度化的计算公式如式（2-1）所示。

$$Y = 0.35R + 0.55G + 0.1B \tag{2-1}$$

根据人类大脑视觉皮层的工作原理[35]，视觉细胞只对某一特定的波长比较敏感，而对有些特定的波长不太敏感，以及与图像的明暗信息相比较，人的大脑视觉系统对图像的颜色信息不太敏感，而对图像的亮度信较敏感，可以采用下面的方法对灰度图像进行修正，相对减少图像的红色颜色信息，增加图像的绿色和蓝色颜色信息。

$$Y' = 0.03R\eta + 0.72 \cdot G\eta\sigma + 0.25B\eta \tag{2-2}$$

式中，Y' 代表修正后的灰度信息；η 为加入的灰度修正适应系数，η 是通过不断地在肿瘤细胞图像上进行实验而得到的；σ 为引入的特性因子，此特性因子也是通过不断地在肿瘤细胞图像上进行实验验证而得到的。则 η 的计算方法如式（2-3）所示。

$$\eta = \log_2 \frac{\sum_{M \times N} Y'}{M \times N \times 255} \tag{2-3}$$

式中，M 和 N 代表图像的宽度和高度。由式（2-3）可以看出，灰度修正适应系数的计算是图像平均灰度的大小对亮度的补偿。当平均灰度值较小时，说明图像偏暗，$\eta > 1$，R、G、B 系数乘以 η 后会有增加，从而增加亮度；反之 $\eta < 1$，降低亮度。为了减少算法计算的复杂度，需要对 η 施加约束，η 也是通过实验而获得的。通过实验可知，当 η 取 0.03 时，实验效果是最好的，约束如式（2-4）所示：

$$\eta = \begin{cases} \eta, & |\eta - 1| > 0.01 \\ 1, & |\eta - 1| \leqslant 0.01 \end{cases} \tag{2-4}$$

特性因子是根据图像的色调信息而得到的修正系数，色调反映了图像的红、黄、蓝、绿、紫等信息，在一定程度上反映了特定波长段的颜色信息，因此可以作为视觉感受器对某些特定特征响应的特性因子，其计算如式（2-5）所示，

$$\sigma = \begin{cases} e^{-(\frac{H}{a}-b)^2}, & 80 \leqslant H \leqslant 120 \\ 1, & H < 80, H > 160 \end{cases} \tag{2-5}$$

式中，H 为图像的色调；系数 a，b，c 是为了图像的归一化而设定的参数，为了使 σ 的值调整到合适的值域。

采用修正的灰度算法后，不但节省了图像的存储空间，还有利于图像降维和减少图像分类的时间。采用灰度修正算法对图像进行灰度化操作结果如图 2-2 所示。

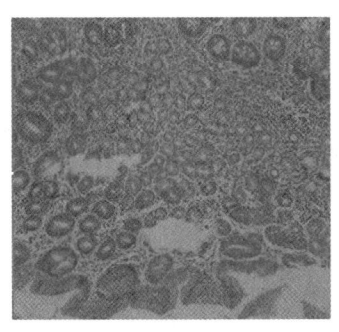 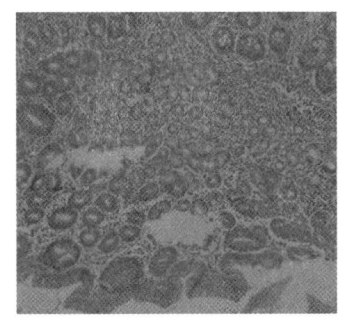 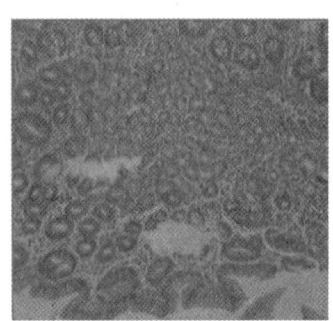

（a）原图　　　　　　　　（b）直接灰度化　　　　　　（c）修正后的灰度化

图 2-2　修正灰度化后的结果

2.3　图像增强

图像增强技术是图像处理领域研究的重点和热点之一，因为在图像处理中图像增强技术对提高图像的质量起着重要作用。图像增强是指按特定的需要突出一幅图像中的某些信息，同时削弱或去除某些不需要信息的处理方法，其目的是使得处理后的图像对某种特定的应用比原始图像更合适。处理的结果使图像更适应于人的视觉特性或机器的识别系统。

目前，已有很多图像增强技术，但从传统的图像增强技术分类来看，总体上可以分为两大类：空域增强方法和频域增强方法。空域增强方法是直接对图像中的像素进行处理，从根本上说是以图像的灰度映射变换为基础的，所用的映射变换类型取决于增强的目的。频域增强方法首先将图像空间中的图像以某种形式转换到其他空间中，然后利用该空间的特有性质进行图像处理，最后再转换到原来的图像空间中，从而得到处理后的图像。

2.3.1　频域图像增强方法

频域图像增强是对图像经傅里叶变换后的频谱成分进行操作，然后逆傅里叶变换获得所需结果，其原理如图 2-3 所示。

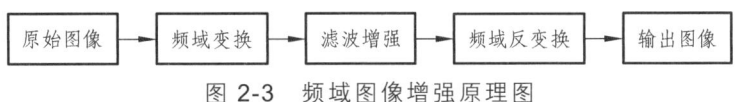

图 2-3　频域图像增强原理图

常用的频域增强方法有低通滤波技术、高通滤波技术等，低通滤波技术是利用低通滤波器去掉反映细节和跳变性的高频分量，但在去除图像尖峰细节的同时也将图像边缘的跳变细节去除掉了，使得图像较模糊。高通滤波器技术是利用高通滤波器来忽略图像中过度平缓的部分，突出细节和跳变等的高频部分，使得增强后的图像边缘信息分明清晰。高通滤波技术进行增强处理后的图像，视觉效果不好，较适用于图像中物体的边缘提取。频域增强方法中还有带通和带阻滤波、同态滤波等，一般是用来解决光动态范围过大或者光照不均而引起的图像不清等情况。

频域变换的基础是卷积处理，其基本原理为：设原始图像为 $f(x,y)$，处理后图像为 $g(x,y)$，而 $h(x,y)$ 是线性不变算子。则根据卷积定理，有

$$g(x,y) = f(x,y) * h(x,y) \tag{2-6}$$

式中，*代表卷积。若 $G(u,v)$、$H(u,v)$、$F(u,v)$ 分别是 $g(x,y)$、$h(x,y)$、$f(x,y)$ 的傅里叶变换，则式（2-6）中的卷积关系表示成变换域为

$$G(u,v) = F(u,v) * H(u,v) \tag{2-7}$$

式中，$H(u,v)$ 用线性系统理论来说，是转移函数。在具体的增强中，$f(x,y)$ 是给定的，则 $F(u,v)$ 也可通过变换求出。而 $H(u,v)$ 通过不同的滤波器来确定，则由式（2-7）可得

$$g(x,y) = F^{-1}[H(u,v)F(u,v)] \tag{2-8}$$

2.3.2 图像的灰度变换

空域是指组成图像的像素的集合，空域图像增强直接对图像中像素灰度值进行运算处理，基本上是以灰度映射变换为基础的。空域图像增强主要有灰度变换和直方图均衡化处理。灰度变换的原理就是通过改变灰度的动态范围，达到增强图像灰度级细节部分的方法。一般的变换函数包括线性变换、非线性变换、分段线性变换。具体函数的选择与图像的成像系统和相应的应用场合有关。直方图均衡化是空域图像增强中应用最广泛的一种方法，其基本原理是使得处理后的图像灰度级近似均匀分布，来达到图像增强效果。但其变换函数采用的是累积分布函数，因此它生成的近似均匀直方图都很相似，这必然限制了它的功能应用。

在图像处理中，空域是指由像素组成的空间。空域增强方法是直接对图像中的像素进行处理，从根本上说是以图像的灰度映射变换为基础的，所用的映射变换类型取决于增强的目的。空域增强方法可表示为

$$g(x,y) = T[f(x,y)] \tag{2-9}$$

灰度变换可使图像动态范围增大，对比度得到扩展，使图像清晰、特征明显，是图像增强的重要手段之一。它主要利用点运算来修正像素灰度，由输入像素点的灰度值确定相应输出点的灰度值，是一种基于图像变换的操作。

1. 线性变换

简单的线性灰度变换法可以表示为

$$g(c,y) = \frac{d-c}{b-a}[f(x,y)-a] + c \tag{2-10}$$

式中，b 和 a 分别是输入图像亮度分量的最大值和最小值；d 和 c 分别是输出图像亮度分量的最大值和最小值。经过线性灰度变化法，图像亮度分量的线性范围从 $[a,b]$ 变化到 $[c,d]$，如图 2-4 所示。

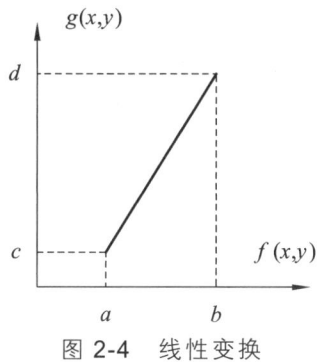

图 2-4　线性变换

若图像中大部分像素的灰度级分布在区间内，设 M_f 为原图的最大灰度级，只有很小一部分的灰度级超过了此区间，则为了改善增强效果，可以令

$$g(x,y)=\begin{cases}c & 0\leqslant f(x,y)\leqslant a \\ \dfrac{d-c}{b-a}[f(x,y)-a]+c & a\leqslant f(x,y)\leqslant b \\ d & b\leqslant f(x,y)\leqslant M_f\end{cases} \quad (2\text{-}11)$$

由于人眼对灰度级别的分辨能力有限，只有当相邻像素的灰度值相差到一定程度时才能被辨别出来。通过上述变换，图像中相邻像素灰度的差值增加，例如在曝光不足或过度的情况下，图像的灰度可能会局限在一个很小的范围内，这时得到的图像可能是一个模糊不清，似乎没有灰度层次的图像，采用线性灰度变换将有效改善图像视觉效果，如图 2-5 所示。

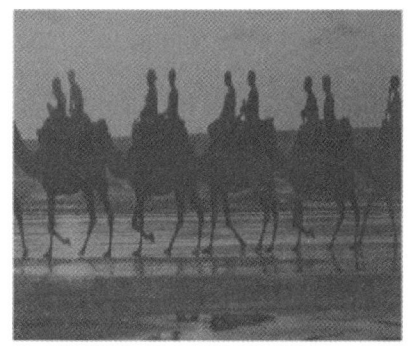
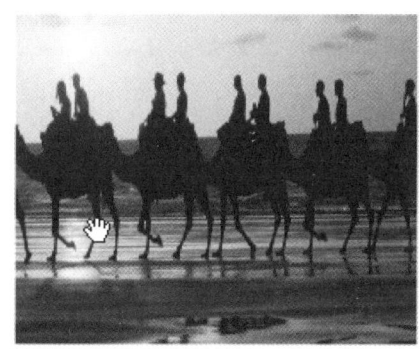

（a）变换前　　　　　　　　　　（b）变换后

图 2-5　线性变换效果图

为了突出图像中感兴趣的目标或灰度区间，相对抑制那些不感兴趣的灰度区间，可采用分段线性变换如式（2-12）所示。常用的三段线性变换如图 2-6 所示。

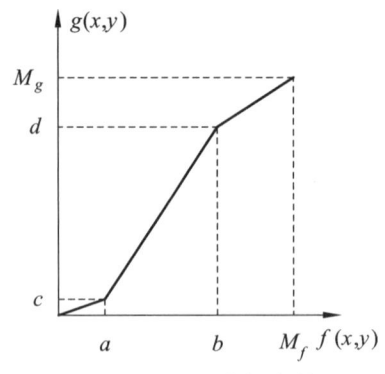

图 2-6 分段线性变换

$$g(x,y) = \begin{cases} \dfrac{c}{a}f(x,y) & 0 \leqslant f(x,y) \leqslant a \\ \dfrac{d-c}{b-a}[f(x,y)-a]+c & a \leqslant f(x,y) \leqslant b \\ \dfrac{M_g-d}{M_f-b}[f(x,y)-b]+d & b \leqslant f(x,y) \leqslant M_f \end{cases} \qquad (2\text{-}12)$$

分段线性变换可以根据用户的需要，拉伸特征物体的灰度细节，虽然其他灰度区间对应的细节信息有所损失，这对识别目标来说没有什么影响。下面对一些特殊的情况进行分析。令 $k_1 = c/a$，$k_2 = (d-c)/(b-a)$，$k_3 = (M_g-d)/(M_f-b)$，即它们分别为对应直线段的斜率。

（1）当 $k_1 = k_3 = 0$ 时，如图 2-7（a）所示，表示对 [a,b] 以外的原图灰度不感兴趣，而处于 [a, b] 之间的原图灰度，则均匀变换成新图灰度。

（2）当 $k_1 = k_2 = k_3 = 0$，$c = d$ 时，如图 2-7（b）所示，表示只对 [a,b] 间的灰度感兴趣，且均为同样的白色，其余变黑，此图样对应变成二值图。这种操作又称为灰度级（或窗口）切片。

（3）当 $k_1 = k_3 = 1$，$c = d = M_g$ 时，如图 2-7（c）所示，表示在保留背景的前提下，提升 [a,b] 间像素的灰度级。它也是一种窗口或灰度级切片操作。

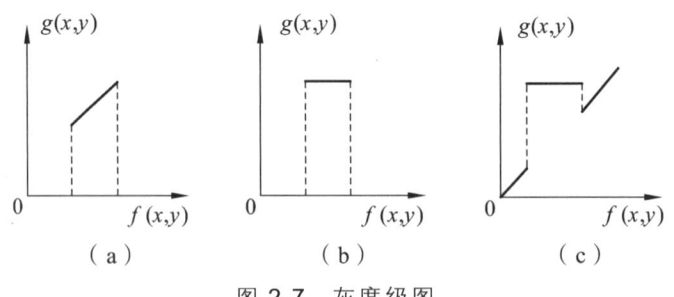

图 2-7 灰度级图

2. 非线性变换

非线性拉伸是有选择地对图像某一灰度范围进行变换，其他范围的灰度值则有可能被压缩。非线性变换在整个灰度值范围内采用统一的变换函数，利用变换函数的数学性质实现对不同灰度值区间的扩展与压缩。下面介绍常用的两种非线性变换法。

（1）对数变换：输入图像像素点的灰度值与对应的输出图像像素点的灰度值之间为对数关系，其一般公式为

$$g(x,y) = a + \frac{\ln[f(x,y)+1]}{b \cdot \ln c} \qquad (2\text{-}13)$$

式中，a,b,c 都是可以选择的参数。$f(x,y)+1$ 是为了避免对 0 求对数，确保 $\ln[f(x,y)+1] \geq 0$。当 $f(x,y)=0$ 时，$\ln[f(x,y)+1]=0$，则 $y=a$，a 为 y 轴上的截距，确定了变换曲线的初始位置的变换关系。b,c 两个参数确定变换曲线的变换速率。对数变换扩展了低灰度区，压缩了高灰度区，能使低灰度区的图像较清晰地显示出来。

（2）指数变换：输入图像像素点的灰度值与对应的输出图像像素点的灰度值之间满足指数关系，其一般公式为

$$g(x,y) = b^{c[f(x,y)-a]} - 1$$

式中，a,b,c 是引入的参数，用来调整曲线的位置和形状。当 $f(x,y)=a$ 时，$g(x,y)=0$，此时指数曲线交于 x 轴，由此可见参数 a 决定了指数变换曲线的初始位置，参数 c 决定了变换曲线的陡度，即决定曲线的变换速率。这种变换一般用于对图像的高灰度区给予较大扩展，适于过亮的图像，如图 2-8 所示。

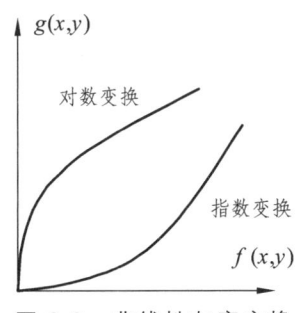

图 2-8 非线性灰度变换

2.3.3 直方图处理

直方图是多种空间域处理技术的基础，能有效地用于图像增强。直方图固有的信息在其他图像处理应用中也是非常有用的，如图像压缩与分割。

1. 直方图修正基础

图像的灰度直方图是反映一幅图像的灰度级与出现这种灰度级的概率之间的关系图形。灰度级为 [0，L-1] 的数字图像的直方图是离散函数 $h(r_k) = n_k$，这里 r_k 是第 k 级灰度，n_k 是图像中灰度级为 r_k 的像素个数。通常以图像中像素数目的总和 n 去除以它的每一个值，以得到归一化的直方图，公式如下：

$$P(r_k) = n_k / n \qquad k = 0, 1, 2, \cdots, L\text{-}1 \qquad (2\text{-}14)$$

且
$$\sum_{k=1}^{L-1} P(r_k) = 1$$

式中，$P(r_k)$ 为灰度级为 r_k 发生的概率估计值。

直方图主要有以下几点性质：

（1）直方图中不包含位置信息。直方图只是反映了图像灰度分布的特性，与灰度所在的位置没有关系，不同的图像可能具有相近或者完全相同的直方图分布。

（2）直方图反映了图像的整体灰度。直方图反映了图像的整体灰度分布情况，对于暗色图像，直方图的组成集中在灰度级低（暗）的一侧，相反，明亮图像的直方图则倾向于灰度级高的一侧。直观上讲，可以得出这样的结论：若一幅图像的像素占有全部可能的灰度级并且分布均匀，这样的图像有较高的对比度和多变的灰度色调。

（3）直方图的可叠加性。一幅完整图像的直方图等于它各个部分直方图的和。

（4）直方图具有统计特性。从直方图的定义可知，连续图像的直方图是一个连续函数，它具有统计特征，例如矩、绝对矩、中心矩、绝对中心矩、熵。

（5）直方图的动态范围。直方图的动态范围是由计算机图像处理系统的模数转换器的灰度级决定的。

由于图像的视觉效果不好或者特殊需要，常常要对图像的灰度进行修正，以达到理想的效果，即对原始图像的直方图进行转换（修正）。

一幅给定的图像的灰度级分布在 $0 \leq r \leq 1$ 内。可以对 [0, 1] 区间内的任何一个 r 进行如下变换：

$$S = T(r) \tag{2-15}$$

变换函数 T 应满足以下条件：

（1）在 $0 \leq r \leq 1$ 区间内，$T(r)$ 单值单调增加。

（2）对于 $0 \leq r \leq 1$，有 $0 \leq T(r) \leq 1$。

这里的第一个条件保证了图像的灰度级从白到黑的次序不变。第二个条件则保证了映射变换后的像素灰度值在允许的范围内。满足这两个条件，就保证了转换函数的可逆。

2. 直方图均衡化

直方图均衡化方法是图像增强中最常用、最重要的方法之一。直方图均衡化是把原图像的直方图通过灰度变换函数修正为灰度均匀分布的直方图，然后按均衡直方图修正原图像。它以概率论为基础，运用灰度点运算来实现，从而达到增强图像的目的。它的变换函数取决于图像灰度直方图的累积分布函数。概括地说，就是把已知灰度概率分布的图像，经过一种变换，使之演变成一幅具有均匀概率分布的新图像。有些图像在低值灰度区间上频率较大，使得图像中较暗区域中的细节看不清楚。这时可以将图像的灰度范围分开，并且让灰度频率较小的灰度级变大。当图像的直方图为均匀分布时，图像的信息熵最大，此时图像包含的信息量最大，图像看起来就显得清晰。

直方图均衡化变换函数如图 2-9 所示，设 r, s 分别表示原图像和增强后图像的灰度。为了简单，假定所有像素的灰度已被归一化。当 $r = s = 0$ 时，表示黑色；当 $r = s = 1$ 时，表示白色；当 r, s 在[0，1]时，表示像素灰度在黑白之间变化。灰度变换函数为 $s = T(r)$。

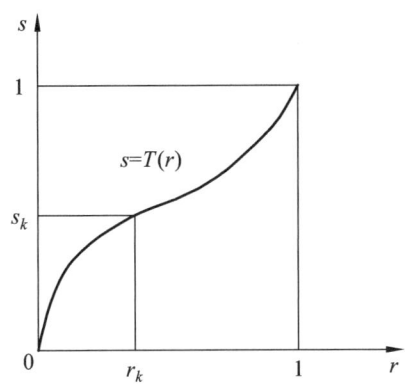

图 2-9 直方图均衡化变换函数

实际上，由于直方图是近似的概率密度函数，用离散灰度级做变换时很少能够得到完全平坦的结果，而且，变换后往往会出现灰度级减少的现象，这种现象被称为"简并"现象，这是像素灰度有限的必然结果。由于上述原因，数字图像的直方图均衡只能是近似的。直方图均衡化处理可大大改善图像灰度的动态范围。

为了减少简并现象出现，一种简单的方法是增加像素的比特数。

比如，通常用 8 bit 来代表一个像素，而现在用 12 bit 来表示一个像素，这样就可以减少简并现象发生的机会，从而减少灰度层次的损失。另外，采用灰度间隔放大理论的直方图修正方法也可以减少简并现象。这种灰度间隔放大可以按照眼睛的对比度灵敏特性和成像系统的动态范围进行放大。一般实现方法采用如下几步：

（1）统计原始图像的直方图。

（2）根据给定的成像系统的最大动态范围和原始图像的灰度级来确定处理后的灰度级间隔。

（3）根据求得的步长来求变换后的新灰度。

（4）处理后的新灰度代替处理前的灰度。

3. 直方图规定化

直方图均衡化是以累计分布函数变换法为基础的直方图修正技术，使得变换后的灰度概率密度函数是均匀分布的，因此，它不能控制变换后的直方图，所以交互性差。在很多特殊的情况下，需要变换后的图像直方图具有某种特定的曲线，例如对数或指数等，直方图规定化可以解决这一问题。

直方图规定化方法如下：假设 $P(r_k)$ 是原始图像分布的概率密度函数，$p_z(z)$ 是希望得到的图像的概率密度函数。

先对原始图像进行直方图均衡化处理，即

$$s = T(r) = \int_0^r p_r(v)dv \qquad (2-16)$$

假定已经得到了所希望的图像，并且它的概率密度函数是 $p_z(z)$。对该图像也做均衡化处理，即

$$u = G(z) = \int_0^z p_z(z)\mathrm{d}z \qquad (2\text{-}17)$$

由于对这两幅图像做了均衡化处理，所以它们具有同样的均匀密度。其中式（2-16）的逆过程为 $z = G^{-1}(u)$，则如果用从原始图像中得到的均匀灰度级 s 来代替逆过程中的 u，其结果灰度级将是所要求的概率密度函数 $p_z(z)$ 的灰度级。

$$z = G^{-1}(u) = G^{-1}(s) \qquad (2\text{-}18)$$

根据以上思路，可以总结出直方图规定化增强处理的步骤如下：

（1）将原始图像进行均衡化处理。
（2）规定希望的灰度概率密度函数，用式（2-17）计算它的累计分布函数 G（z）。
（3）将逆变换函数 $z = G^{-1}(s)$ 用到步骤（1）中所得的灰度级。

上述 3 步得到了原始图像的一种处理方法，只要求 $G(s)$ 是可逆的即可进行。但是，对于离散图像，由于 $G(s)$ 是一个离散的阶梯函数，不可能有逆函数存在，对此，只能进行截断处理，将不可避免地导致变换后图像的直方图不能与目标直方图严格地匹配。

计算机图像系统中常用交互式直方图规定化，把直方图规定化增强分为两类：一是用鼠标指定一个用折线形成的规定化直方图，用它对原图像作处理，对处理后的增强图像由相关人员去判断处理效果是否满意，若不满意再用鼠标指定另一种直方图。这样不断进行交互式处理以求得到最佳处理效果，此法取决于操作者对图像增强先验知识掌握的多少。另一种方法可预先在计算机内存中存储许多种密度函数 $q(r)$ 的表示式，例如规定的直方图为均衡、指数、双曲等函数，用这些规定化图像 $f(x,y)$ 直方图，对已知图像进行直方图规定化增强。处理后的图像由相关人员去判断是否满意，如果不满意再交互式选择另一函数试验，直到取得满意的效果为止。

2.3.4 图像的空间域平滑

任何一幅原始图像，在其获取和传输等过程中，会受到各种噪声的干扰，使图像恶化，质量下降，图像模糊，特征被淹没，给图像分析带来不利。常见的图像噪声主要有加性噪声、乘性噪声和量化噪声等。噪声并不仅限于人眼所见的失真，有些噪声只针对某些具体的图像处理过程产生影响。图像中的噪声往往和正常信号交织在一起，尤其是乘性噪声，如果处理不当，就会破坏图像本身的细节，如会使线条、边界等变得模糊不清。图像平滑就是针对图像噪声的操作，其主要作用是为了消除噪声。如何既平滑掉噪声又尽量保持图像细节，是图像平滑的主要研究任务。这些噪声的存在直接影响着后续的处理过程，使图像失真。这时可以采用线性滤波和中值滤波的方法。

1. 线性滤波

线性滤波一般采用的是邻域平均法。对于给定的图像 $f(x,y)$ 中的每一个点（m,n），取其邻域 S。设 S 含有 M 个像素，取其平均值作为处理后所得图像像素点（m, n）处的灰度。设 S 是 3×3 的正方形邻域，点（m,n）位于 S 中心，则

$$f(m,n) = \frac{1}{9}\sum_{x=-1}^{1}\sum_{y=-1}^{1}f(m+x,y+n) \qquad (2\text{-}19)$$

2. 中值滤波

中值滤波就是输出图像的某点像素等于该像素邻域中各像素灰度的中间值。给定的图像 $f(x,y)$ 中的每一个点 (m,n)，取其邻域 S。设 S 含有 M 个像素 $\{a_1, a_2, \cdots, a_M\}$，将其按大小排序，若 M 是奇数时，则位于中间的那个像素值就是修改后图像 $g(x,y)$ 在点 $f(m,n)$ 处的像素值；若 M 是偶数时，则取中间两个像素的平均值作为修改后图像 $g(x,y)$ 在点 (m,n) 处的像素值。中值滤波也是一种典型的空间域低通滤波器，它的目的是保护图像边缘的同时去除噪声。例如，采用 1×3 窗口进行中值滤波：

原图像为：　　2 2 6 2 1 2 4 4 4 2 4
处理后为：　　2 2 2 2 2 2 4 4 4 4 4

它对脉冲干扰及椒盐噪声的抑制效果好，在抑制随机噪声的同时能有效保护边缘过于模糊。但它对点、线等细节较多的图像却不太合适。

对中值滤波法来说，正确选择窗口尺寸的大小是很重要的环节。一般很难事先确定最佳的窗口尺寸，需通过一系列从小窗口到大窗口的中值滤波试验，再从中选取最佳的窗口尺寸。中值滤波容易去除孤立点、线的噪声，同时保持图像的边缘，它能很好地去除二值噪声，但对高斯噪声无能为力。要注意的是，当窗口内噪声点的个数大于窗口宽度一半时，中值滤波的效果不是太好。

3. 邻域平均法

邻域平均法是一种局部空间域处理的算法。设一幅图像 $f(x,y)$ 为 $N\times N$ 的阵列，平滑后的图像为 $g(x,y)$，它的每个像素的灰度级由包含在 (x,y) 的预定邻域的几个像素的灰度级的平均值所决定，即用下式得到平滑的图像：

$$g(x,y) = \frac{1}{M}\sum_{(m,n)\in S}f(m,n)$$

这里 S 为 (x,y) 邻域中像素坐标集合，也称为"窗口"。

以上方法简单，计算速度快，但它的主要缺点是在降低噪声的同时使图像产生模糊，特别在边缘和细节处，邻域越大，模糊越厉害。为了减少这种效应，可以采用阈值法，这样平滑后的图像会比邻域平均法模糊度减少。当某些点的灰度值与各邻点灰度的均值差别较大时，它必然是噪声，则取其邻域平均值作为该点的灰度值，它的平滑效果仍然是很好的。为了克服简单局部平均的弊病，目前已提出许多保边缘、保细节的局部平滑算法，它们讨论的课题都在如何选择邻域的大小、形状和方向，如何选择参加平均的点数以及邻域各点的权重系数等。如果将受噪声干扰的图像看成是一个二维随机场，则可以运用统计理论来分析受噪声干扰的图像平滑后的信噪比问题，一般的噪声属于加性噪声，在独立和分布的高斯噪声的情况下，我们定义信噪比为含噪图像的均值与噪声方之比，则含噪图像经邻域平均法平滑之后，其信噪比将提高 $M^{1/2}$ 倍（M 为邻域中包含的像素数目），可见邻域取得越大，像点越多，则信噪比提高越大，平滑效果越好。

4. 多幅图像平均法

多幅图像平均法是利用对同一景物的多幅图像相加取平均来消除噪声产生的高频成分。多幅图像取平均处理常用于摄像机的视频图像中，以减少电视摄像机光电摄像管或 CCD 器件所引起的噪声。这时对同一景物连续摄取多幅图像并将其数字化，再对多幅图像求平均，一般选用 8 幅图像取平均，这种方法在实际应用中的难点在于如何把多幅图像配准，以便使相应的像素能正确地对应排列。

设 $g(x, y)$ 为有噪声图像，$n(x, y)$ 为噪声，$f(x, y)$ 为原始图像，可用下式表示：

$$g(x,y) = n(x,y) + f(x,y) \qquad (2\text{-}20)$$

多幅图像平均法是把一系列有噪声的图像 $\{g(x,y)\}$ 叠加起来，然后再取平均值以达到平滑的目的。当作平均处理的噪声图像数目增加时，其统计平均值就越接近原始无噪声图像。

5. 噪声门限法

噪声门限法是一种简单易行的消除噪声的方法，它对因噪声传感器或者信道引起的呈现离散分布的单点噪声具有较好的效果，运用噪声门限法进行图像平滑时，首先设定门限值，然后顺序检测图像中的每一个像素，将该像素与其他像素进行比较判断，以确定是否为噪声点：若为噪声点，则以其邻域内所有像素灰度平均值代替，否则，以原灰度值输出。

假设像素 (i, j) 的灰度为 $f(i, j)$，以该像素为中心取一个 $N \times N$ 的窗口（$N = 3, 5, 7 \cdots$），该窗口内的和计数器像素点组成集合 A，定义灰度差值门限 T、误差计算器 Cnt 和计数器门限值 Y。对于每个窗口，Cnt 的初始值都是 0。对集合 A 中的每一个像素点 (i', j') 的灰度 $f(i', j')$，若满足

$$\varepsilon(i', j') = |f(i', j') - f(i, j)| \geqslant T \qquad (2\text{-}21)$$

则误差计算器加 1，位置（i，j）的输出为

$$g(i, j) = f(i, j) \quad (Cnt < Y) \qquad (2\text{-}22)$$

$$g(i, j) = \sum f(i', j')/(N^2 - 1) \ (Cnt \geqslant Y) \qquad (2\text{-}23)$$

当窗口顺序移过整幅图像，即可完成噪声平滑。需要注意的是，该方法中门限值 T 的选择至关重要，T 太大，则噪声平滑不够；T 太小，平滑图像就会变得模糊。计数器门限值的选择一般在窗口内像素的一半附近。

6. 掩膜平滑法

图像中存在这样一个基本事实：同一区域内部的像素之间灰度变化平缓，起伏较小，统计方差小；在区域边缘，像素之间灰度值的起伏变化大，统计方差大。掩膜平滑法的目的在于进行滤波操作的同时，尽可能不破坏区域边缘的细节。掩膜平滑以一个 5×5 的窗口为基准，中心位置为 (i, k)，在这个窗口中确定 9 种不同的掩膜模板。

在平滑时，首先计算各模板的均值和方差：

$$A_i = [\sum f(j+m,\ k+n)\ ]/Q \quad (2\text{-}24)$$

$$B_i = \sum\{\ [f(j+m,\ k+n)]^2 - A_i^2\} \quad (2\text{-}25)$$

式中，i 表示掩膜模板编号；Q 对应掩膜模板中包含像素的个数；(m, n) 为掩膜模板中像素相对于中心像素 (j, k) 的位移量。也就是说，掩膜平滑的输出为具有最小方差的模板所对应的灰度均值。

当同样的方法作用于图中的每一个像素后，即可得到平滑的图像，平滑图像相对较好地保留了图像区域边缘的细节。

2.3.5　图像的锐化

图像平滑往往使图像的边界、轮廓变得模糊，为了减少这类影响，就需要利用图像锐化技术，使图像边缘变得清晰。图像锐化处理的目的是为了使图像的边缘、轮廓线以及图像的细节变得清晰，经过平滑的图像变得模糊的根本原因是图像受到了平均或积分运算，因此可以对其进行逆运算（如微分运算）就可以使图像变得清晰。从频率域来考虑，图像模糊的实质是因为其高频分量被衰减，因此可以用高通滤波器来使图像清晰。为了要把图像中间任何方向伸展的边缘和轮廓变得清晰，我们希望对图像的某种运算是各向同性的。

锐化滤波能减弱或消除图像中的低频率分量，但不影响高频率分量。低频分量对应图像中灰度值缓慢变化的区域，因而与图像的整体特性，如整体对比度和平均灰度值等有关，锐化滤波将这些分量滤去可使图像反差增加，边缘明显。在实际应用中，锐化滤波可用于增强被模糊的细节或者低对比度图像的目标边缘。

图像锐化的主要目的有两个：一是增强图像边缘，使模糊的图像变得更加清晰，颜色变得鲜明突出，图像的质量有所改善，产生更适合人眼观察和识别的图像；二是希望经过锐化处理后，目标物体的边缘鲜明，以便于进行提取目标的边缘、对图像进行分割、目标区域识别、区域形状提取等操作，为进一步进行图像理解与分析奠定基础。图像锐化一般有两种方法：一是微分法，二是高通滤波法。下面主要介绍两种常用的微分锐化方法：梯度锐化和拉普拉斯锐化。但由于锐化使噪声受到比信号还要强的增强，所以要求锐化处理的图像有较高的信噪比；否则，锐化后图像的信噪比更低。

1. 梯度锐化

邻域平均法或加权平均法可以平滑图像，反过来利用对应的微分方法可以锐化图像。微分运算是求信号的变化率，有加强高频率分量的作用，从而使图像轮廓清晰。因为图像模糊的实质是图像受到平均或积分运算，所以为了把图像中任何方向伸展的边缘和模糊的轮廓变得清晰，可以对图像进行逆运算（如微分运算），从而使图像清晰化。

在图像处理中，一阶微分是通过梯度法来实现的。将一幅图像用函数 $f(x, y)$ 表示，定义 $f(x,y)$ 在点 (x, y) 处的梯度是一个矢量，定义为

$$\vec{G}[f(x,y)] = \left[\frac{\partial f}{\partial x} \quad \frac{\partial f}{\partial y}\right] \quad (2\text{-}26)$$

梯度的方向在函数 $f(x,y)$ 最大变化率的方向上，梯度的幅度 $G[f(x,y)]$ 可由式（2-27）算出：

$$G[f(x,y)] = \sqrt{\left(\frac{\partial f}{\partial x}\right)^2 + \left(\frac{\partial f}{\partial y}\right)^2} \qquad (2-27)$$

由式（2-27）可知，梯度的数值就是 $f(x,y)$ 在其最大变化率方向上的单位距离所增加的量。对于数字图像而言，微分 $\frac{\partial f}{\partial x}$ 和 $\frac{\partial f}{\partial y}$ 可用差分来近似。式（2-27）按差分运算近似后的梯度表达式为

$$G[f(i,j)] = \sqrt{[f(i,j)-f(i+1,j)]^2 + [f(i,j)-f(i,j+1)]^2} \qquad (2-28)$$

为便于编程和提高运算速度，在计算精度允许的情况下，可采用绝对差算法近似为

$$G[f(i,j)] = |f(i,j)-f(i+1,j)| + |f(i,j)-f(i,j+1)| \qquad (2-29)$$

这种梯度法又称为水平垂直差分法，另一种梯度法是交叉地进行差分计算，称为罗伯特梯度法（Robert Gradient），表示为

$$G[f(i,j)] = \sqrt{[f(i,j)-f(i+1,j+1)]^2 + [f(i+1,j)-f(i,j+1)]^2} \qquad (2-30)$$

同样，可以采用绝对差算法近似为

$$G[f(i,j)] = |f(i,j)-f(i+1,j+1)| + |f(i+1,j)-f(i,j+1)| \qquad (2-31)$$

运用以上两种梯度近似算法，在图像的最后一行或最后一列无法计算像素的梯度时，一般用前一行或前一列的梯度值近似代替。

为了在不破坏图像背景的前提下更好地增强边缘，也可以对上述直接用梯度值代替灰度值的方法进行改进，即利用门限判断来改进梯度锐化方法。具体公式如下：

$$G(i,j) = \begin{cases} G[f(i,j)]+100, & G[f(i,j)] \cdots T \\ f(i,j) & \text{其他} \end{cases} \qquad (2-32)$$

$G[f(i,j)]$ 的计算方法可以采用式（2-29）或式（2-31）。对于图像而言，物体和物体之间、背景和背景之间的梯度变化很小，灰度变化较大的地方一般集中在图像的边缘上，也就是物体和背景交接的地方。当我们设定一个阈值时，$G[f(i,j)]$ 大于阈值就认为该像素点处于图像的边缘，对结果加上常数 C，以使边缘变亮；而 $G[f(i,j)]$ 不大于该阈值就认为该像素点是同类像素，即为物体或背景。常数 C 的选取可以根据具体的图像特点来进行。这样，既增亮了物体的边界，同时又保留了图像背景原来的状态，比传统的梯度锐化方法具有更好的增强效果和适用性。

2. 拉普拉斯掩模锐化

拉普拉斯算子是最简单的各向同性微分算子，具有旋转不变性，从而满足不同走向的图像边界的锐化要求。拉普拉斯算子对图像中的噪声非常敏感，为了减少噪声的影响，在做增强处理之前，先将待处理的图像进行平滑，再做拉普拉斯运算。

相对于梯度算子,拉普拉斯算子具有增强的边缘精确定位的优点。因为梯度一阶微分算子会在较大范围内形成梯度值,差分的结果不适合精确定位。而二阶差分算子具有过零特性,可以使边缘增强后精确定位。

一个二维图像函数 $f(x,y)$ 的拉普拉斯变换是各向同性的二阶导数,定义为

$$\nabla^2 f(x,y) = \frac{\partial^2 f}{\partial x^2} + \frac{\partial^2 f}{\partial y^2} \qquad (2\text{-}33)$$

为了更适合于数字图像处理,将该方程表示为离散形式:

$$\nabla^2 f = [f(x+1,y) + f(x-1,y) + f(x,y+1) + f(x,y-1)] - 4f(x,y) \qquad (2\text{-}34)$$

另外,拉普拉斯算子还可以表示成模板的形式,如图 2-10 所示。图 2-10(a)表示离散拉普拉斯算子的模板,图 2-10(b)表示其扩展模板,图 2-10(c)则分别表示其他两种拉普拉斯的实现模板。从模板形式容易看出,如果在图像一个较暗的区域中出现了一个亮点,那么用拉普拉斯运算就会使这个亮点变得更亮。因为图像中的边缘就是那些灰度发生跳变的区域,所以拉普拉斯锐化模板在边缘检测中很有用。一般增强技术对陡峭的边缘和缓慢变化的边缘很难确定其边缘线的位置,但此算子却可用二次微分正峰和负峰之间的过零点来确定,对孤立点或端点更为敏感,因此特别适用于以突出图像中的孤立点、孤立线或线端点为目的的场合。同梯度算子一样,拉普拉斯算子也会增强图像中的噪声,有时用拉普拉斯算子进行边缘检测时,可将图像先进行平滑处理。

0	1	0
1	-4	1
0	1	0

(a)拉普拉斯运算模板

1	1	1
1	-8	1
1	1	1

(b)拉普拉斯运算扩展模板

0	-1	0
-1	4	-1
0	-1	0

-1	1	-1
1	8	-1
-1	1	-1

(c)拉普拉斯其他两种模板

图 2-10 拉普拉斯的 4 种模板

图像锐化处理的作用是使灰度反差增强,从而使模糊图像变得更加清晰。图像模糊的实质就是图像受到平均运算或积分运算,因此可以对图像进行逆运算,如微分运算能够突出图像细节,使图像变得更为清晰。由于拉普拉斯是一种微分算子,它的应用可增强图像中灰度突变的区域,减弱灰度缓慢变化的区域。因此,锐化处理时可选择拉普拉斯算子对原图像进行处理,产生描述灰度突变的图像,再将拉普拉斯图像与原始图像叠加而产生锐化图像。拉普拉斯锐化的基本方法可以由下式表示:

$$g(x,y) = \begin{cases} f(x,y) - \nabla^2 f(x,y) \\ f(x,y) + \nabla^2 f(x,y) \end{cases} \qquad (2\text{-}35)$$

这种简单的锐化方法既可以产生拉普拉斯锐化处理的效果,同时又能保留背景信息,将原始图像叠加到拉普拉斯变换的处理结果中去,可以使图像中的各灰度值得到保留,使灰度突变处的对比度得到增强,最终结果是在保留图像背景的前提下,突现出图像中小的细节信息。

第 3 章　图像常用特征提取方法

图像识别技术一般包括几个阶段：图像预处理、图像特征分割、特征提取和自动分类器设计等，其中特征提取的内容和方法尤为重要。特征提取为分类器提供所有依据，它的表征性能直接决定了识别分类的效率和精度。在实际问题中，特征提取可能受到背景、视角、光照、大小等噪声干扰，如何提取具有良好表征性能且受到噪声干扰较小的特征参数，是应用研究的重要问题。严格地说，图像特征提取属于图像分析的范畴，是数字图像处理的高级阶段，同时也是图像识别的开始。对于图像而言，每一幅图像都具有能够区别于其他类图像的自身特征，有些是可以直观感受到的自然特征，如亮度、边缘、纹理和色彩等；有些则是需要通过变换或处理才能得到的，如矩、直方图以及主成分等。为了识别出某图像所属的类别，我们需要将它与其他不同类别的图像区分开来。这就要求选取的特征不仅要能够很好地描述图像，更重要的是还要能够很好地区分不同类别的图像。因此，如何提取图像的特征能更满足具体分类要求？什么样的特征能够具有良好的识别性？怎样提取简单、容易快速计算以及具有区分性、独立性的特征？这些都具有重要的研究价值和意义。本章将主要介绍图像常用特征及提取方法。

3.1　图像特征及常用提取方法概述

3.1.1　图像特征概述

特征提取是计算机视觉和图像处理中的一个概念，它指的是使用计算机提取图像信息，并决定每个图像的点是否属于一个图像特征。特征提取的结果是把图像上的点分为不同的子集，这些子集往往属于孤立的点、连续的曲线或者连续的区域。

1. 特征的定义

至今为止，特征都没有一个万能和精确的定义。特征的精确定义往往由问题或者应用类型决定。特征是一个数字图像中"有趣"的部分，它是许多计算机图像分析算法的起点。因此一个算法是否成功往往由它使用和定义的特征决定。因此特征提取最重要的一个特性是"可重复性"：同一场景的不同图像所提取的特征应该是相同的。

2. 特征提取

特征提取是图像处理中的一个初级运算，也就是说它是对一个图像进行的第一个运算处理。它检查每个像素来确定该像素是否代表一个特征。假如它是一个更大算法的一部分，那么这个算法一般只检查图像的特征区域。作为特征提取的一个前提运算，输入图像一般通过高斯模糊核在尺度空间中被平滑，此后通过局部导数运算来计算图像的一个或多个特征。有时，特征提取需要许多的计算时间，而可以使用的时间却有限制，一个高层次算法可以用来控制特征提取阶层，这样仅图像的部分被用来寻找特征。

由于许多计算机图像算法使用特征提取作为其初级计算，因此有大量特征提取算法被使用，其提取的特征各种各样，它们的计算复杂性和可重复性也不同。

3.1.2 图像常用特征

常用的图像特征有颜色特征、纹理特征、形状特征、空间关系特征。

1. 颜色特征

颜色特征是一种全局特征，描述了图像或图像区域所对应景物的表面性质。一般颜色特征是基于像素点的特征，此时所有属于图像或图像区域的像素都有各自的贡献。颜色直方图是最常用的表达颜色特征的方法，其优点是不受图像旋转和平移变化的影响，进一步借助归一化还可不受图像尺度变化的影响，其缺点是没有表达出颜色空间分布的信息。

2. 纹理特征

纹理特征也是一种全局特征，它也描述了图像或图像区域所对应景物的表面性质。但由于纹理只是一种物体表面的特性，并不能完全反映出物体的本质属性，所以仅仅利用纹理特征是无法获得高层次图像内容的。与颜色特征不同，纹理特征不是基于像素点的特征，它需要在包含多个像素点的区域中进行统计计算。在模式匹配中，这种区域性的特征具有较大的优越性，不会由于局部的偏差而无法匹配成功。作为一种统计特征，纹理特征常具有旋转不变性，并且对噪声有较强的抵抗能力。但是，纹理特征也有其缺点，一个很明显的缺点是当图像的分辨率变化的时候，所计算出来的纹理可能会有较大偏差。另外，由于有可能受到光照、反射情况的影响，从二维（2-D）图像中反映出来的纹理不一定是三维（3-D）物体表面真实的纹理。例如，水中的倒影、光滑的金属面互相反射造成的影响等都会导致纹理的变化。由于这些不是物体本身的特性，因而将纹理信息应用于检索时，有时这些虚假的纹理会对检索造成误导。在检索粗细、疏密等方面具有较大差别的纹理图像时，利用纹理特征是一种有效的方法。但当纹理之间的粗细、疏密等易于分辨的信息之间相差不大的时候，通常的纹理特征很难准确地反映出人的视觉感觉不同的纹理之间的差别。

3. 形状特征

各种基于形状特征的检索方法都可以比较有效地利用图像中感兴趣的目标来进行检索，但它们也有一些共同的问题：① 目前基于形状的检索方法还缺乏比较完善的数学模型；② 如果目标有变形时，检索结果往往不太可靠；③ 许多形状特征仅描述了目标局部的性质，要全面描述目标常对计算时间和存储量有较高的要求；④ 许多形状特征所反映的目标形状信息与人的直观感觉不完全一致，或者说，特征空间的相似性与人视觉系统感受到的相似性有差别。另外，从 2-D 图像中表现的 3-D 物体实际上只是物体在空间某一平面的投影，从 2-D 图像中反映出来的形状常不是 3-D 物体真实的形状，由于视点的变化，可能会产生各种失真。通常情况下，形状特征有两类表示方法：一类是轮廓特征，另一类是区域特征。图像的轮廓特征主要针对物体的外边界，而图像的区域特征则关系到整个形状区域。

4. 空间关系特征

所谓空间关系，是指图像中分割出来的多个目标之间相互的空间位置或相对方向关系，这些关系也可分为连接/邻接关系、交叠/重叠关系和包含/包容关系等。通常空间位置信息可以分为两类：相对空间位置信息和绝对空间位置信息。前一种关系强调的是目标之间的相对情况，如上、下、左、右关系等；后一种关系强调的是目标之间的距离大小以及方位。显而易见，由绝对空间位置可推出相对空间位置，但表达相对空间位置信息常比较简单。

空间关系特征的使用可加强对图像内容的描述区分能力，但空间关系特征常对图像或目标的旋转、反转、尺度变化等比较敏感。另外，在实际应用中，仅仅利用空间信息往往是不够的，不能有效准确地表达场景信息。为了检索，除使用空间关系特征外，还需要其他特征来配合。提取图像空间关系特征可以有两种方法：一种方法是首先对图像进行自动分割，划分出图像中所包含的对象或颜色区域，然后根据这些区域提取图像特征，并建立索引；另一种方法则简单地将图像均匀划分为若干规则子块，然后对每个图像子块提取特征，并建立索引。

3.1.3 图像常用特征提取方法

特征提取的主要目的是降维，特征提取的主要思想是将原始样本投影到一个低维特征空间，得到最能反映样本本质或进行样本区分的低维样本特征。

一般图像统计特征可以分为 4 类：直观性特征、灰度统计特征、变换系数特征与代数特征。代数特征是基于统计学习方法抽的特征，具有较高的识别精度。代数特征提方法又可以分为两类：一种是线性投影特征提取方法；另外一种是非线性特征提取方法。

习惯上，将基于主成分分析（Principal Component Analysis，PCA）和线性判别分析（Linear Discriminant Analysis，LDA）所获得的特征提取方法，统称为线性投影分析。基于线性投影分析的特征提取方法，其基本思想是根据一定的性能目标来寻找一线性变换，把原始信号数据压缩到一个低维子空间，使数据在子空间中的分布更加紧凑，为数据的更好描述提供手段，同时计算的复杂度也大大降低。在线性投影分析中，以 PCA 和 LDA 最具代表性，围绕这两种方法所形成的特征提取算法，已成为模式识别领域中最为经典和广泛使用的方法。线性投影分析法的主要缺点为：需要对大量的已有样本进行学习，且对定位、光照与物体非线性形变敏感，因而采集条件对识别性能影响较大。

非线性特征提取方法也是研究的热点之一。"核技巧"最早应用在 SVM 中，核主成分分析(Kernel Principal Component Analysis，KPCA)和核 Fisher 判别分析(Kernel Fisher Discriminant Analysis，KFDA)是"核技巧"的推广应用。核投影方法的基本思想是将原样本空间中的样本通过某种形式的非线性映射，变换到一个高维甚至无穷维的空间，并借助于"核技巧"在新的空间中应用线性的分析方法求解。由于新空间中的线性方向也对应原样本空间的非线性方向，所以基于核的投影分析得出的投影方向也对应原样本空间的非线性方向。核投影方法也有一些弱点：几何意义不明确，无法知道样本在非显式映射后变成了什么分布模式；核函数中参数的选取没有相应选择标准，大多数只能采取经验参数选取；不适合训练样本很多的情况，原因是经过核映射后，样本的维数等于训练样本的个数，如果训练样本数目很大，核映射后的向量维数将会很高，并将遇到计算量上的难题。就应用领域来说，KPCA 远没有 PCA 应用广泛。如果作为一般性的降维，KPCA 确实比 PCA 效果好，特别是特征空间不是一般的欧式空间的时候更为明显。PCA 可以通过大量的自然图片学习一个子空间，但是 KPCA 做不到。

3.2 主成分分析方法

3.2.1 PCA 概述

在统计模式识别理论中，PCA（或称 K-L 变换）是最为经典的特征提取方法。KPCA 是一种成功的非线性 PCA 方法，它旨在将输入空间通过非线性函数映射到更高维特征空间，并在高维特征空间中应用 PCA 方法。二维主成分分析（Two-Dimensional PCA，2DPCA）相比 PCA 具有如下重要的优点：不改变图像像素的邻近关系，容易精确地估计图像协方差矩阵，计算相应的本征矢量所需要的计算量明显降低。

PCA 的研究可以追溯到 1901 年，由 Pearson 首次提出。到 1933 年，PCA 的概念由 Hotelling 总结出来。Hotelling 对 PCA 的定义如下[36]：对一个 d 维的观察向量序列 $\{t_n\}, n \in \{1, \cdots, N\}$，PCA 就是要找到 q 个正交的主方向 $w_j, j \in \{1, \cdots, q\}$，使得观察向量序列 $\{t_n\}$ 在这 q 个主方向张成的子空间上的投影保留的方差最大。图 3-1 所示为 PCA 方法的简单图示，图中的直线 F_1 是第一主方向，把数据往该方向上投影即获得数据从二维到一维的最优降维。

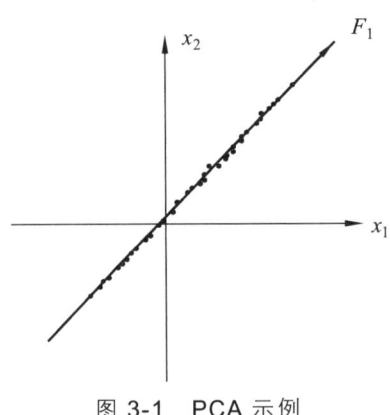

图 3-1 PCA 示例

假设某实际问题涉及 p 个观测指标，分别为 $x_1, x_2, \cdots, x_p$，由这些指标综合得到几个综合指标的方法有很多，但 PCA 采用的是最简单的方法，就是对这些指标进行线性组合。因此，可设定其综合指标的形式为[37]

$$y = \boldsymbol{a}^T \boldsymbol{x} = \alpha_1 x_1 + \alpha_2 x_2 + \cdots + \alpha_p x_p \tag{3-1}$$

根据式（3-1）知，由于各指标的组合系数不同，由 p 个指标的线性组合形成的综合指标可以有很多。而我们的目的是降维，自然就是要构造少数几个这样的综合指标来代替原始观测指标。为了避免所构造的综合指标之间信息的重叠，自然还要求构造的这少数几个综合指标彼此之间是不相关的。这少数几个综合指标当然都必须能在一定的程度上反映原始观测指标的变动。其中，反映原始观测指标的变动程度最大的综合指标最重要，称其为原始观测指标的第一主成分；而反映原始观测指标的变动程度次大的综合指标，称为原始观测指标的第二主成分；依此类推，即以反映原始观测指标变动程度的大小顺序排列，第 k 个综合指标就称为是原始观测指标的第 k 个主成分。各个原始观测变量的方差反映了各个原始观测指标的变动程度，而各个综合指标作为原始观测变量的线性组合，其方差的大小就取决于这些原始观测变量各自的方差和它们之间的协方差。因此，各个综合指标的方差综合反映了每个原始观测变量自身的变动和它们两两之间相互的变动，可作为该综合指标综合反映原始观测指标变动程度能力的尺度。由此可知，原始观测变量的主成分可根据其方差来定义[38]。

假设 p 个原始观测指标向量 $\boldsymbol{x} = (x_1, x_2, \cdots, x_p)^T$ 的协方差矩阵为 $Var(\boldsymbol{x}) = \boldsymbol{\Sigma}$，则第 i 个原始指标的方差就为协方差矩阵的主对角线上的相应元素 σ_{ii}，p 个原始指标的总方差为 $\sigma = \sigma_{11} + \sigma_{22} + \cdots \sigma_{pp} = tr(\boldsymbol{\Sigma})$，总方差反映了 p 个原始指标的总变动。一个综合指标的方差为

$$Var(y) = Var(\boldsymbol{a}^T \boldsymbol{x}) = \boldsymbol{a}^T Var(\boldsymbol{x}) \boldsymbol{a} = \boldsymbol{a}^T \boldsymbol{\Sigma} \boldsymbol{a} \tag{3-2}$$

因为该方差的大小说明了该综合指标反映 p 个原始观测变量综合变动程度的能力的大小，所以 p 个原始观测变量的第一主成分就应该是这 p 个原始观测变量的所有线性组合中方差最大的那个综合指标，记为 $\boldsymbol{y}^{(1)}$；第二个主成分就应该是这 p 个原始观测变量的所有线性组合中方差次大的那个综合指标，记为 $\boldsymbol{y}^{(2)}$；依此类推，第 k 个主成分就应该是这 p 个原始观测变量的所有线性组合中方差第 k 大的那个综合指标，记为 $\boldsymbol{y}^{(k)}$。

由主成分的概念知，主成分需满足如下条件[39]：

（1）每个主成分的系数平方和为 1。即

$$\boldsymbol{a}^T \boldsymbol{a} = 1 \tag{3-3}$$

（2）主成分之间相互独立，即无重叠的信息。即

$$Cov(\boldsymbol{y}^{(i)}, \boldsymbol{y}^{(j)}) = 0, i \neq j, i, j = 1, 2, \cdots, p \tag{3-4}$$

（3）主成分的方差依次递减，重要性依次递减，即

$$Var(\boldsymbol{y}^{(1)}) \geqslant Var(\boldsymbol{y}^{(2)}) \geqslant \cdots \geqslant Var(\boldsymbol{y}^{(p)}) \tag{3-5}$$

3.2.2 总体主成分的计算与选取

1. 总体主成分的计算

从协方差矩阵出发求解主成分的步骤[40]：

（1）求解各观测变量 $x=(x_1,x_2,\cdots,x_p)^\mathrm{T}$ 的协方差矩阵 Σ。

（2）由 x 得协方差阵 Σ，求出其特征根，即解方程 $[\Sigma-\lambda I]=0$，可得特征根 $\lambda_1\geq\lambda_2\geq\cdots\geq\lambda_p\geq0$。

（3）求解 $\Sigma\mu_i=\lambda_i\mu_i$ 可得各特征根对应的特征向量 $\mu_1,\mu_2,\cdots,\mu_p$。其中最大特征根的特征向量对应第一主成分的系数向量；第二大特征根对应的特征向量是第二大主成分的系数向量，以此类推，则 x 的第 i 非主成分为

$$y^{(i)}=\mu_i^\mathrm{T}x=\mu_{i1}x_1+\mu_{i2}x_2+\cdots+\mu_{ip}x_p,i=1,2,\cdots,p \quad (3\text{-}6)$$

此时

$$\begin{cases}Var(y^{(i)})=\mu_i^\mathrm{T}\Sigma\mu_i=\lambda_i,i=1,2,\cdots,p\\ Cov(y^{(i)},y^{(j)})=\mu_i^\mathrm{T}\Sigma\mu_j=0,i\neq j\end{cases} \quad (3\text{-}7)$$

在实际问题中，不同的变量往往有不同的量纲，而通过协方差阵 Σ 来求主成分，优先照顾方差大的变量，有时会产生不合理的结果。为了消除由于量纲的不同可能带来的一些不合理的影响，常将变量标准化，即取

$$x_i^*=\frac{x_i-E(x_i)}{\sqrt{D(x_i)}},i=1,2,\cdots,p \quad (3\text{-}8)$$

显见 $x^*=(x_1^*,x_2^*,\cdots,x_p^*)^\mathrm{T}$ 的协方差阵就是 x 的相关阵 R。从相关阵出发求主成分。

2. 主成分的选取

由 PCA 的基本思想可以看出，PCA 是把 p 个随机变量的总方差 $tr(\Sigma)$ 分解为 r 个不相关的随机变量的方差之和 $\lambda_1+\cdots+\lambda_r$。各个主成分的方差即相应的特征根 λ_j 表明了该主成分 $y^{(j)}$ 的方差在全部方差中的比值，所以通常定义方差 λ_j 为第 j 个主成分 $y^{(j)}$ 的贡献率，方差 λ_j 的值越大，表明主成分 $y^{(j)}=a^{(j)\mathrm{T}}x$ 综合原始变量的能力越强，也可以说 $y^{(j)}=a^{(j)\mathrm{T}}x$ 的差异来解释 x 这个随机向量的差异的能力越强。

在实际应用中，通常第一主成分并不足以代表原始变量，所以要选取几个方差最大的主成分。按照方差从大到小的顺序排列，各主成分的方差与总方差的比值[41]：

$$w^k=\lambda_k\Big/\sum_{i=1}^r\lambda_i \quad (3\text{-}9)$$

称为主成分 $y^{(k)}$ 的贡献率。前几个主成分的方差之和与总方差的比值：

$$w_k=\sum_{j=1}^k\lambda_j\Big/\sum_{j=1}^r\lambda_j \quad (3\text{-}10)$$

称为主成分 $y^{(1)}, y^{(2)}, \cdots, y^{(k)}$ 的累积贡献率。当根据所研究问题的需要选取主成分时，通常取 k，使得累积贡献率不小于 85%（有时只需要超过 80%）。累积贡献率是表达 k 个主成分提取了 $x_1, x_2, \cdots, x_r$ 的多少信息的一个量，但它并没有表达某个变量被提取了多少信息。

3. 样本主成分

实践中，总体的协方差往往都是未知的，要进行 PCA 必须从样本出发。假设来自原始变量 $x_1, x_2, \cdots, x_p$ 的样本观测数据矩阵为

$$X = \begin{bmatrix} x_{11} & x_{12} & \cdots & x_{1p} \\ x_{21} & x_{22} & \cdots & x_{2p} \\ \vdots & \vdots & & \vdots \\ x_{n1} & x_{n2} & \cdots & x_{np} \end{bmatrix} \tag{3-11}$$

则可先计算各原始变量的样本均值 $\bar{x}_j = \sum_{i=1}^{n} x_{ij}/n$ 和样本方差 $s_j^2 = \sum_{i=1}^{n}(x_{ij}-\bar{x}_j)/(n-1)$，然后对样本观测数据矩阵进行中心化变换或标准化变换，用中心化变换后的数据矩阵 $X_0 = (x_{ij}-\bar{x}_j)$ 可计算出样本协方差矩阵为

$$S = (s_{ij}) = \frac{1}{n-1} X_0^{\mathrm{T}} X_0 \tag{3-12}$$

用样本协方差矩阵代替总体协方差矩阵进行 PCA，得出的原始观测变量的各主成分就称为样本主成分。

计算出各样本主成分以后，若将样本中各个个体的观测值代入各主成分表达式，就可计算出每个个体在每一主成分上的数值，称为每个个体的主成分得分。计算主成分得分所使用的变量数据，不能是原始变量的直接观测数据，而应当与计算各主成分时所使用的变量数据一致。也就是说，若主成分是根据样本协方差矩阵计算出的，则计算主成分得分就应该使用各个个体的中心化变换后的数据。

3.2.3 PCA 方法基本流程

前面已经介绍了 PCA 的一些基本知识，了解了 PCA 用于特征空间的变换时，有其特定的性质，对随机变量也有着特定的要求。

实际问题中，总体的协方差矩阵等特征指标往往都是未知的，要进行 PCA 就必须从样本出发。根据样本主成分理论，需要计算原始变量的样本均值、样本方差，再计算 PCA 转换矩阵，最后用 PCA 转换矩阵对原向量序列进行变换，获得主成分，完成 PCA 变换。

PCA 方法变换的流程如下[42]：

（1）中心化原向量序列。记原向量序列为 $X(i), i=1,2,\cdots,n$，$X(i)$ 为 d 维向量，计算样本均值向量为

$$\mu_j = \sum_{i=1}^{n} X(i)_j, j = 1, \cdots, d \quad (3\text{-}13)$$

式中，$\mu_j(j=1,\cdots,d)$ 为某一维的均值变量，μ 为 d 维均值向量。对原向量作中心化变换，得到中心化后的向量序列为

$$X'(i) = X(i) - \mu, \; i = 1, 2, \cdots, n \quad (3\text{-}14)$$

（2）计算样本协方差矩阵。计算式为

$$S = \frac{1}{n-1}(X(i)-\mu)^{\mathrm{T}}(X(i)-\mu) = \frac{1}{n-1} X'^{\mathrm{T}}(i) X'(i) \quad (3\text{-}15)$$

S 为 $d \times d$ 阶矩阵。

（3）计算 PCA 转换矩阵。根据前文知，PCA 的主方向实际就是协方差阵的特征值对应的特征向量，即若设 $\lambda_1 \geqslant \lambda_2 \geqslant \cdots \geqslant \lambda_d$，其对应的特征向量为：$w_1, w_2, \cdots, w_d$，如果要将原向量降到 q 维，只需要取最大的特征值对应的特征向量组成 PCA 转换矩阵即可，得到的 PCA 转换矩阵为 $W = (w_1, w_2, \cdots, w_q)$，$W$ 为 $d \times q$ 阶矩阵。计算特征值和特征向量的方法有很多，对于高维小样本问题，采用奇异值分解法，可以减少计算量。

（4）得到新向量序列。使用 PCA 转换矩阵对原向量序列进行转换，即得到新的向量序列：

$$Y(i) = W^{\mathrm{T}} X'(i) \quad (3\text{-}16)$$

经过这次矩阵运算，新的向量 $Y(i)$ 的维数为 q 维，达到了降维的目的。

作为一个非监督学习的降维方法，PCA 只需要特征值分解，就可以对数据进行压缩、去噪，因此在实际场景应用很广泛。为了克服 PCA 的一些缺点，出现了很多 PCA 的变种，比如为解决非线性降维的 KPCA，还有解决内存限制的增量 PCA 方法（Incremental PCA），以及解决稀疏数据降维的 PCA 方法（Sparse PCA）等。

3.3 流形学习方法

3.3.1 流形学习概述

流形学习，全称流形学习方法（Manifold Learning），自 2000 年在著名的科学杂志《Science》被首次提出后，便被认为属于非线性降维的一个分支，并已成为信息科学领域的研究热点。流形学习方法是机器学习、模式识别中的一种方法，在维数约简方面具有广泛的应用。它的主要思想是将高维的数据映射到低维，使该低维的数据能够反映原高维数据的某些本质结构特征。流形学习的前提是一种假设，即某些高维数据实际是一种低维的流形结构嵌入在高维空间中。流形学习的目的是将其映射回低维空间中，揭示其本质。在理论和应用上，流形学习方法都具有重要的研究意义，它是从观测到的现象中去寻找事物的本质，找到产生数据的内在规律。

3.3.2 流形学习的代表方法

1. 等距映射（Isomap）

Josh Tenenbaum 的 Isomap 开创了一个数据处理的新战场。等距映射基于线性算法多维尺度变换（Multi Dimensional Scaling，MDS），采用"测地线距离"作为数据差异度量。MDS 方法，就是理论上保持欧式距离的一个经典方法，最早主要用作数据的可视化。由于 MDS 得到的低维表示中心在原点，所以又可以说保持内积。也就是说，用低维空间中的内积近似高维空间中的距离。经典的 MDS 方法，高维空间中的距离一般用欧式距离。而 Isomap 的理论框架就是 MDS，但是放在流形的理论框架内，原始的距离换成了流形上的测地线（geodesic）距离，其他则一模一样。所谓的测地线，就是流形上加速度为零的曲线，等同于欧式空间中的直线。Isomap 把任意两点的测地线距离（准确地说是最短距离）作为流形的几何描述，用 MDS 理论框架理论上保持这个点与点之间的最短距离。在 Isomap 中，测地线距离就是用两点之间图上的最短距离来近似的。

2. 局部线性嵌入（Locally Linear Embedding, LLE）

LLE 的基本思想是，一个流形在很小的局部邻域上可以近似看成欧式的，就是局部线性的；那么，在小的局部邻域上，一个点就可以用它周围的点在最小二乘意义下最优的线性表示。LLE 把这个线性拟合的系数当成这个流形局部几何性质的刻画。那么一个好的低维表示，就应该也具有同样的局部几何，所以利用同样的线性表示的表达式，最终写成一个二次型的形式，十分自然优美。LLE 的优点是算法可以学习任意维的局部线性的低维流形，可归结为稀疏矩阵特征值计算，计算复杂度相对较小。缺点就是算法所学习的流形只能是不闭合的，要求样本在流形上是稠密采样的，另外算法对样本中的噪声和邻域参数比较敏感。

3. 拉普拉斯特征映射（Laplacian Eigenmaps, LE）

LE 的基本思想就是用一个无向有权图来描述一个流形，然后通过用图的嵌入（graph embedding）来找低维表示。LE 的求解方法归结为求解图拉普拉斯算子的广义特征值问题。在至今为止的流行学习的典型方法中，LE 是速度最快的。此外，LE 还有一个其他方法没有的特点，就是如果出现孤立点（outlier）情况下，它的鲁棒性（robustness）特别好。

LE 算法的优点是：算法是局部非线性方法，与谱图理论有很紧密的联系；算法通过求解稀疏矩阵的特征值问题解析求出整体最优解，效率非常高；算法使原空间中离得很近的点在低维空间也离得很近，可以用于聚类。LE 算法的主要缺点是对算法参数和数据采样密度较敏感，不能有效保持流形的全局几何结构。

4. 局部切空间排列算法（Local Tangent Space Alignment, LTSA）

像 Hessian 特征映射（Hessian Eigenmaps）一样，流形的局部几何表达先用切坐标，也就是 PCA 的主子空间中的坐标。那么对于流形一点处的切空间，它是线性子空间，所以可以和欧式空间中的一个开子集建立同构关系，最简单的就是线性变换；在微分流形中，就叫作切映射（tangential map），这是个很自然很基础的概念，把切坐标求出来，建立出切映射，剩下的就是数值计算了。最终这个算法划归为一个很简单的迭代加和形式。这个算法本质上就是 MDS 从局部到整体的组合。

3.3.3 LLE 算法原理

LLE 方法是 2000 年由 Sam T. Roweis 和 Lawrence K.Saul 提出的一种新的非线性降维算法，它能够使降维后的数据保持原有拓扑结构，具有时间复杂度低、参数少（仅有一个预先确定的参数）等优点。处理后的低维数据均能够保持原有的拓扑关系，它已经广泛应用于图像数据的分类与聚类、文字识别、多维数据的可视化以及生物信息学等领域中。

1. LLE 算法描述

LLE 算法可以用图 3-2 所示的一个例子来描述。(b) 是从 (a) 中提取的样本点（三维），通过非线性降维算法（LLE），将数据映射到二维空间中 (c)。从 (c) 图中的颜色可以看出，通过 LLE 算法处理后的数据，能很好地保持原有数据的邻域特性。在图中，LLE 能成功地将三维非线性数据映射到二维空间中。如果把图 3-2（b）中红颜色和蓝颜色的数据分别看成是分布在三维空间中的两类数据，通过 LLE 算法降维后，则数据在二维空间中仍能保持相对独立。在图 3-2（b）中的黑色小圈中可以看出，如果将黑色小圈中的数据映射到二维空间中，如图 3-2（c）中的黑色小圈所示，映射后的数据仍能保持原有的数据流形，这说明 LLE 算法确实具有保持流形的领域不变性，由此 LLE 算法可以应用于样本的聚类。而线性方法，如 PCA 和 MDS，都不能与它比拟。LLE 算法操作简单，且算法中的优化不涉及局部最小化，该算法能解决非线性映射。但是，当处理数据的维数过大，数量过多，涉及的稀疏矩阵过大，则不易处理。在图 3-2 中的球形面中，当缺少北极面时，应用 LLE 算法则能很好地将其映射到二维空间中，如图 3-2（c）所示。如果数据分布在整个封闭的球面上，LLE 则不能将它映射到二维空间，且不能保持原有的数据流形。那么我们在处理数据时，首先应假设数据不是分布在闭合的球面或者椭球面上。

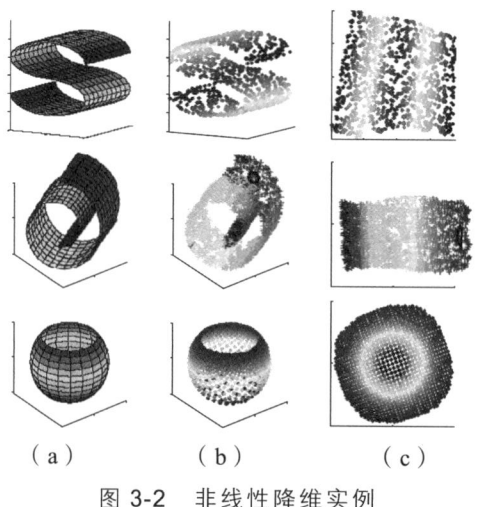

(a)   (b)   (c)

图 3-2 非线性降维实例

2. LLE 算法流程

LLE 算法可以归结为 3 步：① 寻找每个样本点的 k 个近邻点；② 由每个样本点的近邻点计算出该样本点的局部重建权值矩阵；③ 由该样本点的局部重建权值矩阵和其近邻点计算出该样本点的输出值。具体的算法流程如图 3-3 所示。

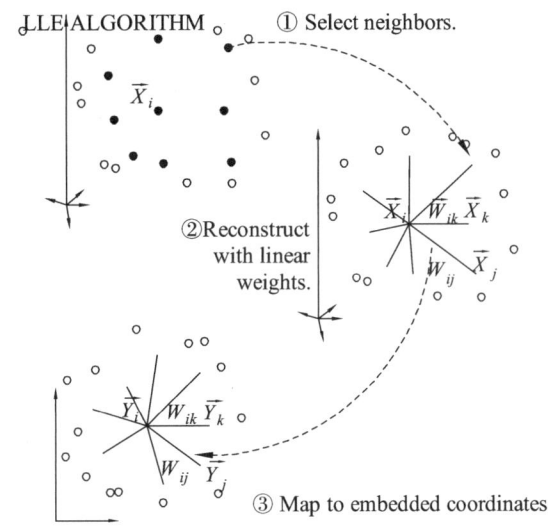

图 3-3 LLE 算法流程

算法的第 1 步是计算出每个样本点的 k 个近邻点。把相对于所求样本点距离最近的 k 个样本点规定为所求样本点的 k 个近邻点。k 是一个预先给定值。Sam T.Roweis 和 Lawrence K.Saul 算法采用的是欧氏距离，则减轻了复杂的计算量。然而本书假定高维空间中的数据是非线性分布的，采用了 Dijkstra 距离。Dijkstra 距离是一种测地距离，它能够保持样本点之间的曲面特性，在 Isomap 算法中有广泛的应用。针对样本点多的情况，普通的 Dijkstra 算法不能满足 LLE 算法的要求。

LLE 算法的第 2 步是计算出样本点的局部重建权值矩阵。这里定义一个误差函数，如下所示：

$$\min \varepsilon(\boldsymbol{W}) = \sum_{i=1}^{N} \left| x_i - \sum_{j=1}^{k} \omega_j^i x_{ij} \right|^2 \tag{3-17}$$

式中，$x_{ij}(j=1,2,\cdots,k)$ 为 x_i 的 k 个近邻点；ω_j^i 是 x_i 与 x_{ij} 之间的权值，且要满足条件：$\sum_{i=1}^{k} \omega_j^i = 1$。这里求取 $\boldsymbol{W}$ 矩阵，需要构造一个局部协方差矩阵 $\boldsymbol{Q}^i$：

$$\boldsymbol{Q}_{jm}^i = (x_i - x_{ij})^{\mathrm{T}}(x_i - x_{im}) \tag{3-18}$$

将式（3-18）与 $\sum_{j=1}^{k} \omega_j^i = 1$ 相结合，并采用拉格朗日乘子法，即可求出局部最优化重建权值矩阵：

$$\omega_j^i = \frac{\sum_{m=1}^{k} (\boldsymbol{Q}^i)_{jm}^{-1}}{\sum_{p=1}^{k} \sum_{q=1}^{k} (\boldsymbol{Q}^i)_{pq}^{-1}} \tag{3-19}$$

在实际运算中，Q^i 可能是一个奇异矩阵，此时必须正则化 Q^i，如下所示：

$$Q^i = Q^i + rI \quad (3\text{-}20)$$

式中，r 是正则化参数，I 是一个 $k \times k$ 的单位矩阵。

LLE 算法的第 3 步是将所有的样本点映射到低维空间中。映射条件满足：

$$\min \varepsilon(Y) = \sum_{i=1}^{N} \left| y_i - \sum_{j=1}^{k} \omega_j^i y_{ij} \right|^2 \quad (3\text{-}21)$$

式中，$\varepsilon(Y)$ 为损失函数值，y_i 是 x_i 的输出向量；$y_{ij}(j=1,2,\cdots,k)$ 是 y_i 的 k 个近邻点，且要满足两个条件，即

$$\sum_{i=1}^{N} y_i = 0, \quad \frac{1}{N} \sum_{i=1}^{N} y_i y_i^{\mathrm{T}} = I \quad (3\text{-}22)$$

式中，I 是 $m \times m$ 的单位矩阵。这里的 $\omega_j^i (i=1,2,\cdots,N)$ 可以存储在 $N \times N$ 的稀疏矩阵 W 中，当 x_j 是 x_i 的近邻点时，$W_{i,j} = \omega_j^i$，否则，$W_{i,j} = 0$。则损失函数可重写为

$$\min \varepsilon(Y) = \sum_{i=1}^{N} \sum_{j=1}^{N} M_{i,j} y_i^{\mathrm{T}} y_j \quad (3\text{-}23)$$

式中，M 是一个 $N \times N$ 的对称矩阵，其表达式为

$$M = (I - W)^{\mathrm{T}} (I - W) \quad (3\text{-}24)$$

要使损失函数值达到最小，则取 Y 为 M 的最小 m 个非零特征值所对应的特征向量。在处理过程中，将 M 的特征值从小到大排列，第一个特征值几乎接近于零，那么舍去第一个特征值，通常取第 $2 \sim (m+1)$ 间的特征值所对应的特征向量作为输出结果。

3.4 稀疏编码方法

3.4.1 稀疏编码概述

人类的视觉系统具有对图像的稀疏表示特性。科学工作者们揭示了在低层和中层的人类视觉感知系统中，视觉通道中的许多神经元对大量的具体刺激，比如目标的颜色、纹理、朝向和尺度等，具有选择性。若将这些神经元视为视觉阶段的超完备集中的信号基元的话，神经元对输入图像的激活机制具有高度的稀疏性。利用这一特点，获取图像的稀疏编码模型能够有效表示图像信息。为了模拟生物视觉感知系统，根据神经元响应的稀疏特性，人们提出了针对自然图像的有效编码方法，即稀疏编码。下面简单介绍其理论知识和一些背景知识。

3.4.2 自然图像的稀疏性与稀疏编码模型

1. 自然图像的稀疏性

实验发现，自然图像的非高斯统计特性与神经元的稀疏编码方式存在一定的对应关系。当视觉神经系统接收到某一幅自然图像时，大部分的神经元对该幅图像的响应很弱甚至不响应，只有少量的神经元有比较强的反应。如图 3-4 所示，面积比较大的实心圆表示对当前这幅自然图像产生较强反应的神经元，而面积较小的实心圆表示响应较弱的神经元。可以明显看出面积较大的实心圆个数远小于面积较小的实心圆个数。在给定的自然图像发生变化时，较强响应的神经元的个数和具体神经元可能会发生变化，但是其数量仍然只占整体神经元总数的少部分。Field 将这种神经元的响应特性叫作稀疏性[43]。

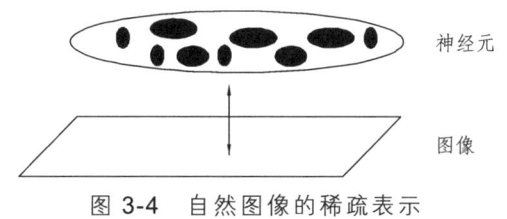

图 3-4 自然图像的稀疏表示

如果把某个神经元响应的概率分布描述出来的话，其曲线与超高斯分布曲线类似。如图 3-5 所示[44]，图中实线为神经元响应的概率分布，虚线为高斯分布。横轴 a_i 为该神经元响应的可能取值，纵轴 $P(a_i)$ 为该神经元产生响应 a_i 的概率。当 a_i 的绝对值在零值或者零点附近时，概率 $P(a_i)$ 可能达到很大；相反，当 a_i 绝对值变大时，其概率显著减小。换句话说，这个神经元产生较弱响应或不产生响应的时间累计量显著多于产生较强响应的累计量。

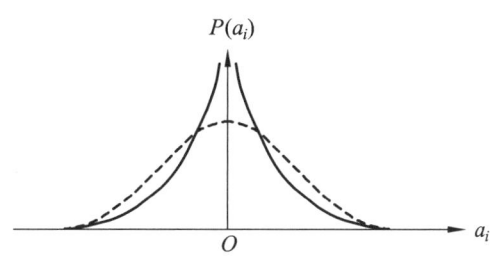

图 3-5 神经元产生响应的概率分布示意图

只有在视觉神经系统感知的外界环境刚好是能够诱发该神经元产生响应的自然图像的时候，这个神经元才会产生响应。反之，外界环境发生改变时，即能诱发该神经元产生响应的特定自然图像消失时，这个神经元不做出响应或者响应变得很弱，同时会有另外一部分神经元做出响应。这个特性与前面说的稀疏属性完全一致，同时也表明，各个神经元之间的响应相互独立。

2. 稀疏编码的数学模型

稀疏编码数学模型认为，自然图像可以看成是由多个基函数构成的线性组合，如

图 3-6 所示[45]。这是由于基函数对应着自然图像的局部时频域特征，当自然图像在某一频率和方向上有最大特征的时候，与其对应的神经元会有最强的响应，而其他神经元响应很弱或者不响应。所以，把图像投影到基函数构成的特征子空间时，只有一部分神经元同时处于兴奋状态，产生对自然图像的稀疏表示。稀疏编码的数学模型可以用公式表示为

$$I(x,y) = \sum_i a_i \Phi_i(x,y) \qquad (3\text{-}25)$$

式中，$I(x,y)$ 为自然图像的灰度函数；$\Phi_i(x,y)$ 为第 i 个基函数；a_i 为第 i 个神经元的响应，可以看作是基函数 $\Phi_i(x,y)$ 对当前整幅图像的贡献值。

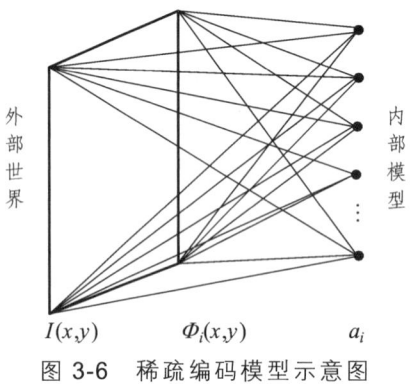

图 3-6 稀疏编码模型示意图

3.4.3 稀疏编码模型的统计学原理

稀疏编码建模的目标是找到适合的基函数的集合 Φ，使得由基函数集合 Φ 线性表示的自然图像能够满足上文所说的自然图像的统计特征。式（3-25）中，等号左边的灰度函数 $I(x,y)$ 是已知的，右边的两项 a_i 和 $\Phi_i(x,y)$ 则是未知的。我们知道，一个方程中含有两个未知数时，用一般的数学工具难以求到基函数的确定解。但根据响应 a_i 的稀疏性，自然图像的基函数能够通过多幅自然图像的训练结果估计出来。

从统计学的观点来看，最优的基函数集合 Φ 应该使得重构的图像的概率 $P(I/\Phi)$ 与外界自然图像的概率 $P^*(I)$ 之间的 KL 距离最小。两者之间的 KL 距离如式（3-26）所示：

$$KL = \int P^*(I) \log \frac{P^*(I)}{P(I/\Phi)} dI = \int P^*(I) \log P^*(I) dI - \int P^*(I) \log P(I/\Phi) dI \qquad (3\text{-}26)$$

式（3-26）中，$P^*(I)$ 虽然不知道，但作为外界客观存在的自然图像的概率密度函数的分布是固定的。所以最小 KL 距离等价于最大化 $\int P^*(I) \log P(I/\Phi) dI$。又因为 $\log P(I/\Phi)$ 的期望定义为

$$\langle \log P(I/\Phi) \rangle = \int P^*(I) \log P(I/\Phi) dI \qquad (3\text{-}27)$$

所以，可以把问题转化成求期望 $\langle \log P(I/\Phi) \rangle$ 的最大值，即最优的基函数 Φ^* 应该满足

$$\Phi^* = \arg\max_{\Phi} \langle \log P(I/\Phi) \rangle \tag{3-28}$$

同时，由稀疏编码的数学模型可知，自然图像 I 既与基函数的集合 Φ 相关，又依赖于系数 a 的稀疏性。因此，该数学模型中自然图像的概率密度函数 $P(I/\Phi)$ 和系数 a 及其概率分布相关。由全概率公式有

$$P(I/\Phi) = \int P(I/a,\Phi)P(a)\mathrm{d}a \tag{3-29}$$

式中，$P(I/a,\Phi)$ 表示在系数 a 确定时，由基函数 Φ 所线性表示的图像 I 的概率分布函数。给定基函数 Φ，当系数 a 变化时，$P(I/a,\Phi)$ 也随着发生变化。$P(a)$ 是系数 a 的先验概率，由前面的叙述可知，$P(a)$ 应当满足稀疏性。式（3-29）的意义是：当前基函数 Φ 线性表示的自然图像 I 的概率密度函数，为遍历系数 a 后全部概率之和。但是穷尽系数 a 的所有可能取值的复杂程度和计算量相当大，容易成为病态的问题。因此在通常情况下考虑用 $\log P(I/\Phi)$ 的最大值来替代 $\log P(I/\Phi)$，从而式（3-28）可以改写成

$$\Phi^* = \arg\max_{\Phi} \langle \max_{a} \{\log[P(I/a,\Phi)P(a)]\} \rangle \tag{3-30}$$

我们从式（3-30）中可以看出，稀疏编码数学模型的目的是找到一个最佳基函数集合 Φ^*，使得由基函数集合所稀疏表示的图像的概率分布取得最大值，即最大程度地靠近外界自然图像的统计特征。

在式（3-30）中，$P(I/a,\Phi)$ 与 $P(a)$ 的具体参数形式还要进一步确定。如果系数 a 和基函数 Φ 都确定，则自然图像的条件概率 $P(I/a,\Phi)$ 取决于图像噪声的概率分布或是图像处理中的不确定因素。所以假设带有噪声的自然图像函数为

$$I(x,y) = \sum_i a_i \Phi_i(x,y) + v(x,y) \tag{3-31}$$

式中，$v(x,y)$ 是不能用基函数来表示的高斯白噪声。则图像的概率密度函数为

$$P(I/a,\Phi) = \frac{1}{Z_{\lambda_N}} \exp\left\{-\frac{\lambda_N}{2} \sum_{(x,y)} [I(x,y) - \sum_i a_i \Phi_i(x,y)]^2\right\} \tag{3-32}$$

式中，λ_N 是高斯白噪声 $v(x,y)$ 方差的倒数，Z_{λ_N} 是归一化常系数。就先验概率 $P(a)$ 来说，其各分量 a_i 之间相互独立，所以有

$$P(a) = \prod_i P(a_i) \tag{3-33}$$

又因为每个分量 a_i 都满足稀疏性，所以 $P(a_i)$ 可以写成

$$P(a_i) = \frac{1}{Z_S} e^{-S(a_i)} \tag{3-34}$$

式中，$S(a_i)$ 为使 $P(a_i)$ 具有零峰值形状的某一函数，来确保 a_i 能满足稀疏性，Z_S 是归一化常数。比如当 $S(a_i) = |a_i|$ 时，先验概率会满足有稀疏特性的拉普拉斯分布。

3.4.4 稀疏编码方法原理

1. 模型的学习规则

由式（3-35）可知，稀疏编码的数学模型既需要训练基函数 Φ，也需要学习响应系数 a。可设

$$a^* = \arg\max_a \log[P(I/a,\Phi)P(a)] \qquad (3\text{-}35)$$

式中，a^* 表示最佳响应。因为

$$P(a/I,\Phi) = \frac{P(a,I/\Phi)}{P(I/\Phi)} = \frac{P(I/a,\Phi)P(a)}{P(I/\Phi)} \propto P(I/a,\Phi)P(a) \qquad (3\text{-}36)$$

所以式（3-35）即等价于最大化系数 a 的后验概率，这一点与贝叶斯理论一致。

根据式（3-30）、式（3-35），在系数初始化时，可以随机假设基函数的初始值 Φ^0，并且记迭代次数 $k=0$。把 Φ^0 代入式（3-35）中，求得满足条件的 a^{*k}。然后把 a^{*k} 代入式（3-35）中，求出 Φ^{*k}。下一次训练时，迭代次数更新为 $k=k+1$，重复上述步骤，直到找到最优解结束。

简而言之，稀疏编码的数学模型的学习规则是：先随机设基函数的初始值，表示出此时的神经元的响应。接着依据神经元响应的稀疏性，找出当前所给定基函数情况下最佳的响应。然后根据基函数的学习方法来更新基函数。重复以上步骤，直至找到最佳基函数集合，使之对训练集内所有图像的响应都互相独立。基函数集合 $\Phi(x,y)=\{\Phi_i(x,y)\}$ 可以由多幅自然图像训练估计出来。由于 a_i 具有稀疏性，因而每幅训练集中的自然图像可以通过少数几个基函数集中的基函数稀疏表示得到。重构一幅自然图像时，先要依据稀疏性从基函数集中选出一些适合的基函数，接着按各个基函数贡献度的大小通过线性组合构建出该幅自然图像。一般说来，具体实现时，舍弃的基函数经常用设置其响应值为 0 的方法来实现。

2. 模型的学习结果

把从自然图像集合中随机抽取出来的图像作为训练样本，用稀疏编码模型训练出的基函数具有空间带通性、局部性和方向性。图 3-7 为文献[4]中采用标准稀疏编码算法训练出的基函数集合。图中的基函数没有先后顺序的分别，只是随机排列在一起。从图中可以看出基函数具有明显的方向性、局部性和带通性，与许多生物实验发现简单细胞空间的感受野的特性非常相似。

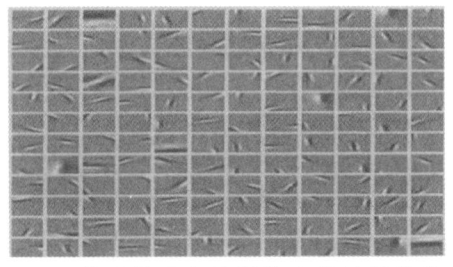

图 3-7 稀疏编码方法训练出的基函数集合

3.5 压缩感知方法

3.5.1 压缩感知概述

压缩感知（Compressed Sensing，CS）也称压缩采样或稀疏采样，如果信号在某一个正交空间具有稀疏性（即可压缩性），就能以较低的频率（远低于奈奎斯特采样频率）采样该信号，并可能以高概率精确地重建该信号。其核心就是信号采样过程中实现信息压缩，克服了传统奈奎斯特采样定理的限制，同时实现图像信号的采样与压缩。只要信号在某个领域通过某种变换是稀疏的或可压缩的，那么就可以利用不相关的矩阵对其进行投影，再利用这些少量的投影值求解一个优化问题，最终以一个高概率重构原始信号。基于此理论可知，通过 CS 稀疏表示和观测后得到的观测值矩阵可以代表图像的特征信息，因此 CS 可运用于提取图像的特征。

3.5.2 信号的采样过程

1. 传统信号的采样过程

现实世界中，信号处理工具的数字化处理决定了信号采样需要把模拟信源转化成数字信息。多年来，传统信号采样的基础理论指导是奈奎斯特（Nyquist）采样定理，它指出，若要从采样得到的离散信号中无失真地恢复模拟信号，采样速率必须至少是信号带宽的两倍，由此可见，带宽是 Nyquist 的本质要求，这无疑给信号处理的能力提出了更高的要求，同时对硬件设备也提出了更高的要求。一般是通过采集信号后进行信号压缩以此缓解这种对信号的传输速度和存储空间较高要求的压力。图 3-8 给出了传统信号的采集、编解码过程。

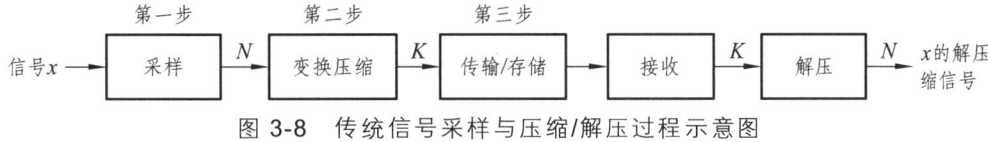

图 3-8 传统信号采样与压缩/解压过程示意图

依据传统采样理论可知，传统的编码解码方法有如下缺点：

（1）随着信息技术不断发展，使得相应的信号处理系统的采样速率和处理速率越来越快。这对传统信号采样提出了巨大的挑战。

（2）由于传统信号采样定理要受奈奎斯特（Nyquist）定理约束，因此为了获取更好的信号分辨率，通常采样间隔会很小，原始信号长度很长，用于变换的过程会耗费很长时间。

（3）不同信号的 K 个需要保留的重要分量的位置不同。它是一种"自适应"（Adaptive）策略，在分配空间时需要考虑多余的空间便于存储。

（4）如果信号在传输过程中 K 个分量丢失，将造成很严重的后果。

（5）实际上信号压缩过程严重浪费资源。因为大量采样数据经过采样后，在压缩过程中却又被丢弃了（$N \gg K$），对于信号来说，它们本身是冗余资源。因此，带宽并不能很好地表达所需信号的信息，传统的基于信号带宽的 Nyquist 采样是非信息和冗余的。

2. 压缩信号采样过程

2006 年，由 Donoho、Cands 及华裔科学家 Tao 等人[47~59]提出的 CS 理论是能够将模拟信号较经济地转换成数字信号的有效信号处理理论。与传统 Nquist 采样定理不同的是，它是一种新颖采样理论且基于信号的稀疏性。

CS 理论指出，只要信号满足可压缩或在某个变换域具有稀疏性的条件，就可以通过与变换基不相关的观测矩阵将稀疏变换所得到的高维信号投影到一个低维空间上，然后高概率重构出原始信号（只要求解一个优化问题即可实现）。基于此理论框架可以看出，此时的采样速率不受信号的带宽限制，而受限于信号中信息的内容与结构。图 3-9 所示给出了压缩采样框架示意图，这也是 CS 理论提出的核心思想。表 3-1 给出了 CS 与传统压缩相比较表现出的优越性，这足够吸引众多学者们的关注。

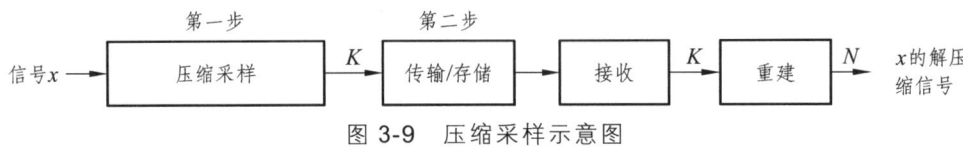

图 3-9　压缩采样示意图

表 3-1　传统压缩与 CS 采样过程对比

传统压缩	CS
发生在数据已经被完整采集到之后； 本身需要复杂的算法来完成，相较而言，解码过程反而一般来说在计算上比较简单	直接感知（采集）压缩了的信息； 需要复杂的算法解码，数据是稀疏的，传感器的采集代价较高，而数据处理的成本相对较低

3.5.3　CS 数学模型

CS 指出，只要信号在某个领域能够通过某种变换（如傅里叶变换、小波变换等）是稀疏的或可压缩的，那么就可以利用不相关的矩阵对其进行投影，再利用这些少量的投影值求解一个优化问题，最后能够以一个高概率重构出原始信号。经过观测矩阵观测后，信号 f 由 N 维减少到 M 维（$M \ll N$），其中这 M 个测量值仅仅包含该信号的重要相关信息。CS 依赖于两个原则：稀疏性和非一致性，稀疏性由信号本身决定，非一致性由感知系统决定。下面给出了 CS 的数学模型表示方法。

考虑把 R^N 空间的一个长度为 N 的信号 X 视为一个长度为 $N \times 1$ 的一维列向量，其中元素由 X_i 表示，$i = 1, 2, \cdots, N$。由信号理论可知，R^N 空间中的任意一个信号可以表示为一组 $N \times 1$ 正交基向量 $\boldsymbol{\psi}^T = [\psi_1, \psi_2, \cdots, \psi_m, \cdots, \psi_N]$ 的线性组合表示，得到

$$X = \sum_{i=1}^{N} \psi_i \alpha_i = \boldsymbol{\psi} \boldsymbol{\alpha} \tag{3-37}$$

式中，$\alpha_i = \langle x, \psi_i \rangle$，$\boldsymbol{\alpha}$ 与 X 均为 $N \times 1$ 矩阵，$\boldsymbol{\psi}$ 为 $N \times N$ 矩阵。从公式（3-37）可以看到，X 和 $\boldsymbol{\alpha}$ 等同于一个信号，不同点是它们分别是不同域的表示，X 是信号在时域的表示，$\boldsymbol{\alpha}$ 则是信号在 $\boldsymbol{\psi}$ 域的表示。如果 $\boldsymbol{\alpha}$ 只有 K 个是非零值（$M \ll N$）；或者 $\boldsymbol{\alpha}$ 经过排序后的信号是按指数级衰减并趋近于零，可被认定为稀疏的，这也是作为 CS 不可缺少的先验条件，

其中 ψ 称为信号 X 的稀疏基。常用的稀疏基有：傅里叶变换基矩阵、小波基、chirplet 基以及 curvelet 基等。

同样，设计一个与基矩阵 ψ 不相干的 $M \times N$ 随机测量矩阵 Φ 对于获取采样很重要，通过式（3-38）将稀疏信号在随机测量矩阵 Φ 上进行投影，得到一个比原始信号长度小得多的 $M \times 1$ 的线性观测向量 Y，使测量对象由 N 维降到 M 维。

$$Y = \Phi\alpha = \Phi\psi^T x \qquad (3\text{-}38)$$

式中，$\alpha = \psi^T x$ 是 ψ 的逼近稀疏表示，此过程也可以用数学式子表示为信号 X 通过矩阵 A^{CS} 进行非自适应观测

$$Y = A^{CS} X \qquad (3\text{-}39)$$

式中，$A^{CS} = \Phi\psi^T$，A^{CS} 称之为 CS 信息算子，$M \times N$ 维大小的矩阵 $A = \Phi\psi$ 定义为观测矩阵（$M \ll N$）。

综上所述，CS 理论就是通过采集到的经过 CS 信息算子变换的观测集合 Y 来恢复出原始信号 X 的全部信息。如图 3-10 所示为 CS 的矩阵表示。

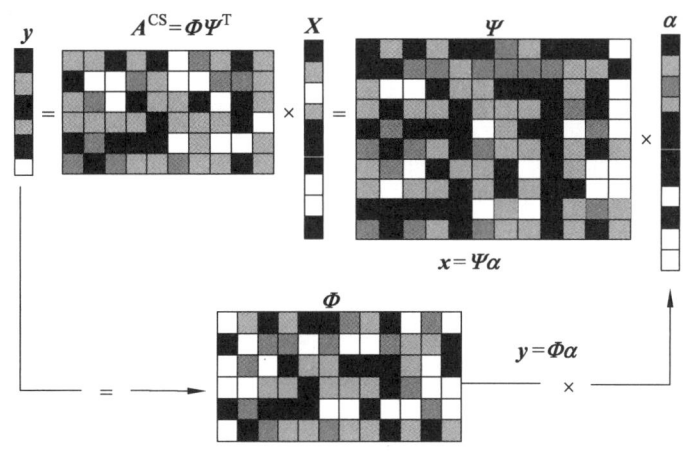

图 3-10 CS 的矩阵表示

CS 用于分类识别时需要用训练样本自身作为基元素去表示测试样本。如果每一类的训练样本充足、规整，那么就可以用与测试样本相同类的训练样本的线性组合来表示这个输入的待识别的样本从而实现分类。然而无论是 CS 需要重构信号，还是采用 CS 分类的算法，都归结为求解 ℓ^0 范数意义下的优化问题来获得 X 的精确或近似逼近解。此问题形如下式：

$$\ell^0: \min \|\alpha = \psi^T x\|_0 \quad \text{s.t.} \ A^{CS} x = \Phi\psi^T x = y \qquad (3\text{-}40)$$

式中，$\|\alpha = \psi^T x\|_0$ 表示为 $\alpha = \psi^T x$ 的零范数，即一个向量中的非零行个数。当观测矩 A 阵的行数小于列数时，为了达到求得稀疏系数的目的，需要穷举 α 中所有可能的 C_N^K 个非零项的组合，式（3-40）这个欠定方程组的稀疏解是一个 N-P 难问题，所以问题的求解只能取其近似最优解作为结果。现在主要的求解方法[5]有最小 ℓ^1 范数法（基追踪算法，Basis Pursuit, BP）、匹配追踪（Matching Pursuit, MP）系列算法 [如分类正交匹配追踪（Classified

Orthogonal Matching Pursuit,COMP)和正交匹配追踪（Orthogonal Matching Pursuit,OMP）]、最小全变分方法、迭代阈值收缩门限算法等。这里以最小 ℓ^1 范数法举例来说明 CS 重构模型。一些学者[52-54]证明了满足一定条件下的最小 ℓ^0 范数解和最小 ℓ^1 范数解是等效的，因此通常转而求解如式（3-33）所示的 ℓ^1 范数问题，对它的求解能够等价为一个线性规划问题，从而便于用现行办法进行求解。

$$\ell^1: \min \|\boldsymbol{\alpha}=\boldsymbol{\psi}^\mathrm{T}\boldsymbol{x}\|_1 \quad \text{s.t.} \quad \boldsymbol{A}^{CS}\boldsymbol{x}=\boldsymbol{\Phi}\boldsymbol{\psi}^\mathrm{T}\boldsymbol{x}=\boldsymbol{y} \quad (3-41)$$

由以上所述得到了图 3-11 所示的 CS 理论框图。

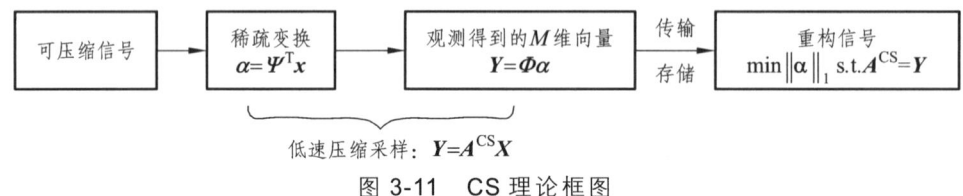

图 3-11 CS 理论框图

由上可知，CS 理论主要涉及以下几个方面的内容：

（1）信号的稀疏表示问题：对于信号 $\boldsymbol{X} \in R^N$，如何找到某个正交基 $\boldsymbol{\psi}$，使其在 $\boldsymbol{\psi}$ 上的表示是稀疏的。

（2）信号低速采样问题：怎样获取与变换基 $\boldsymbol{\psi}$ 不相关的 $M \times N$ 维的观测矩阵 $\boldsymbol{\Phi}$，保证稀疏向量在从 N 维降维到 M 维时其重要信息不遭破坏。

（3）信号重构问题：采取何种快速重构算法，能够从线性观测中 $\boldsymbol{Y}=\boldsymbol{\Phi}\boldsymbol{\alpha}=\boldsymbol{\Phi}\boldsymbol{\psi}^\mathrm{T}\boldsymbol{x}$ 精确恢复出原始信号。这 3 方面构成了 CS 的基本框架。

从 CS 基本理论可知，实现 CS 理论需包含 3 个关键要素：稀疏性、非相关观测矩阵以及非线性优化重建算法，其中信号的稀疏性是 CS 的前提条件，非相关观测矩阵是 CS 的关键，非线性重建算法是 CS 重建信号的方法。

1. 信号的稀疏性

文献[55]给出了信号稀疏的定义，信号在正交空间下的变换系数为 $\boldsymbol{S}=\boldsymbol{\psi}^\mathrm{T}\boldsymbol{X}$，在 $0<P<2$ 和 $R>0$ 的情况下，若这些系数满足式（3-42），则表明系数向量 $\boldsymbol{S}$ 在某种意义下是稀疏的。

$$\|\boldsymbol{S}\|_p = (\sum_{i=1}^{k}|S_i|^p)^{1/p} \leqslant R \quad (3-42)$$

设 $\boldsymbol{S}_k$ 是取定其中 K 个较大项，并将其他项置为零得到的向量，则

$$\|\boldsymbol{S}-\boldsymbol{S}_k\|_2 \leqslant \xi_{2,p} \cdot \|\boldsymbol{S}\|_p \cdot (K+1)^{1/2-1/p} \quad (3-43)$$

式中，$\xi_{2,p}$ 是仅取决于 $p \in (0,2)$ 的常数。因此为了使 $\boldsymbol{S}_k$ 对 $\boldsymbol{S}$ 的估计误差不大于 ε，只须令 $K \geqslant \varepsilon^{(p-2)/2p}$，换句话说是最大的 K 个系数保留信号中绝大部分信息，可认为信号是 K-项稀疏的。

要运用 CS 理论解决问题的前提是信号具有稀疏性或近似稀疏性的特征。文献[56][57]指出光滑信号的 Fourier 系数、振荡信号的 Gabor 系数、有界变差函数的全变差范数、小波系数及具有不连续边缘的图像信号的 Curvelet 系数等都具有足够的稀疏性，可以通过 CS 理论恢复信号。因此如何构造适合相应信号的正交基，最稀疏表示信号是一个有待解决的问题。

2. 观测矩阵的设计

讨论完 CS 需要满足信号的稀疏性之后，接下来开始讨论测量矩阵 Φ 的选取设计所需要满足的条件。假设把 Φ 构造成与 ψ 极端相似，即拿出 ψ 的前 M 行来构造 Φ，很明显这个做法是不准确的，因为采用这样的方法即默认前 M 个信息分量是重要的，但是在现实中信号重要分量的信息位置是不可预知的，是随着不同信号而变化。矩阵 Φ 也可以由最重要的 K 个信息分量来构造，但是这样做需要穷举 α 中所有可能的 C_N^K 个非零项的组合，正确率只有 $1/C_N^K$。因此，在设计观测矩阵时，必须要考虑到 a 不会把两个不同的 K 稀疏信号投影到相同集合的因素，这就从另一方面要求从观测矩阵中取出的 M 个列向量所构成的矩阵是非奇异的，满足这样条件的矩阵称之为满足有限等距性质[58]。

定理 3.1 限制等距性（Restricted Isometry Property，RIP）性质

假设对于任意整数 $K=1,2,\cdots$，稀疏信号 X，取任意常数 $\xi_k \in (0,1)$，满足

$$(1-\xi) \leqslant \frac{\|ax\|_2}{\|X\|_2} \leqslant (1+\xi) \qquad (3-44)$$

采用式（3-36）去判断观测矩阵 Φ 是否具有 RIP 性质的方法有个缺点，即出现了一个组合复杂度问题，实际操作中不容易实现。因此，找到易于实现 RIP 条件的替代方法构造观测矩阵 Φ 成为关键问题。文献[70]已经证明在选取测量矩阵 Φ 的时候，Φ 与 ψ 为极端不相似，即保证所设计选取的测量矩阵 Φ 必须与选择的稀疏基矩阵 ψ 不相关，则在很大程度上都满足 RIP 性质。由此可知，只有稀疏性和不相干性两个条件都满足了，通过式（3-41）求解 ℓ^0 范数问题才能获得一个唯一确定的解 α，才有可能从 $M \times 1$ 维矩阵 y 中恢复出 K 个大系数值，精确重构图像。目前，常用的测量矩阵有高斯随机矩阵、哈达玛矩阵、二值随机矩阵、傅里叶随机矩阵等。

3. 信号稀疏重构

信号重构是利用观测得到的 M 维观测信号 Y 与测量矩阵 Φ 采用选定的算法重构出 N 维原始信号 X。信号 X 具有足够的稀疏性，则满足 $Y = \Phi\alpha = A^{cs}X$ 中最稀疏的向量就是所需求的解。CS 的信号稀疏重构问题作为不适定的数学问题。

3.5.4 基于 CS 的特征提取算法原理

基于 CS 理论的特征提取算法原理如图 3-12 所示。

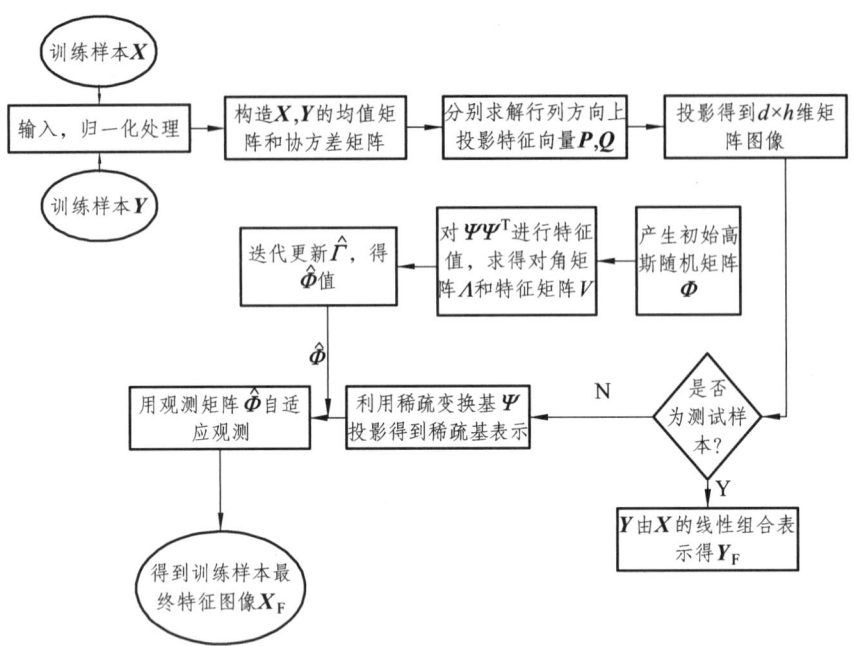

图 3-12 特征提取算法过程

第 4 章　图像常用识别方法

图像识别技术是指利用计算机对图像进行处理、分析和理解，以识别各种不同模式的目标和对象的技术。图像识别的本质是一个映射问题，即从模式空间到类别空间的映射。图像识别技术作为人类视觉认知的延伸，它也是目前图像处理领域研究最多的课题之一。随着计算机与信息技术的快速发展，图像识别技术得到了越来越广泛的应用，如医疗诊断中对各类医学图像的分析与识别、指纹识别、人脸识别、遥感图片和卫星云图的识别等，图像识别技术已逐渐地渗透到我们的日常生活中来。图像识别技术的基本分析方法也不断地随数学工具的进步而发展进步，现在，它已经远远突破了视觉技术的范畴，越来越多的体现在机器的智能化方面。而图像识别作为人工智能中最基本的一项技术，它所涉及的专业领域越来越多，应用也越来越广泛。目前，图像识别技术已经是人工智能的一个重要领域。本章将介绍图像常用的几种识别方法。

4.1　基于线性判别分析的分类识别方法

4.1.1　LDA 概述

线性判别分析（LDA）的基本思想是由 Fisher 最早提出的，其目的是选择使得 Fisher 准则函数达到极值的向量作为最佳投影方向，从而使得样本在该方向上投影后，达到最大的类间离散度和最小的类内离散度。Kernel 鉴别分析算法是对线性鉴别方法进行改进的一类非线性鉴别方法。

LDA 也叫作 Fisher 线性判别（Fisher Linear Discriminant，FLD），是模式识别的经典算法，它是在 1996 年由 Belhumeur 引入模式识别和人工智能领域的。LDA 的基本思想是将高维的模式样本投影到最佳鉴别矢量空间，以达到抽取分类信息和压缩特征空间维数的效果，投影后保证模式样本在新的子空间有最大的类间距离和最小的类内距离，即模式在该空间中有最佳的可分离性。因此，它是一种有效的特征提取方法。使用这种方法能够使投影后模式样本的类间散布矩阵最大，同时类内散布矩阵最小。

LDA 主要思想就是对原始数据做投影变换，即寻找一个方向，把不同的总体尽可能地分开。如图 4-1 所示，总体 π_1 与 π_2 的数据很难从以 x_1 和 x_2 为轴的图中分开，若旋转 x 轴到 P 轴，则两总体就能很好地区别开来。

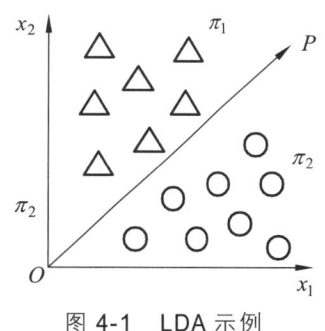

图 4-1　LDA 示例

4.1.2 LDA 方法原理

LDA 选择与类内散布的正交的矢量作为特征脸空间，从而能够压制图像之间的与识别信息无关的差异。

这种方法的目的就是从高维特征空间里提取出最具有判别能力的低维特征，这些特征能帮助将同一个类别的所有样本聚集在一起，不同类别的样本尽量分开，即选择使得样本类间离散度和类内离散度的比值最大的特征[59]。

假设有 N 幅训练图像，模式识别数目为 C 个：$w_1, w_2, \cdots, w_c$，第 i 类有训练样本矩阵 n_i 个，$A_{i1}, A_{i2}, \cdots, A_{in}$，每个样本图像是 $m \times n$ 矩阵，将其向量化得到相应的图像向量，A_{ij} 对应的图像向量表示为 X_{ij}。则样本的类间离散度矩阵定义为[60]

$$S_B = \frac{1}{N} \sum_{i=1}^{C} n_i (X_i - \bar{X})(X_i - \bar{X})^\mathrm{T} \tag{4-1}$$

样本类内离散度矩阵定义为

$$S_W = \frac{1}{N} \sum_{i=1}^{C} \sum_{j=1}^{n_i} (X_{ij} - X_i)(X_{ij} - X_i)^\mathrm{T} \tag{4-2}$$

式中　　$X_i = \frac{1}{n_i} \sum_{j=1}^{C} X_{ij}$ ——第 i 类训练样本均值；

$\bar{X} = \frac{1}{N} \sum_{i=1}^{C} \sum_{j=1}^{n_i} X_{ij}$ ——全体训练样本的均值。

如果 S_W 是非奇异矩阵，在投影以后，各类样本之间尽可能地分开一些，同时各类样本的内部尽量地集中起来，即类间离散度越大越好，类内离散度越小越好。LDA 所求的主方向则是使得经过投影后的向量最具分类性，因此可以定义 Fisher 准则函数如下[61]：

$$W_{opt} = \arg\max_{w} \frac{|W^\mathrm{T} S_B W|}{|W^\mathrm{T} S_W W|} \tag{4-3}$$

通过线性代数理论，知道 W_{opt} 就是如下等式的解：

$$S_B W_i = \lambda_i S_W W_i \tag{4-4}$$

也就是矩阵 $S_W^{-1} S_B$ 较大的特征值 λ_i 对应的特征向量，即该矩阵最多只有 $C-1$ 个非零特征值。同时也意味着，LDA 把特征从原来的维数空间转化到 $C-1$ 维空间，从而把对象分成 C 类。

那么，由 Fisher 判别法得到了最佳子空间 W_{opt} 后，对于任一张测试的肿瘤细胞图像向量 Z，在最佳子空间 W_{opt} 中的投影向量为

$$f = W_{opt}^\mathrm{T} Z \tag{4-5}$$

虽然 LDA 所求的主方向使得经过投影后的向量最具分类性，但应该指出：① 该变换只是线性变换，这个结果只是对线性可分的数据才是全局最优的[62]；② Fisher 分离准则并不是与输出空间的分类精确性是直接相关的；③ 许多研究者指出 LDA 方法对训练数据可以达到较好的性能，但对测试数据的泛化能力差[63]。这一点在我们后面的实验中也得到了很好的验证。

4.1.3 LDA 方法的局限性及解决方法

LDA 识别方法仅适用于类内散布矩阵非奇异（可逆）的情形，但实际应用中却存在着大量的典型的高维小样本问题，比如在肿瘤细胞图像的识别问题中，类内散布矩阵就是奇异的。这是因为待识别的图像矢量维数一般都较高，而在实际问题中难以找到或不可能找到足够多的训练样本来保证类内散布矩阵是可逆的,这时 LDA 不一定具有最佳鉴别性能。因此在小样本情况下，如何抽取 Fisher 最优鉴别特征成为一个公认的难题[64]。近几年来关于小样本情况下 LDA 方法的研究激起了人们的广泛兴趣，相继提出不少解决该类问题的方法[65]。概括起来解决有两种思路：一是直接增加样本数目，如向训练集中增加各图像的镜像，使训练样本数目加倍，但训练样本增多的一个缺点是，它导致了存储和计算（包括训练和测试）开销的增加；二是不改变样本数目，而是降低样本的维数，这种方法不会增加存储和计算成本。根据以上特点，一般不直接用 LDA 解决高维小样本的识别问题，而是在使用 LDA 之前，先进行样本降维。

4.2 基于支持向量机的分类识别方法

4.2.1 SVM 概述

支持向量机（SVM）是专门用于研究有限样本预测的一种分类方法[66]，最初是在模式分类中提出来的，其主要的思想是：通过某种非线性变换 $\varphi(\cdot)$ 将输入样本映射到一个高维的特征空间，以求得最大分类超平面[67] $f(x) = w_0^T \varphi(x) + b_0$，其中 w_0、b_0 分别代表超平面的权值和阈值。由于输入样本的维数有可能非常高，通常会导致计算复杂度提高。SVM 通过核函数 $K(x, x')$ 有效地解决了这一问题。通过计算非线性变换的内积 $K(x, x')$，即 $K(x, x') = \varphi(x) \cdot \varphi(x')$，从而将输入样本映射到高维的特征空间[68]，则使用 SVM 实现样本的分类原理，如图 4-2 所示。

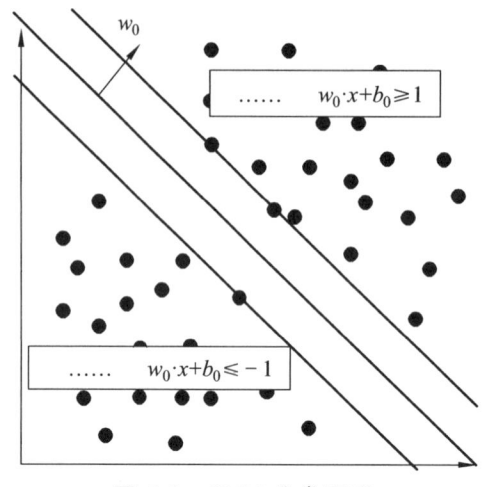

图 4-2 SVM 分类原理

4.2.2 SVM 方法原理

SVM 由 Vapnik[69]及其合作者提出,是建立在统计学习理论的 VC 维理论和结构风险最小原理基础上,根据有限的样本信息在模型的复杂性(即对特定训练样本的学习精度)和学习能力(即无错误地识别任意样本的能力)之间寻求最佳折衷,从而获得更好的泛化能力。

SVM 最初是针对二分类线性可分情况的,其本质是通过寻找一个分类超平面来使得训练样本中的两类样本点能被分开且两类间的间隔最大,如图 4-3 所示。在图中,H 是最优分类超平面,H1 和 H2 之间的距离称为分类间隔(margin),H1,H2 上的训练样本称作支持向量。对于线性不可分问题,可通过引入核函数,将低维输入空间中的数据映射到高维空间,以便将原低维空间的线性不可分问题转化成高维空间上的线性可分问题。

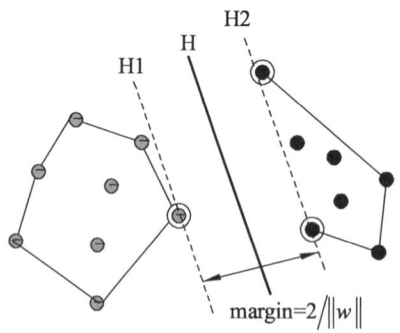

图 4-3 线性条件下最优分类面

对于训练集 (x_i, y_i),$i=1,2,\cdots,M$,$x_i \in R_M$ 属于输入向量,$y_i \in \{-1,1\}$ 是两类问题的第 i 个样本标签,SVM 目标是找到超平面能够将这两类样本完全分开且衡量分类间隔越大越好。设超平面的方程为 $g(x)=\langle w,x\rangle+b$,$w$ 是此分类面权重向量,x 是样本点集合,$g(x)>0$ 归为 1 类,$g(x)<0$ 归为 -1 类,寻找最优分类面的过程转化成一个凸二次规划问

题

$$\begin{aligned}&\min\quad 1/2\|w\|^2\\&\text{s.t.}\quad y_i\left[(wx_i+b)\right]\geq 1, i\in 1,2,\cdots,M\end{aligned}\quad(4\text{-}6)$$

引入 Lagrange 乘子 α，得到（4-6）式的对偶形式：

$$L(\alpha)=\sum_{i=1}^{M}\alpha_i-\frac{1}{2}\sum_{i=1}^{M}\sum_{i=1}^{M}\alpha_i\alpha_j y_i y_j x_i^\text{T} x_j \quad(4\text{-}7)$$

可以通过解得的 α 确定平面参数 w 和 b，最终得到 SVM 的最优分类函数为

$$f(x)=\text{sgn}(\sum_{i=1}^{M}\alpha_i y_i(x_i\cdot x)+b)\quad(4\text{-}8)$$

对于非线性可分，引用了核函数将样本映射到高维空间中，从而转化成高维空间中的线性可分情况，式（4-6）对应变为

$$\begin{aligned}&\min\quad 1/2\|w\|^2+C\sum_{i=1}^{M}\xi\\&\text{s.t.}\quad y_i\left[(wx_i+b)\right]\geq 1-\xi, i\in 1,2,\cdots,M\\&\quad\quad\xi\geq 0\end{aligned}\quad(4\text{-}9)$$

式中，C 为惩罚系数，是事先必须指定的值，用来控制分类超平面的复杂性和不可分离点数之间的平衡，ξ 为松弛变量，度量一个数据点模式可分的理想条件下的偏离程度。相应的分类函数变为

$$f(x)=\text{sgn}(\sum_{i=1}^{M}\alpha_i y_i K(x_i\cdot x)+b)\quad(4\text{-}10)$$

4.2.3 SVM 核函数及多分类方法

1. SVM 核函数

在求解过程中，凡是求内积的时候都用选定的核函数来计算。只要满足 Mercer[70] 条件的对称函数即可作为核函数，常用核函数如表 4-1 所示。

表 4-1 核函数及其表达式

核函数	表达式
多项式核函数	$K(x_i,x_j)=(\gamma x_i+b)^d\ d=1,2,\cdots$
径向基核函数（RBF）	$K(x_i,x_j)=\exp(-\gamma\|x_i-x_j\|^2)$
Sigmoid 核函数	$K(x_i,x_j)=\tanh(\gamma(x_i x_j)+b)$

综上，SVM 有以下特点：① 用分类间隔评判训练建立的分类模型好坏。② 代替传

统机器学习方法中的经验风险最小化原则,提出结构风险化最小化即经验风险与置信风险最小化。③ 运用核函数,将非线性变换转换到高维特性空间,巧妙解决了维数问题,使其算法复杂度与样本维数无关。④ 允许容错性,通过松弛变量标示某些点离群有多远,值越大,点就越远。

2. SVM 多分类方法

SVM 一般是二分类问题,而肿瘤图像是三分类问题,因此需要将二值的 SVM 扩展多累问题上,采用一对一方法[71]（One-against-one Method）。

4.3 基于决策树的分类识别方法

4.3.1 决策树分类方法概述

一组较好分类规则的图形化结构描述就是一棵决策树,对于给定的数据记录,采用对应的决策树分类算法,生成对应规则树。树中内部结点为选择的测试属性,也常常被称为划分属性,分枝表示测试属性的取值,一个没有分枝的结点被称为叶节点,叶子结点为类别标识。从根结点出发每一条到叶子结点路径的描述就是对应的分类规则。每条规则是属性的合取,所有规则的析取就是一个分类器[72]。

决策树技术是用于分类和预测的主要技术,决策树学习是以实例为基础的归纳学习算法。它着眼于从一组无次序、无规则的事例中推理出决策树表示形式的分类规则。它采用自顶向下的递归方式,在决策树的内部节点进行属性值的比较并根据不同属性判断从该节点向下的分支,然后进行剪枝,最后在决策树的叶节点得到结论。所以从根到叶节点就对应着一条合取规则,整棵树就对应着一组析取表达式规则。基于决策树的分类有很多实现算法,ID3 和 C4.5 是较早提出并普遍使用的决策树算法。下面介绍 C4.5 决策树算法。

4.3.2 决策树分类的步骤

专家知识决策树分类的步骤大体上可分为 4 步:知识（规则）定义、规则输入、决策树运行和分类后处理。

1. 知识（规则）定义

规则的定义是讲知识用数学语言表达的过程,可以通过一些算法获取,也可以通过经验总结获得。

2. 规则输入

将分类规则录入分类器中,不同的平台有着不同规则录入界面。

3. 决策树运行

运行分类器或者是算法程序。

4. 分类后处理

该步骤与监督/非监督分类的分类后处理类似。

4.3.3　C4.5决策树算法

1. 基本思路

C4.5算法基于信息熵来"修枝剪叶",基本思路如图4-4所示。

从树的根节点处的所有训练样本 D^0 开始,离散化连续条件属性。计算增益比率,取 GainRatio(C^0) 的最大值作为划分点 V^0,将样本分为两个部分 D_1^1 和 D_2^1。对属性 C^0 的每一个值产生一个分支,分支属性值的相应样本子集被移到新生成的子节点上,如果得到的样本都属于同一个类,那么直接得到叶子结点。相应地,将此方法应用于每个子节点上,直到节点的所有样本都分区到某个类中。到达决策树的叶节点的每条路径表示一条分类规则,利用叶列表及指向父结点的指针就可以生成规则表。

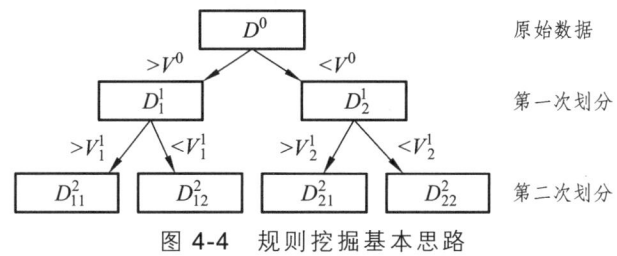

图4-4　规则挖掘基本思路

2. 算　法

C4.5算法描述如下:

算法:从空间数据集(多波段文件)中挖掘分类规则。

输入:训练样本。

输出:分类规则表。

方法:

(1)读取数据集名字。

(2)读取所有的训练样本。

① 读取属性信息 C、原始类 E、样本值 A,并将样本划分为训练样本(2/3)和评价样本(1/3)。

② 属性信息 C 可以是连续(DISCRETE)或离散(CONTINUOUS)的,分别将属性注上这两种标记;若属性是 DISCERTE,读取其可能取得值,并都存储在一个列表中;每一个属性都有一个标记,一个给定的属性编号及初始化的取值列表均存储在一个属性的数据结构中,并将数据结构存储在一个哈希表中。

③ 原始类 E 当作一个附加属性信息储存在属性列表中。

④ 以增量方式读取每一个样本 A，将所有的样本储存在一个表中，每一行代表一个样本。

（3）利用数据集构建树。

① 离散化连续条件属性 C，获得的分割点集 $T(t_1,t_2\cdots)$ 作为条件属性 C 的新的取值。

② 分别计算所有条件属性的增益比率（GainRatio）C，取增益比率值最大的条件属性作为树的划分节点，其值或范围作为划分值 $V(v_1,v_2\cdots)$ 来生成树的分枝。

③ 判断该层与每一个等价子集的原始类类别是否一致。若一致，生成叶子结点；否则，继续计算增益比率（GainRatio）C 和选择条件属性 C，得到树的节点和划分值 V，直至所有的样本已分类完毕。

④ 测试生成树。

将测试样本 C' 带入树中，当某一测试样本的分类预测错误时，记录分类错误的计数，并将测试样本添加到训练样本中，转向③，重新构建树；否则，输出分类树。

⑤ 抽取分类规则。

到达树的叶节点的每条路径表示一条分类规则，从树中抽取分类规则，打印规则和分类的详细信息。

4.4 基于贝叶斯的分类识别方法

4.4.1 贝叶斯分类概述

贝叶斯分类方法是建立在贝叶斯理论和贝叶斯网络基础之上的，这种方法具有模型可解释、准确率较高等优点，还可以有效地处理不完整数据，被认为是最优分类方法之一。

贝叶斯分类器（Bayesian）是利用概率统计知识进行分类的一种分类方法，贝叶斯分类器根据算法所描述的特征向量依据概率将样本分配给最可能的类，此分类器可以通过假定给定的独立类，从而算法可以得到大大的简化[73]，即

$$P(X|C)=\prod_{i=1}^{n}P(X_i|C) \tag{4-11}$$

式中，$X=(X_1,\cdots,X_n)$ 是一个特征向量，C 代表类别。尽管假设有点不切实际，但是贝叶斯分类器在实际的图像分类获得了很大的成功，常被用来和一些尖端的分类方法进行比较。贝叶斯分类器已经在很多的实际应用中获得了有效的证明，如文本分类、医疗诊断和系统性能管理。

20 世纪 80 年代末，研究人员发现朴素贝叶分类器不仅简单高效，在很多场合下其分类效果甚至可以超过决策树 C4.5、神经网络等经典的分类算法，因此它在实际中得到广泛应用。然而，朴素贝叶斯分类器中包含较强的条件独立性假设，这使得这种分类器

不能有效地利用属性变量之间的依赖信息，当属性之间有较强的依赖关系时，分类器的分类准确性会明显下降。这种分类器基于给定类时属性之间条件独立的假设，使得属性之间的依赖信息得不到有效的利用，但朴素贝叶斯分类器能够直接处理连续属性，对连续属性的密度估计优化和属性依赖扩展是该分类器的两个主要研究领域。链贝叶斯分类器是对朴素贝叶斯分类器属性的链（有向或无向链）依赖扩展，可以是一条完整的、部分的和间断的链，该分类器使用联合密度也可处理连续属性，但目前对这种分类器的研究较少。完全贝叶斯分类器是对朴素贝叶斯分类器属性的完全（有向或无向完全图）依赖扩展，需要对连续属性进行离散化，不需要结构学习，能够在理论上证明该分类器是最优分类器，但这种分类器易于导致对例子的过度拟合，而且参数学习往往需要大量的例子数据，学习的复杂程度随属性增加指数增长。因此，对多属性的完全贝叶斯分类器需要先进行属性子集选择来避免这一问题，该分类器可以保证属性之间的依赖信息不会丢失，当属性之间具有复杂的依赖关系时将具有优势，属性子集选择和优化将是主要的研究课题。

朴素贝叶斯分类器以高效和良好的分类准确性而著称，是得到广泛应用的分类器之一，下面主要介绍朴素贝叶斯分类基本理论。

4.4.2　朴素贝叶斯分类方法

朴素贝叶斯分类是一种十分简单的分类算法，朴素贝叶斯的思想基础是这样的：对于给出的待分类项，求解在此项出现的条件下各个类别出现的概率，哪个最大，就认为此待分类项属于哪个类别。

1. **朴素贝叶斯分类的定义**

朴素贝叶斯分类的正式定义如下：

（1）设 $\boldsymbol{x} = \{a_1, a_2, \cdots, a_m\}$ 为一个待分类项，而每个 a 为 $\boldsymbol{x}$ 的一个特征属性。

（2）有类别集合 $C = \{y_1, y_2, \cdots, y_n\}$。

（3）计算 $P(y_1|\boldsymbol{x}), P(y_2|\boldsymbol{x}), \cdots, P(y_n|\boldsymbol{x})$。

（4）如果 $P(y_k|\boldsymbol{x}) = \max\{P(y_1|\boldsymbol{x}), P(y_2|\boldsymbol{x}), \cdots, P(y_n|\boldsymbol{x})\}$，则 $\boldsymbol{x} \in y_k$。

那么现在的关键就是如何计算第（3）步中的各个条件概率。一般具体步骤如下：

步骤1：找到一个已知分类的待分类项集合，这个集合叫作训练样本集。

步骤2：统计得到在各类别下各个特征属性的条件概率估计。即：

$P(a_1|y_1), P(a_2|y_1), \cdots, P(a_m|y_1)$；

$P(a_1|y_2), P(a_2|y_2), \cdots, P(a_m|y_2)$；

$P(a_1|y_n), P(a_2|y_n), \cdots, P(a_m|y_n)$；

步骤3：如果各个特征属性是条件独立的，则根据贝叶斯定理有如下推导：

$$P(y_i|\boldsymbol{x}) = \frac{P(\boldsymbol{x}|y_i)P(y_i)}{P(\boldsymbol{x})} \quad (4\text{-}12)$$

因为分母对于所有类别为常数，我们只要将分子最大化即可。又因为各特征属性是条件独立的，所以有

$$P(\boldsymbol{x}|y_i)P(y_i) = P(a_1|y_i)P(a_2|y_i)\cdots P(a_m|y_i)P(y_i) = P(y_i)\prod_{j=1}^{m}P(a_j|y_i) \quad (4\text{-}13)$$

2. 朴素贝叶斯分类的流程

根据上述分析，朴素贝叶斯分类的流程如图 4-5 所示。

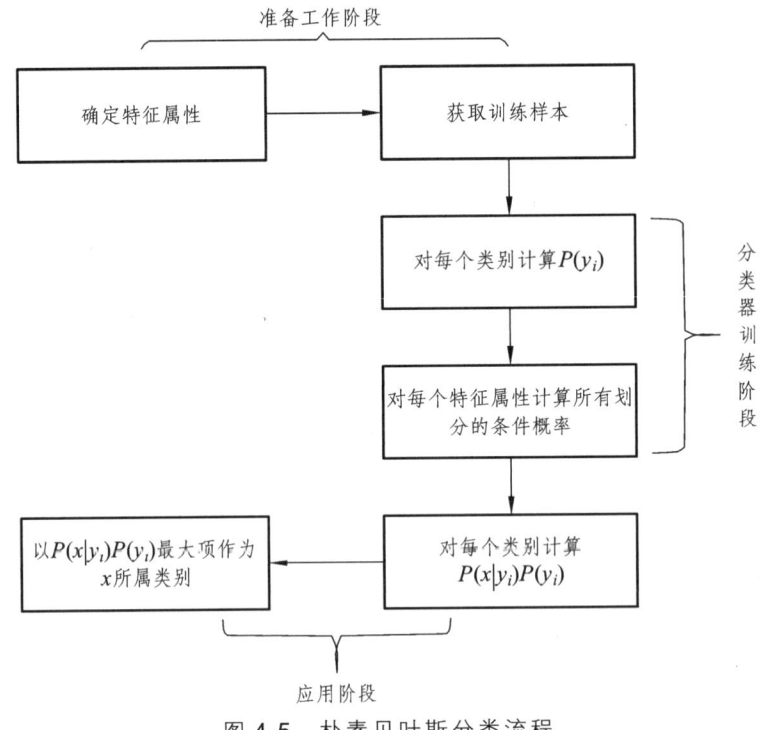

图 4-5 朴素贝叶斯分类流程

3. 朴素贝叶斯分类的三个阶段

可以看到，整个朴素贝叶斯分类分为三个阶段：

第一阶段——准备工作阶段，这个阶段的任务是为朴素贝叶斯分类做必要的准备，主要工作是根据具体情况确定特征属性，并对每个特征属性进行适当划分，然后由人工对一部分待分类项进行分类，形成训练样本集合。这一阶段的输入是所有待分类数据，输出是特征属性和训练样本。这一阶段是整个朴素贝叶斯分类中唯一需要人工完成的阶段，其质量对整个过程将有重要影响，分类器的质量很大程度上由特征属性、特征属性划分及训练样本质量决定。

第二阶段——分类器训练阶段，这个阶段的任务就是生成分类器，主要工作是计算

每个类别在训练样本中的出现频率及每个特征属性划分对每个类别的条件概率估计,并将结果记录。其输入是特征属性和训练样本,输出是分类器。这一阶段是机械性阶段,根据前面讨论的公式可以由程序自动计算完成。

第三阶段——应用阶段。这个阶段的任务是使用分类器对待分类项进行分类,其输入是分类器和待分类项,输出是待分类项与类别的映射关系。这一阶段也是机械性阶段,由程序完成。

4.5 基于神经网络的分类识别方法

4.5.1 神经网络概述

人工神经网络 ANN 是通过模拟大脑神经对信息的处理机制而构建的。它作为对智能技术研究的重要组成部分,从 20 世纪 80 年代以来,就吸引了大批研究人员的关注。目前,大批研究学者对神经网络的理论模型、开发工具和学习算法等方面进行了深入的探索。同时,在各个领域的应用,也取得了令人瞩目的成就。

从模式识别的角度来看,神经网络可以看作是对传统技术的一个延伸[74]。神经网络是利用人类大脑的神经元和神经细胞工作原理,模仿生物大脑的结构和功能,以大脑神经元表现兴奋和抑制状态作为网络状态的一种多学科交叉的边缘性学科。

神经网络在很多方面得到了应用,在医学领域主要集中在对非线性数据潜能的分析、为避免获取专家知识的难题而采用的分布式联想记忆功能、由于现有的并行体系结构引起的噪声宽容以及对新表现出的疾病的适应性方面。利用神经网络提取图像特征进而实现图像的分类,是近些年常用的一种方法,并在医学肿瘤的很多方面得到了广泛的应用,如肺癌、子宫癌、肠道癌等。经实验证明,利用神经网络对这些肿瘤细胞图像的分类和识别,效果相比其他的分类方法更好。

1. 基本人工神经元模型

人工神经元作为 ANN 的基本计算单元和基本构成单元,是研究神经网络结构和处理机制的关键。早在 1943 年,McCulloch 等人就构造了第一个简单的神经元模型——M-P 模型[75],如图 4-6 所示。

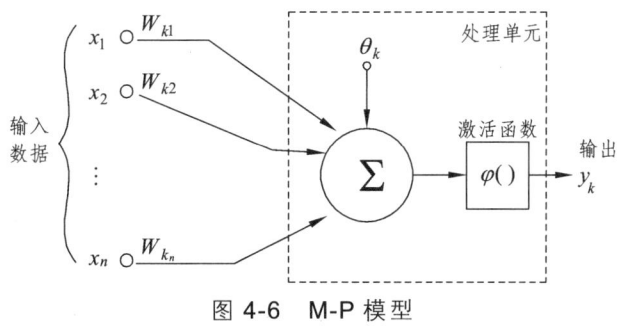

图 4-6 M-P 模型

由图可知，该神经元通过接收外界环境数据或其他神经元的输出，构成该神经元的输入向量 $X = \{x_1, x_2, \dots, x_n\}^T$。输入向量 X 与处理单元之间连接的可变值向量称为神经元的权值向量 $W_k = \{w_{k1}, w_{k2}, \dots, w_{kn}\}$，式中，$w_{kj}$ 表示处理单元 k 与输入数据 x_j 之间的连接权值。θ_k 表示第 k 个神经元的偏置，$\varphi(\cdot)$ 表示神经元的激活函数，y_k 表示神经元 k 的对应输出值。通常情况下，神经元 k 的输出可以用以下公式计算得出

$$y_k = \varphi\left(\sum_{j=1}^n w_{kj} x_j - \theta_k\right) \tag{4-14}$$

式中，激活函数 $\varphi(\cdot)$ 可以从下面几种函数中选择：

（1）线性函数。

$$\varphi(x) = ax \tag{4-15}$$

（2）带限的线性函数。

$$\varphi(x) = \begin{cases} t, & x \geq t \\ x, & \lfloor x \rfloor < t \\ -t, & x \leq -t \end{cases} \tag{4-16}$$

（3）阈值型函数。

$$\varphi(x) = \begin{cases} x, & x \geq t \\ 0, & x < t \end{cases} \tag{4-17}$$

（4）高斯函数。

$$\varphi(x) = e^{-x} \tag{4-18}$$

（5）Sigmoid 函数。

$$\varphi(x) = \frac{1}{1 + e^x} \tag{4-19}$$

2. ANN 的分类

迄今为止，现有的神经网络分类方法有很多种。例如：按照神经元的权值获得方式的不同，可以将神经网络分为构造式网络和学习式网络；而按照学习过程中有无导师监督的情况，可以将神经网络分为有监督式网络和无监督式网络。这里，我们将着重介绍按照网络连接拓扑结构的不同而对神经网络的分类情况。

1）前馈式网络

前馈式网络是从输入空间到输出空间的固定权值映射，其数据传输方向是单向的。因此，任何神经元的状态只由该神经元的输入数据决定，而与初始和过去的状态无关。一般情况下，前馈式神经网络由三部分构成：输入层、输出层和隐含层。隐含层的个数

可以为一或多个，称作为多层前馈网络。如 BP 神经网络[76]就是一种具有反向传播功能的多层前馈网络。前馈式神经网络自出现以来，就得到广泛应用。

2）递归式网络

而与之相对的递归式网络，在拓扑结构上，就是由多个神经元相互连接而构成的闭合式网络。该网络中有些神经元是将输出数据已反馈的形式，传递给同一层或前层的神经元，使得神经元的状态不仅由输入数据决定，同时也受到初始和过去状态的影响。而首个递归式网络就是由美国物理学家提出的 Hopfield 神经网络[77]，该网络中所有的神经元相互连接，具有很好的动力学特性。目前，Hopfield 网络广泛地应用于网络的优化计算和联想记忆过程中，Hopfield 网络能够自行运行使网络收敛到设计时的平衡点，但此网络也有一些缺陷，即容易陷入局部极小值等问题。

4.5.2 神经网络分类原理

利用神经网络实现图像分类的原理如图 4-7 所示。

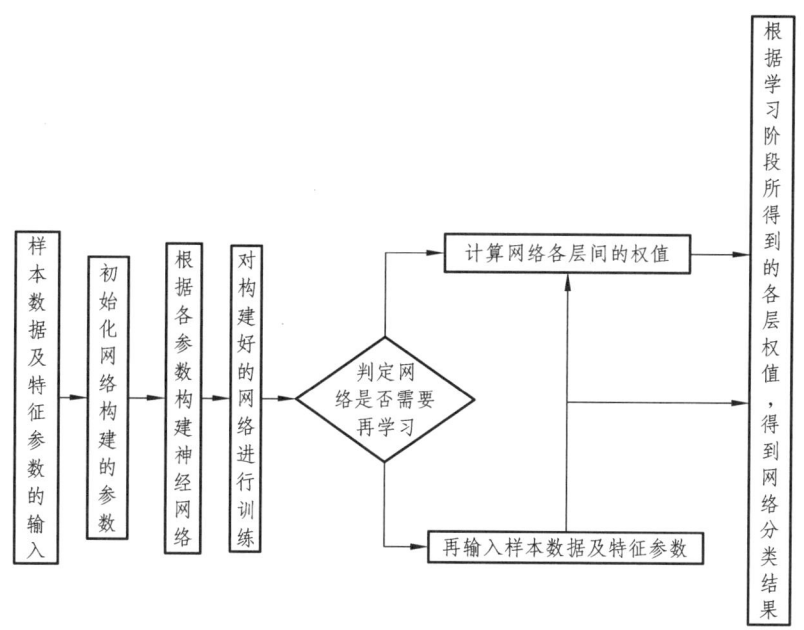

图 4-7 神经网络分类原理

随着研究的深入以及应用领域的推广，相继产生了适用于不同样本模式分类的神经网络。

4.5.3 SOFM 分类方法

生物研究表明，神经元细胞在大脑皮层的感觉通道上是有序排列的，这一现象和生物神经元对中心神经元加强而对周围神经元抑制的行为有很大的关系，神经元之间的突触权值使生物神经元产生了这一现象,生物神经元对周围邻近神经元具有加强作用,对距离远的神经元具有抑制作用,这一关系类似于一种墨西哥草帽,其原理如图4-8所示。

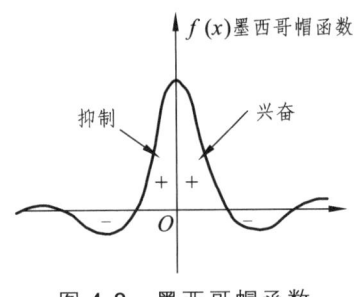

图 4-8　墨西哥帽函数

生物神经元的不同区域是有组织排列的,不同区域发挥各自不同的作用,生物神经元的这种特性并非完全源于生物遗传,而是在后天的学习过程中不断形成的。

芬兰学者 Kohonen 根据生物这一特性提出了一种无监督自学习的自组织特征映射(Self-Organizing Feature Mapping,SOFM)网络[78],因为该网络能够很好地保持网络拓扑结构和概率拓扑结构的分布,网络收敛性稳定,因此越来越受到学者们的重视。

1. SOFM 网络结构

在工作过程当中,大脑视觉皮层神经元的感觉器官构成了网络的部分输入,剩余的来自同一神经元区域的反馈信息。近邻的神经元相互加强,较远的相互抑制,更远的以加强的方式实现信息的交互,从而构成网络的自组织特性。

SOFM 网络由输入层和竞争层两层构成,常用的 SOFM 网络有一维阵列和二维阵列两种形式,其网络拓扑结构如图4-9所示。

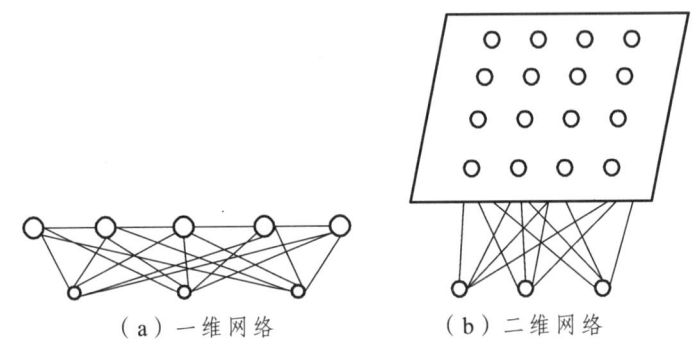

(a) 一维网络　　　　　(b) 二维网络

图 4-9　SOFM 网络的拓扑结构

2. SOFM 网络的分类算法

在 SOFM 网络中,当输入某一样本模式,某特定神经元将产生最大响应,则将该样本归为某神经元;当输入的样本模式不属于训练过程中的任一模式时,则按照最近邻原则,将其归为最接近的类别。SOFM 网络的学习算法可以归结为以下几个步骤:

(1)首先进行网络初始化。

对于有 N 个输入神经元、O 个输出神经元的 SOFM 网络,对输出各权向量设定较小的随机数 β,$0<\beta<1$,并进行归一化处理。

(2)接收一个新的输入模式 X_k,即

$$X_k = (X_{1k}, X_{2k}, \cdots, X_{Nk}), k=1,2,\cdots,N \tag{4-20}$$

(3)计算 X_k 与所有输出神经元的距离。

假定输出神经元为 j,它与 X_k 之间的距离用 d_{jk} 表示,计算方式如下:

$$d_{jk} = \| X_k - W_j \| = \sqrt{\sum_{i=1}^{N}[X_{ik}(t) - W_{ij}(t)]^2}, \quad j=1,2,\cdots,O \tag{4-21}$$

(4)确定最优的获胜神经元。

与 X_k 距离最小的神经元就是最优的获胜神经元 P,W_P 表示获胜神经元的权系数向量,表示如下:

$$\| X_k - W_P \| = \min\{d_{jk}\} \tag{4-22}$$

(5)定义优胜的邻域 $N_j(t)$。

以 j 为中心,确定 t 时刻权值的调整域:一般情况下,初始邻域 $N_j(0)$ 设定为较大的值,在训练的过程当中,$N_j(t)$ 会随时间逐渐收缩,如图 4-10 所示。

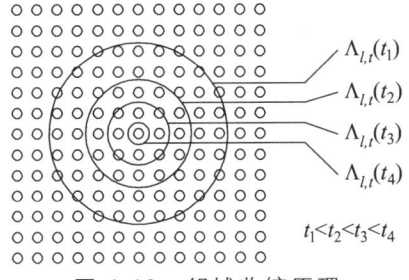

图 4-10 邻域收缩原理

(6)调整权值。

根据邻近区域,对优胜邻域 $N_j(t)$ 内的所有神经元进行权值调整。调整规则如下所示:

$$W_{ij}(t+1) = W_{ij} + \eta(t)[X_i(t) - W_{ij}(t)] \tag{4-23}$$

对于优胜邻域 $N_j(t)$ 以外的神经元,其权值不进行调整即权值不变。如式(4-24)所示:

$$W_{ij}(t+1) = W_{ij}(t) \tag{4-24}$$

式中,$\eta(t)$ 为 t 的单调下降函数,且有 $0<\eta(t)<1$。

(7)结束验证。

当 $\eta(t)$ 衰减到零或者某个设定的正小数时结束，若不满足则返回（2）。
SOFM 网络学习算法的程序流程如图 4-11 所示。

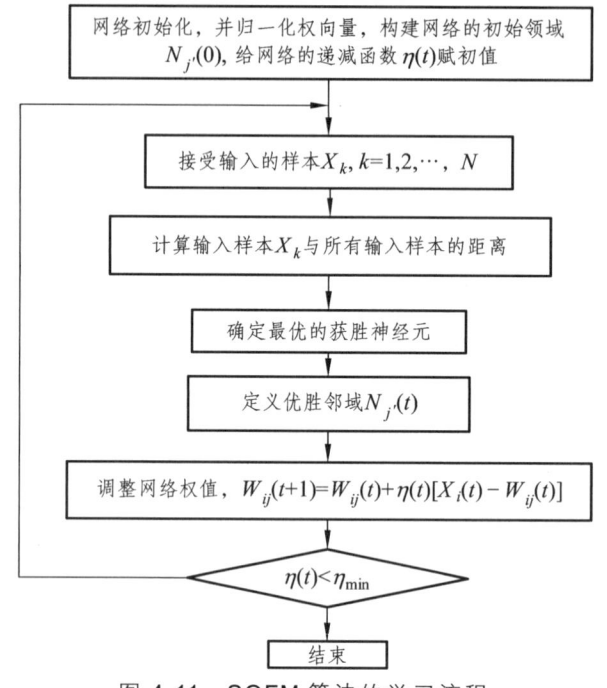

图 4-11　SOFM 算法的学习流程

3. SOFM 的邻域选择及度量方法

SOFM 网络的邻域确定形状常见的有线形、正方形、六角形，确定最近邻区域的方法有欧几里得（Euclidean）法、曼哈顿（Manhattan）法，下面对获胜神经元的各种不同邻域表示（见图 4-12）和度量方法（见图 4-13）进行详细的阐述，其中黑圈代表获胜神经元，空圈代表邻域。

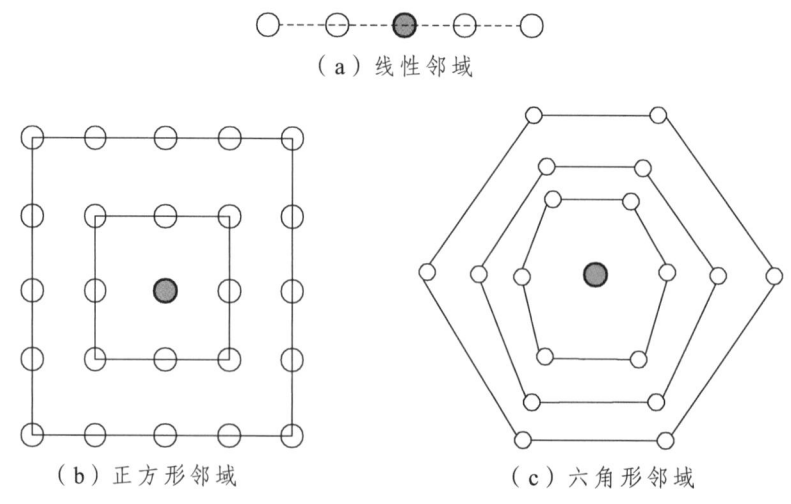

图 4-12　获胜神经元的邻域表示

$2\sqrt{2}$	$\sqrt{5}$	2	$\sqrt{5}$	$2\sqrt{2}$
$\sqrt{5}$	$\sqrt{2}$	1	$\sqrt{2}$	$\sqrt{5}$
2	1	0	1	2
$\sqrt{5}$	$\sqrt{2}$	1	$\sqrt{2}$	$\sqrt{5}$
$2\sqrt{2}$	$\sqrt{5}$	2	$\sqrt{5}$	$2\sqrt{2}$

（a）欧几里得测量法

4	3	2	3	4
3	2	1	2	3
2	1	0	1	2
3	2	1	2	3
4	3	2	3	4

（b）曼哈顿测量法

图 4-13　SOFM 网络的分类测量法

4. SOFM 网络的训练及邻域强度

在网络训练过程中，网络权值的调整是与获胜神经元之间的距离变化有关，是随着距离变化而逐渐衰减的，线性函数、高斯函数和指数函数是常用的衰减函数，下面对其进行详细说明。

1）线性衰减函数

线性函数的邻域强度是随着与获胜神经元的距离增加而逐渐降低的，获胜神经元的原理结构如图 4-14 所示。

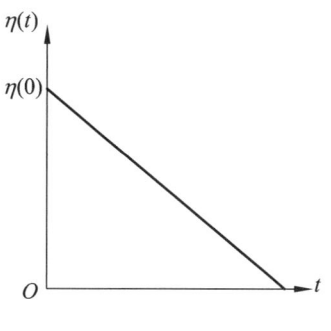

图 4-14　线性衰减

2）高斯衰减函数

高斯函数能够使权值的调整随着距离而变化，从而能够光滑平稳的衰减，邻域强度可由（4-25）式给出，其中 $d_{i,j}$ 为获胜神经元 i 和其他神元 j 之间的距离；σ 为高斯函数的宽度，高斯衰减如图 4-15 所示。

$$P = \mathrm{Exp}\left[\frac{-d_{i,j}^2}{2\sigma^2}\right] \tag{4-25}$$

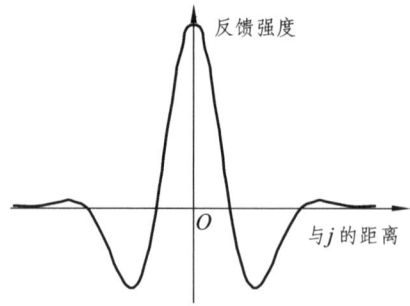

图 4-15 SOFM 网络的邻域强度

3）指数衰减函数

指数函数可由式（4-26）表示，其中 k 为常数，$d_{i,j}$ 为获胜胜神经元 i 和其他神经元的距离，指数衰减函数如图 4-16 所示。

$$P = \text{Exp}[-kd_{i,j}] \tag{4-26}$$

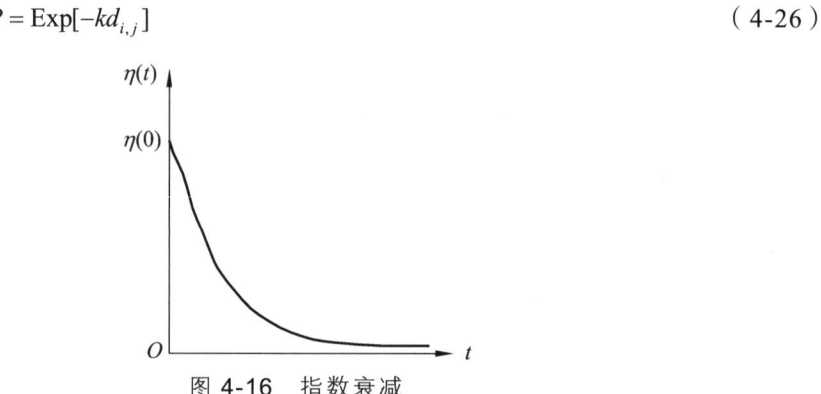

图 4-16 指数衰减

第 5 章 肿瘤细胞图像的常用识别方法

医学肿瘤细胞图像作为一种常用的医学图像,也是一种特殊的自然图像。本书介绍的肿瘤细胞图像是指肿瘤细胞切片显微图像,其具有背景复杂、细胞间粘连、细胞不规则、样本数量少等特点,导致肿瘤细胞图像存在特征维数远超过样本数量的问题。因此,采用一般的形态特征提取方法和线性分类算法难以实现肿瘤细胞图像的准确分类任务,需要针对肿瘤细胞图像的特点,探索更有效的适用于肿瘤细胞图像的识别方法。基于此考虑,我们针对肿瘤细胞图像的特点,对一些图像常用识别方法做了适当的改进,使之能够更有效地识别肿瘤细胞图像,同时也会通过对比实验加以证明。本章主要介绍了诸如 PCA、CS 等作为经典的降维算法,在肿瘤细胞图像识别问题上与常用的分类算法组合,从而达到较好的分类效果。

5.1 基于改进的 PCA+LDA 的肿瘤细胞图像识别

由于肿瘤细胞图像的高维特征,比如一幅大小为 320×240 像素的胃粘膜肿瘤显微图像,其图像的特征维数为 320×240 = 76 800,属于高维特征问题。又因为实际训练图像数量有限,并且远远小于特征维数,因此,胃黏膜肿瘤显微图像识别属于高维小样本问题。对于这种问题,通常认为,只有当每一类的训练样本的数目至少是样本维数的 10 倍才能取得较好的识别能力[79]。但在现实中,基本上没有办法获得如此多的训练样本,所以通常需要进行特征降维。

经典的特征降维法[80]有 PCA 和 LDA,其中 PCA 降维能最大化保持图像原有信息[81],LDA 降维能得到最佳分类方向,通常结合两者的优势联合使用,传统的 PCA+LDA 法对训练样本达到了较好的性能[82],但对测试样本泛化能力差。为了克服传统 PCA 和 LDA 对测试样本泛化能力差的问题,这里需要对其进行改进。

通过改进的 PCA+LDA 进行降维后[83],根据低维特征进行分类器设计对异常图像进行癌变和增生的分类。

5.1.1 传统 PCA+LDA 变换流程与实现

1. 传统 PCA+LDA 变换流程

通过前面对 PCA 和 LDA 方法的分析可知,PCA 方法达到了对样本进行降维的目的,并且 PCA 变换得到的主方向能够尽可能完整地表达原向量包含的信息,但其没有考虑到训练样本的类别信息;而使用 LDA 方法经过变换之后,得到的向量更有区分性,即使得类间距离尽可能大,而同时又保证尽可能小的类内距离,充分考虑到了训练样本的类别信息，但存在着计算矩阵维数过大、求解困难等问题。因此，结合两者的优点，这里采用基于 PCA 和 LDA 相结合的特征降维法。该方法先将训练图像通过 PCA 进行降维，然后对降维后的图像特征应用 LDA 方法，得到最具有判别力的主方向，再对 LDA 变换后的特征采用一些分类器进行识别。该方法克服直接使用 LDA 带来的大矩阵和类内散布矩阵奇异的问题，并且识别效果比只使用 PCA 方法要好。

PCA 和 LDA 的相结合的变换流程如下[84]：

给定图像训练集 X，训练图像总数为 N，将其中各类记为 X_i，X_i 类中的图像数目为 N_i，图像总的类别数为 C，且 $N = \sum_{i=1}^{C} N_i$，各图像的高维特征表示的维数为 D。

（1）计算所有训练图像的总体平均图像 m：

$$\forall x \in X, \quad m = \frac{1}{N}\sum x \tag{5-1}$$

（2）将每幅图像减去总体平均图像，得到每幅图像中心化后的图像：

$$\forall x \in X, \quad \bar{x} = x - m \tag{5-2}$$

（3）创建一个数值矩阵，即把所有的中心化后的图像作为行向量，按顺序排列成一个数值矩阵，且同一类图像排列在一起：

$$\bar{X} = [\bar{x}_1, \bar{x}_2, \cdots, \bar{x}_N]^T \tag{5-3}$$

（4）计算 $\Omega = \bar{X}^T \bar{X}$ 的特征值 λ_{PCA} 和单位特征向量 V_{PCA}（此时 Ω 为 $D \times D$ 的矩阵，利用矩阵的奇异值分解法求其特征值）。

（5）根据（4）计算出来的特征值，按照从大到小的顺序将其对应的特征向量排序，得到 PCA 的投影子空间 W_{PCA}。

（6）将所有中心化后的图像投影到 PCA 子空间：

$$\tilde{x} = W_{PCA}^T \bar{x} \tag{5-4}$$

（7）计算在 PCA 子空间中每类的类内平均图像 $\tilde{m}_i$ ($i = 1, \cdots, C$) 和所有训练图像的总体平均图像 $\tilde{m}$：

$$\forall \tilde{x} \in \tilde{X}_i, \quad \tilde{m}_i = \frac{1}{N_i}\sum \tilde{x} \tag{5-5}$$

$$\forall \tilde{x} \in \tilde{X}, \quad \tilde{m} = \frac{1}{N}\sum \tilde{x} \tag{5-6}$$

（8）计算第 i 类的类内散布矩阵 S_i 和总的类内散布矩阵 S_W：

$$S_i = \sum_{\tilde{x} \in \tilde{X}_i}(\tilde{x} - \tilde{m}_i)(\tilde{x} - \tilde{m}_i)^T, \quad S_W = \sum_{i=1}^{C} S_i \tag{5-7}$$

（9）计算类间散布矩阵 S_B：

$$S_B = \sum_{i=1}^{C} N_i (\tilde{m}_i - \tilde{m})(\tilde{m}_i - \tilde{m})^T \quad (5-8)$$

（10）求解类内散布矩阵 S_W 和类间散布矩阵 S_B 的特征值和特征向量：

$$S_B \lambda_{LDA} = \lambda_{LDA} S_W V_{LDA} \quad (5-9)$$

（11）按上式求得的特征值从大到小的顺序对相应的特征向量进行排序，保留最大的前 $C-1$ 个特征向量，得到最佳分类子空间 W_{LDA}。

对图像的识别，要在 PCA 和 LDA 组合的子空间进行计算，即将该图像减去训练总体平均图像，然后投影到这个组合的子空间，对于任意一个图像向量 x，在该空间的投影为

$$z = W_{LDA}^T W_{PCA}^T (x - m) \quad (5-10)$$

式中，z 是一个 $C-1$ 维的向量。

2. 传统 PCA+LDA 变换的实现

在实验过程中选择 90 幅 320×240 大小的肿瘤细胞图像组成训练集 X，则 X 是由像素点颜色特征值形成的特征矩阵，为 $76\,800 \times 90$，其中，76 800 表示特征的维数。训练集 X 中包括 45 幅癌变类图像和 45 幅增生类图像，将癌变类图像记为 X_1，则 X_1 是 $76\,800 \times 45$ 的特征矩阵；将增生类图像记为 X_2，则 X_2 也是 $76\,800 \times 45$ 的特征矩阵。剩下的图像作为测试图像，其中癌变类图像 135 幅，记为 X_3，X_3 表示为 $76\,800 \times 135$ 的特征矩阵；其中增生类图像 28 幅，记为 X_4，X_4 表示为 $76\,800 \times 28$ 的特征矩阵。对肿瘤细胞图像的训练样本和测试样本进行传统的 PCA+LDA 变换如下：

（1）计算所有训练样本集 X 的总体平均图像 m：

$$\forall x \in X, \quad m = \frac{1}{90} \sum x \quad (5-11)$$

式中，x 表示矩阵中的每列，m 为 $76\,800 \times 1$ 的矩阵。

（2）将训练集中的每幅图像的特征减去总体平均图像，得到每幅图像中心化后的图像。

$$\forall x \in X, \quad \bar{x} = x - m \quad (5-12)$$

（3）将所有训练集图像中心化后的特征值作为列向量，组成中心化后的特征矩阵 $\bar{X}$ 为

$$\bar{X} = [\bar{x}_1, \bar{x}_2, \cdots, \bar{x}_{90}] \quad (5-13)$$

式中，$[\bar{x}_1, \bar{x}_2, \cdots, \bar{x}_{45}]$ 是癌变训练样本集中心化的特征值，记为 $\bar{X}_1$；$[\bar{x}_{46}, \bar{x}_{47}, \cdots, \bar{x}_{90}]$ 是增生训练样本集中心化后的特征值，记为 $\bar{X}_2$。

（4）根据矩阵的奇异值分解法求 $\Omega = \bar{X}\bar{X}^T$ 的特征值 λ_{PCA} 和特征向量 V_{PCA}（此时，Ω 是 $76\,800 \times 76\,800$ 的矩阵）。

（5）将高维特征数据降到三维空间中，需要选取最大的 3 个特征值，依次为 $\lambda_{PCA}^{(1)}$, $\lambda_{PCA}^{(2)}$, $\lambda_{PCA}^{(3)}$，根据这 3 个特征值的顺序，将对应的特征向量 $V_{PCA}^{(1)}$, $V_{PCA}^{(2)}$, $V_{PCA}^{(3)}$ 进行排列，得到 PCA 变换矩阵 W_{PCA}：

$$W_{PCA} = [V_{PCA}^1, V_{PCA}^2, V_{PCA}^3] \quad (5-14)$$

W_{PCA} 是 $76\,800 \times 3$ 的矩阵。

（6）将所有中心化后的训练样本图像 $\bar{X}$ 投影到 PCA 子空间中：

$$\tilde{X} = W_{PCA}^T \bar{X} \quad (5-15)$$

式中，$\tilde{X}$ 是 3×90 的矩阵，表示每个高维数据点降为三维了。其中，前 45 行数据是癌变类训练样本 X_1 在该 PCA 子空间中的投影记为 $\tilde{X}_1$，如图 5-1 中红色星号 * 表示；后 45 行数据是增生类训练样本图像 X_2 在该 PCA 子空间中的投影记为 $\tilde{X}_2$，如图 5-1 中绿色正方形 □ 表示。

（7）在 PCA 子空间中计算癌变类 $\tilde{X}_1$ 的平均图像 $\tilde{m}_1$、增生类 $\tilde{X}_2$ 的平均图像 $\tilde{m}_2$ 和所有训练样本 $\tilde{X}$ 的总体平均图像 $\tilde{m}$：

$$\forall \tilde{x} \in \tilde{X}_1, \tilde{m}_1 = \frac{1}{45}\sum \tilde{x}; \quad \forall \tilde{x} \in \tilde{X}_2, \tilde{m}_2 = \frac{1}{45}\sum \tilde{x}; \quad \forall \tilde{x} \in \tilde{X}, \tilde{m} = \frac{1}{90}\sum \tilde{x}$$

（8）计算癌类训练样本的类内散布矩阵 S_1、增生类训练样本的类内散布矩阵 S_2 和所有训练样本集的总的类内散布度矩阵 S_W：

$$S_1 = \sum_{\tilde{x} \in \tilde{X}_1} (\tilde{x} - \tilde{m}_1)(\tilde{x} - \tilde{m}_1)^T; \quad S_2 = \sum_{\tilde{x} \in \tilde{X}_2} (\tilde{x} - \tilde{m}_2)(\tilde{x} - \tilde{m}_2)^T; \quad S_W = S_1 + S_2$$

（9）计算癌变类和增生类的类间散布矩阵 S_B：

$$S_B = \sum_{i=1}^{2} 45 * (\tilde{m}_i - \tilde{m})(\tilde{m}_i - \tilde{m})^T \quad (5-16)$$

（10）求解类内散布矩阵 S_W 和类间散布矩阵 S_B 的特征值 λ_{LDA} 和特征向量 V_{LDA}：

$$S_B \lambda_{LDA} = \lambda_{LDA} S_W V_{LDA} \quad (5-17)$$

（11）得到的 1 个特征值和 1 个特征向量，得到最佳投影方向矩阵 W_{LDA}，W_{LDA} 是 3×1 矩阵。

（12）将 PCA 子空间中癌类训练样本 $\tilde{X}_1$ 投影到该 LDA 子空间中，记为 $\hat{X}_1$；将增生类训练样本投影到该 LDA 子空间中，记为 $\hat{X}_2$，则

$$\hat{X}_1 = W_{LDA}^T \tilde{X}_1; \quad \hat{X}_2 = W_{LDA}^T \tilde{X}_2 \quad (5-18)$$

癌变类训练样本经过 PCA 和 LDA 变换为 $\hat{X}_1$，如图 5-2 中红色星号 * 表示；增生类训练样本经过 PCA 和 LDA 变换为 $\hat{X}_2$，如图 5-2 中绿色正方形 □ 表示。

（13）将癌变类测试样本集 X_3 和增生类测试样本集 X_4 投影到 PCA 子空间中分别为 $\tilde{X}_3$ 和 $\tilde{X}_4$。

$$\forall x \in \boldsymbol{X}_3, \tilde{\boldsymbol{X}}_3 = \boldsymbol{W}_{\mathrm{PCA}}^{\mathrm{T}}(x-m) \ ; \quad \forall x \in \boldsymbol{X}_4, \tilde{\boldsymbol{X}}_4 = \boldsymbol{W}_{\mathrm{PCA}}^{\mathrm{T}}(x-m) \qquad (5\text{-}19)$$

$\tilde{\boldsymbol{X}}_3$ 如图 5-1 中的黄色五角星★所示，$\tilde{\boldsymbol{X}}_4$ 如图 5-1 中的蓝色加号+所示。

（14）再将 PCA 子空间中的癌变类测试样本 $\tilde{\boldsymbol{X}}_3$ 和增生类测试样本 $\tilde{\boldsymbol{X}}_4$ 投影到 LDA 子空间中，分别为 $\hat{\boldsymbol{X}}_3$ 和 $\hat{\boldsymbol{X}}_4$。

$$\hat{\boldsymbol{X}}_3 = \boldsymbol{W}_{\mathrm{LDA}}^{\mathrm{T}} \tilde{\boldsymbol{X}}_3 \ ; \quad \hat{\boldsymbol{X}}_4 = \boldsymbol{W}_{\mathrm{LDA}}^{\mathrm{T}} \tilde{\boldsymbol{X}}_4 \qquad (5\text{-}20)$$

癌变类测试样本经过 PCA+LDA 变换为 $\hat{\boldsymbol{X}}_3$，如图 5-2 中黄色五角星★所示，增生类测试样本经过 PCA 和 LDA 变换为 $\hat{\boldsymbol{X}}_2$，如图 5-2 中的蓝色加号+所示。

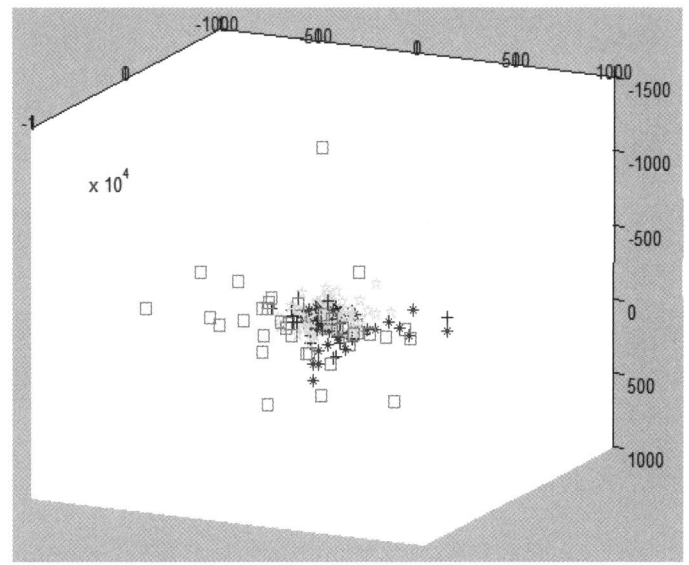

图 5-1 PCA 特征子空间数据散点图

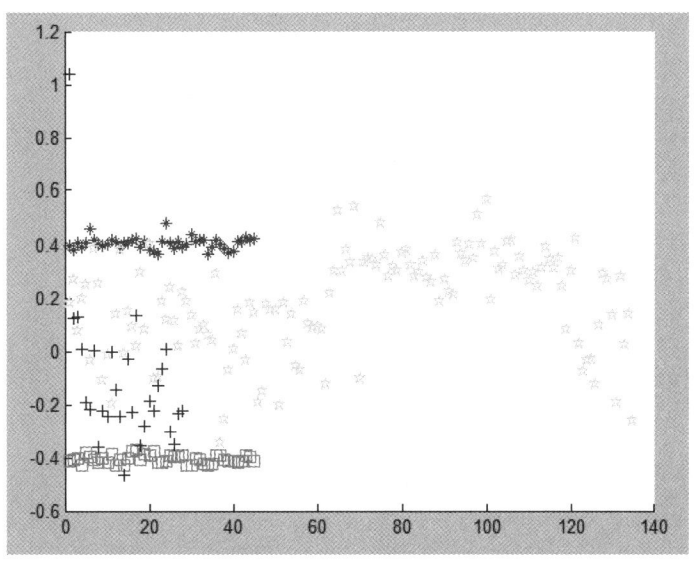

图 5-2 PCA 和 LDA 组合子空间的特征散点图

由图 5-2 知，红色星号＊表示的癌变类训练样本和绿色正方形□表示的增生类训练样本之间完全分开，而黄色五角星★表示的癌变类测试样本和蓝色加号＋表示的增生类测试样本有部分数据混淆在一起，不利于图像分类。由此可见，传统的 PCA+LDA 对训练样本性能很好，而对测试样本的泛化能力差，需要对传统的 PCA+LDA 进行改进。

5.1.2 泛化问题的产生和解决

方法的泛化能力指的是方法适应范围的可扩展能力。传统的 PCA 和 LDA 降维法对训练样本的降维和聚类效果很好，而对测试样本的降维和聚类效果很差，即传统的 PCA 和 LDA 对测试样本的泛化能力差。由图 5-2 可知，红色星号表示的癌类训练样本集和绿色正方形表示的增生类训练样本集，同类的训练样本聚类效果很好，两类彼此之间完全分开，即类内紧凑度很高，类间离散度很大；而黄色五角星表示的癌类测试样本和蓝色加号表示的增生类测试样本，同类的训练样本聚类效果不好，两类样本之间分布混乱，即类内紧凑度不高，类间离散度很小，几乎没有区别。

1. 泛化问题产生的原因

传统的 PCA 和 LDA 对测试样本的泛化能力差的一些原因如下：

（1）当样本点具有一些非线性的性质时，采用 PCA 得到的降维结果无法反映出样本点之间所隐藏的非线性性质。

（2）PCA 能找到很好的代表所有样本点的方向，但这个方向对于分类未必是最有利的。

（3）对 PCA 所要保持的主分量的个数的估计比较困难。虽然有时可以通过样本点的中心化矩阵的相邻奇异值之间的比值大小来估计所要保持的主分量的个数，但是当奇异值的大小变化比较平缓时，将难以估计应该舍弃哪些分量。此外，有时候 PCA 舍弃的分量也会有意义。

（4）LDA 变换只是线性变换，这个结果只是对线性可分的数据才是全局最优的。

（5）LDA 分离准则与输出空间的分类精确性并不是直接相关的。

（6）测试样本要投影到 PCA 子空间中，使用的是由训练样本经过 PCA 变换得到的 PCA 变换矩阵，即主分量投影方向，而测试样本在该主分量方向不一定就能保持最大信息量。

（7）测试样本要投影到 LDA 子空间中，使用的是由训练样本集经过 LDA 变换得到的 LDA 变换矩阵，即最具分类性主方向。这个最具分类性主方向使训练样本的类内紧凑度最高，类间离散度最大。在进行 LDA 变换时考虑了训练样本自身的类别信息，而由于测试样本类别信息未知，这个最具分类性主方向并没有考虑测试样本的信息，所以 LDA 在测试样本上的泛化能力差。

2. 解决方法

针对以上原因，主要从 LDA 变换考虑，对传统的 PCA+LDA 降维进行改进，提高

LDA 在测试样本上的泛化能力，提高测试样本的分类准确率。

传统的 PCA+LDA 变换是对测试样本直接使用由训练样本集经过 PCA 和 LDA 变换得到的 PCA 变换矩阵和 LDA 变换矩阵。改进的 PCA+LDA 法对测试样本先直接使用由训练样本经过 PCA 变换得到的 PCA 变换矩阵，然后将测试样本和训练样本同时做 LDA 变换，即先假定测试图像的类别，将其与训练样本集中同类的样本归为一类，测试样本和所有的训练样本同时进行 LDA 变换，得到了测试图像在各种假定类别情况下的 LDA 变换矩阵，将测试样本与训练样本集分别投影到各个 LDA 子空间中，实现特征降维；接下来分别比较在各个空间中测试样本与假定类的训练样本的均值的距离大小，寻找最小距离，即判断测试样本与哪个假定类的类内紧凑度更高，则测试样本类别为该种情况下的假定类别。

如有一训练样本集 X，其中有 k 类样本，各样本的类别为 $C_i, i=1,\cdots,k$，测试样本为 x，对其实行改进的 PCA+LDA 降维过程为：将训练样本 X 进行 PCA 变换，得到 PCA 变换矩阵 W_{PCA}，将测试样本 x 和训练样本 X 均投影到该 PCA 子空间，分别为 x_{PCA} 和 X_{PCA}，然后分别假定测试样本 x_{PCA} 的类别为 $C_i, i=1,\cdots,k$，将测试样本 x_{PCA} 与训练样本 X_{PCA} 做 LDA 变换，得到 LDA 变换矩阵 $W_{LDA}^i, i=1,\cdots,k$，将测试样本 x_{PCA} 与训练样本 X_{PCA} 分别投影到各个 LDA 子空间，为 x_{LDA}^i 和 X_{LDA}^i，在各空间中计算 x_{LDA}^i 到训练样本集中为 C_i 类的样本均值的距离 $d_i, i\in 1,\cdots,k$，当 d_i 最小时，测试样本 x 的类别为 C_i。

接下来详细介绍了改进的 PCA+LDA 的变换过程，并将其运用到肿瘤细胞图像的非正常图像的分类识别中。

5.1.3 基于改进 PCA+LDA 的识别算法

1. 分类思想

该分类思想是先对肿瘤细胞图像的训练样本集进行 PCA 变换，获得 PCA 变换矩阵，得到图像训练样本集在 PCA 投影子空间的特征，即对任一测试图像，得到其在该 PCA 投影子空间的特征；然后假定测试图像为癌类图像，将测试图像与训练样本集在 PCA 投影子空间的特征一起做 LDA 变换，得到 PCA 投影子空间中测试图像和训练图像样本集在该 LDA 投影子空间的特征，计算在该投影空间中测试图像与癌类训练样本均值的距离。同样，再假定测试图像为增生类的图像，与上面做同样的操作，得到测试图像与增生类训练样本均值的距离。最后再比较这两个距离的大小，也即比较该测试图像与哪类图像的类内紧凑度更高、距离更小，即确定测试图像的类别与该类图像的类别相同。

2. 分类算法设计

这里提出了基于改进的 PCA+LDA 分类器设计模型（见图 5-3）。整个分类算法设计过程大致如下：

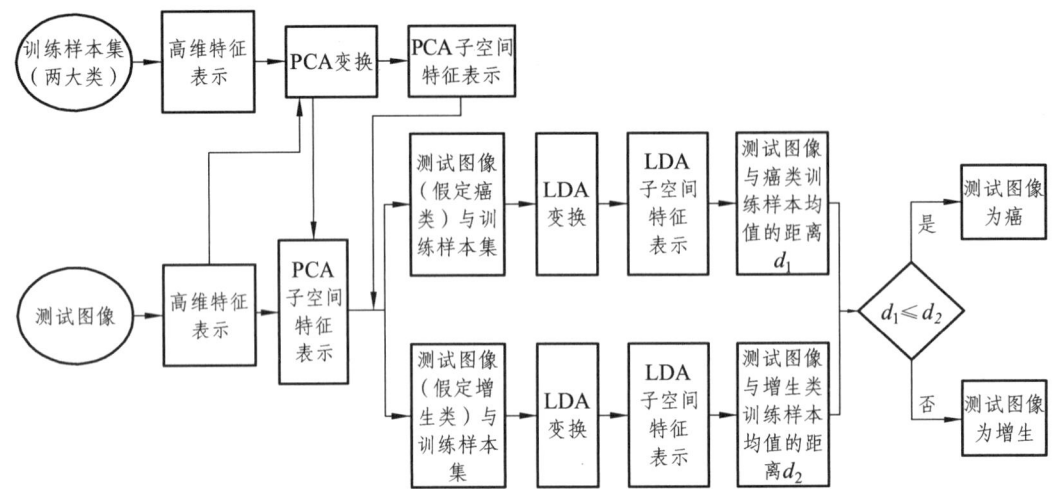

图 5-3 基于改进的 PCA+LDA 分类算法设计模型

给定一个非正常肿瘤细胞图像训练集 X，训练图像总数为 N，将其中属于癌症的图像归为一类，记为 X_1，X_1 类中的图像数目为 N_1；将其中属于增生的图像归为一类，记为 X_2，X_2 类中的图像数目为 N_2，所以非正常肿瘤细胞图像总的类别数 $C=2$，且 $N=N_1+N_2$。设各图像的高维特征表示的维数为 $D=76\,800$。测试肿瘤细胞图像为 y。

（1）计算所有训练图像的总体平均图像 m：

$$\forall x \in X, \quad m = \frac{1}{N}\sum x \tag{5-21}$$

（2）将每幅图像减去总体平均图像，得到每幅图像中心化后的图像：

$$\forall x \in X, \quad \bar{x} = x - m \tag{5-22}$$

（3）创建一个数值矩阵，即把所有的中心化后的图像作为行向量，按顺序排列成一个数值矩阵，且同一类图像排列在一起。

$$\bar{X} = [\bar{x}_1, \bar{x}_2, \cdots, \bar{x}_N]^T \tag{5-23}$$

（4）计算 $\Omega = \bar{X}^T\bar{X}$ 的特征值 λ_{PCA} 和单位特征向量 V_{PCA}（此时 Ω 为 $D \times D$ 的矩阵，利用矩阵的奇异值分解法求其特征值）。

（5）根据（4）计算出来的特征值，按照从大到小的顺序将其对应的特征向量排序，得到 PCA 的投影子空间 W_{PCA}。

（6）将所有中心化后的图像投影到 PCA 子空间：

$$\tilde{x} = W_{PCA}^T \bar{x} \tag{5-24}$$

（7）将测试图像中心化：

$$\bar{y} = y - m \tag{5-25}$$

（8）将中心化后的测试图像投影到 PCA 子空间：

$$\tilde{y} = W_{\text{PCA}}^{\text{T}} \bar{y} \tag{5-26}$$

（9）假定测试图像属于癌类，记包含测试图像的癌类为 X_1'，增生类仍为 X_2。计算在 PCA 子空间中癌类（包括测试图像）的类内平均图像 $\tilde{m}_1$ 和增生类的类内平均图像 $\tilde{m}_2$ 以及包括训练样本集和测试图像的所有图像的总体平均图像 $\tilde{m}$：

$$\forall \tilde{x}' \in \tilde{X}_1', \tilde{m}_1 = \frac{1}{N_1+1} \sum \tilde{x}' \tag{5-27}$$

$$\forall \tilde{x} \in \tilde{X}_2, \tilde{m}_2 = \frac{1}{N_2} \sum \tilde{x} \tag{5-28}$$

$$\forall \tilde{x}' \in \tilde{X}_1', \forall \tilde{x} \in \tilde{X}_2, \tilde{m} = \frac{1}{N+1}(\sum \tilde{x}' + \sum \tilde{x}) \tag{5-29}$$

（10）计算癌类（包括测试图像）的类内散布矩阵 S_1 和增生类的类内散布矩阵 S_2 以及总的类内散布矩阵 S_W：

$$S_1 = \sum_{\tilde{x}' \in \tilde{X}_1'} (\tilde{x}' - \tilde{m}_1)(\tilde{x}' - \tilde{m}_1)^{\text{T}} \tag{5-30}$$

$$S_2 = \sum_{\tilde{x} \in \tilde{X}_2} (\tilde{x} - \tilde{m}_2)(\tilde{x} - \tilde{m}_2)^{\text{T}} \tag{5-31}$$

$$S_W = \sum_{i=1}^{C} S_i, C = 2 \tag{5-32}$$

（11）计算类间散布矩阵 S_B：

$$S_B = (N_1+1)(\tilde{m}_1 - \tilde{m})(\tilde{m}_1 - \tilde{m})^{\text{T}} + N_2(\tilde{m}_2 - \tilde{m})(\tilde{m}_2 - \tilde{m})^{\text{T}} \tag{5-33}$$

（12）求解类内散布矩阵 S_W 和类间散布矩阵 S_B 的特征值和特征向量：

$$S_B \lambda_{\text{LDA}} = \lambda_{\text{LDA}} S_W V_{\text{LDA}} \tag{5-34}$$

（13）按上式求得的特征值从大到小的顺序对相应的特征向量进行排序，保留最大的前 $C-1$ 个特征向量，得到最佳分类子空间 W_{LDA}。

（14）将 PCA 子空间中的训练样本图像集和测试图像投影到该 LDA 子空间：

$$\hat{x} = W_{\text{LDA}}^{\text{T}} \tilde{x} ; \quad \hat{y} = W_{\text{LDA}}^{\text{T}} \tilde{y} \tag{5-35}$$

（15）计算在以上 LDA 子空间中训练样本图像集中癌类图像的均值：

$$\forall \hat{x} \in \hat{X}_1, \bar{\mu} = \frac{1}{N_1} \sum \hat{x} \tag{5-36}$$

（16）计算在以上 LDA 子空间中测试图像与癌类图像均值的距离：

$$d_1 = (\hat{y} - \bar{\mu})(\hat{y} - \bar{\mu})^{\text{T}} \tag{5-37}$$

（17）假定测试图像属于增生类，记包含测试图像的增生类为 X_2'，癌类仍为 X_1。与（9）~（13）类似，做 LDA 变换，得到分类子空间 W_{LDA}'，计算 PCA 子空间中训练样本图像集和测试图像在这个 LDA 子空间的投影 $\hat{x}', \hat{y}'$，计算在该空间中训练样本图像集中增生类的均值 $\bar{\mu}'$，计算测试图像与增生类图像均值的距离：

$$d_2 = (\hat{y}' - \bar{\mu}')(\hat{y}' - \bar{\mu}')^T \qquad (5\text{-}38)$$

（18）比较 d_1 和 d_2 的大小，如果 $d_1 < d_2$，表示测试图像在假定为癌类时比在假定为增生类时有更高的类内紧凑度，所以认定测试图像为癌类图像。当 $d_1 = d_2$ 时，即可以确定测试图像为癌类，也可以确定为增生类，考虑到在实际医学问题中，宁可把病人的病情估计得严重一些，因为还可以进行进一步的诊断，所以这种情况下，确定测试图像为癌类；当然，对于这种情况，还可以采取其他方法做进一步的识别判断。当 $d_1 > d_2$ 时，表示测试图像在假定为增生类时比在假定为癌类时有更高的类内紧凑度，所以认定测试图像为增生类图像。

5.1.4 实验与结论

在本实验过程中，选取 45 幅癌类肿瘤细胞图像和 45 幅增生类肿瘤细胞图像作为训练样本集，再取 120 幅癌类肿瘤细胞图像和 43 幅增生类肿瘤细胞图像作为测试样本。对所有图像数据均采用灰度化（方法参考第 2 章）和归一化处理。

1. 均值距离比较分类法

以一幅癌类肿瘤细胞图像作为测试图像，当假定其为癌类，经过改进的 PCA+LDA 变换后，其在该组合子空间的投影特征值的散点图如图 5-4（a）所示；假定其为增生类，经过改进的 PCA+LDA 变换后，其在这个组合子空间的投影特征值的散点图如图 5-4（b）所示。以某一幅增生类肿瘤细胞图像作为测试图像，当假定其为癌类，经过改进的 PCA+LDA 变换后，其在该组合子空间的投影特征值的散点图如图 5-4（c）所示，假定其为增生类，经过改进的 PCA+LDA 变换后，其在该组合子空间的投影特征值的散点图如图 5-4（d）所示。

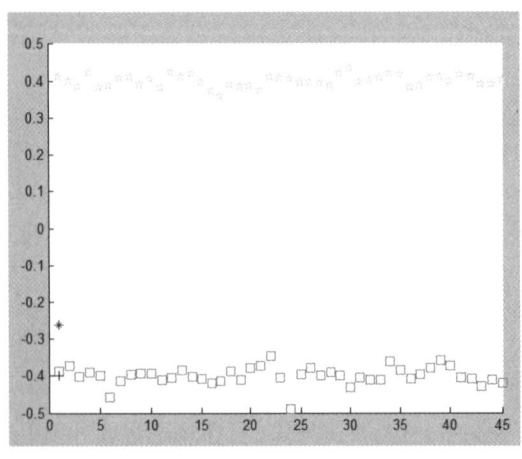 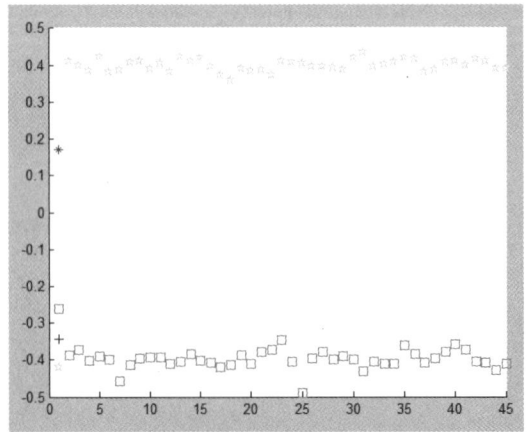

（a）假定测试图像为癌类　　　　　　　（b）假定测试图像为增生类

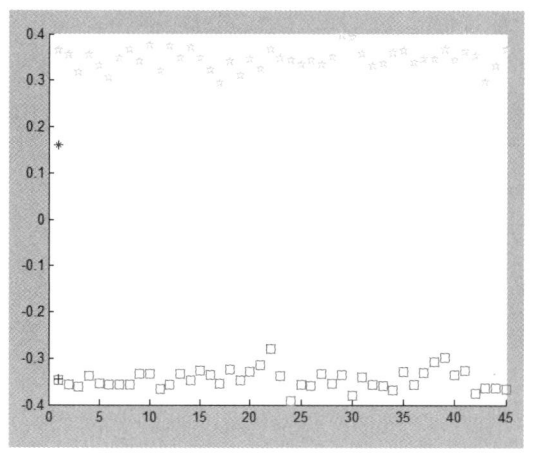 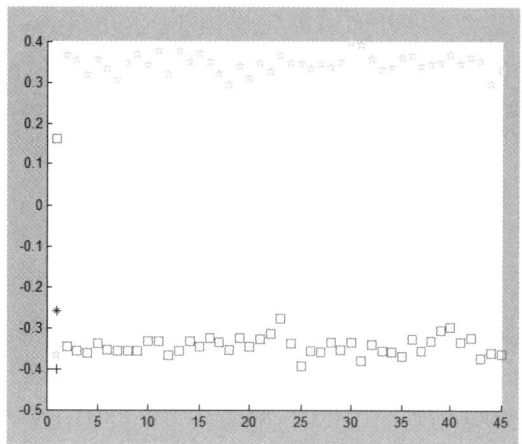

（c）假定测试图像为癌类　　　　　　（d）假定测试图像为增生类

图 5-4　改进的 PCA+LDA 组合子空间的特征散点图

图 5-4（a）、(b)、(c)、(d）中，红色星号 * 表示测试图像，绿色正方形□表示训练样本集中的癌类图像，黄色五角星★表示训练样本集中的增生类图像，蓝色加号+表示训练样本集中与测试图像假定类相同类的样本集的均值。

图 5-4（a）显示了将测试图像假定为癌类时，通过图 5-4（a）很容易观察测试图像与训练样本集中癌类样本集的距离 d_1；图 5-4（b）显示了将测试图像假定为增生类时，通过图 5-4（b）很容易观察测试图像与训练样本集中增生类样本集的距离 d_2。通过对两图的比较，可以发现假定为癌类时的距离 d_1 明显小于假定为增生类时的距离 d_2。根据前面介绍的识别方法，能确定测试图像为癌类图像，识别结果与测试图像原本所属的类别一致。通过对图 5-4（c）、(d）观察比较，确定测试图像为增生类的图像，前面也介绍了这幅测试图像是增生类的图像，所以识别结果正确。

2. 比较最近距离分类法

除了这里采用的比较测试图像与训练样本集中与假定类同类图像的均值距离来识别图像方法之外，还可以有其他的识别方法。当假定测试图像为癌类时，在训练样本集的癌类图像中寻找与测试图像距离最小的图像，并记两者之间的距离为 d_1；当假定测试图像为增生类时，在训练样本集的增生类图像中寻找与测试图像距离最小的图像，并记两者之间的距离为 d_2。通过比较 d_1 和 d_2 的大小，如果 $d_1 \leqslant d_2$，判断测试图像是癌类；如果 $d_1 > d_2$，判断测试图像是增生类。通过仔细观察图 5-4 所示的两组图，这种识别方法的有效性在两组图中也得到了很好的体现。

分别采用分类法一比较测试图像与和假定类同类的训练样本图像的均值的距离以及分类法二比较测试图像与和假定类同类的距离测试图像最近的图像的距离做实验，在实验的过程中两者达到了相同的识别效果，最终采用分类方法一是为了节省计算时间。在分类方法一中只需要计算与假定类同类的训练样本图像的均值，而在分类方法二中需要采用最近邻法查找与测试图像距离最近的与假定类同类的训练样本图像,这就需要计算测试图像与所有和假定类同类的训练样本图像的距离,并且需要通过不断地比较确定哪张图像与测试图像距离最小。当训练样本很少时,采用两种分类方法的程序运算速度区别不明显,但当训练样本大量增加时,在相同的识别率情况下,运算速度的提高是不得不考虑的问题。

3. 预分类法实验

采用基于改进的 PCA+LDA 的预分类法做实验,分别选取 45 幅癌类肿瘤细胞图像和 45 幅增生类肿瘤细胞图像作为训练样本集,剩下的 135 幅癌类图像和 28 幅增生类图像作为测试集。其中,22 幅癌类图像和 7 幅增生类图像识别错误,从而癌类图像的正确识别率为 $(135-22)/135 \approx 83.7\%$,增生类的正确识别率为 $(28-7)/28 = 75\%$,总的正确识别率为 $134/163 \approx 82.2\%$,结果如表 5-1 所示。

表 5-1 改进 PCA+LDA 下训练和测试的分类准确率

图像种类	训练		测试	
	样本数	回判率	样本数	回判率
癌类	45	100%	135	83.7%
增生类	45	100%	28	75%

4. 对比实验

为了确定经过改进的 PCA+LDA 在一定程度上比传统的 PCA+LDA 对测试样本的泛化能力提高了,以及降维后的特征更有利于分类,设计了一系列对比实验。该实验采用了基于传统 PCA+LDA 的最近邻(Nearest Neighbour,NN)分类[85, 86]以及基于传统 PCA+LDA 的 SVM[87, 88]分类,得到的识别率一致,其中 24 幅癌类图像和 8 幅增生类图像识别错误,从而癌类图像的正确识别率为 $(135-24)/135 \approx 82.22\%$,增生类的正确识别率为 $(28-8)/28 = 71.43\%$,总的正确识别率为 $134/163 \approx 80.37\%$,如表 5-2 所示。

表 5-2 传统 PCA+LDA 下训练和测试的分类准确率

图像种类	训练		测试	
	样本数	回判率	样本数	回判率
癌类	45	100%	135	82.22%
增生类	45	100%	28	71.43%

基于改进的 PCA+LDA 的分类方法比基于传统 PCA+LDA 的分类方法的分类准确率有所提高,其中癌的识别率提高了 $83.7\%-82.22\%=1.48\%$,增生类识别率提高了 $75\%-71.43\%=3.57\%$,总的识别率提高了 $82.2\%-80.37\%=1.83\%$。

5. 结　论

实验表明，传统 PCA+LDA 对测试样本的泛化能力差，基于传统 PCA+LDA 的分类方法对测试样本的分类效果差。而我们提出的基于改进的 PCA+LDA 预分类器，通过与基于传统 PCA+LDA 的分类方法进行实验对比，验证了基于改进 PCA+LDA 的预分类法达到了更好的识别效果。

5.2 基于双向 2DPCA+SVM 的肿瘤细胞图像识别

特征提取是模式识别的基本问题，通过降维过程从高维数据中提取有效的鉴别特征和进行快速、准确的分类是决定识别效果的关键所在。线性特征抽取方法是公认的最为重要的工具之一，其大体上可分为两类：一类是基于一维向量投影方法，主要有 PCA，LDA[89]等；另一类是基于二维图像矩阵转换为一维向量得到的图像特征进行 LDA。

由于肿瘤细胞图像是特殊的自然图像，具有复杂性、细胞形状的不规则性、不同细胞的差异性等特点，原始数据的特征维数较高，甚至高达几千维或上万维，采用一般的线性特征提取方法存在特征提取困难、计算时间过长等缺点。如果实际中训练样本数目很大，在分类识别中是不能忍受的。在人脸识别方面，针对向量特征投影遇到的问题，2004 年 Yang[6]等提出 2DPCA 的特征提取方法，2005 年 Li[91]提出二维线性判别分析（Two-Dimensional Linear Discriminant Analysis，2DLDA）法，均以图像矩阵为分析对象，大大减少了计算量，并且克服了将图像矩阵转换为一维向量时产生的空间信息丢失等问题，有效提高了识别率。2DPCA 实质是针对图像行向量进行运算，提取出的特征仍然较高。已有文献[92][93]考虑到图像列方向的运算，以及同时对图像行、列方向的运算，得到 2 个方向的 2DPCA 值。通过分析，双向 Bi2DPC（Bidirectional 2 Dimensional Principal Component Analysis）既保持 2DPCA 特征提取方面的速度优势，又进一步降低 2DPCA 抽取特征维数，但无论是 2DPCA 还是双向 2DPCA 法，都只考虑了图像数据中的二阶统计信息，未能利用数据中的高阶统计信息，忽略了多个像素间的非线性相关性，并且本身不包含类别信息，只是对图像的最优表示。因此，在借鉴双向 2DPCA 在人脸识别技术特征提取方面的成功经验[94]上，运用基于统计理论且有监督学习的 SVM[95]作为分类器对胃黏膜肿瘤特征图像分类识别。算法充分利用训练数据类别信息，采用结构风险化原理，兼顾训练误差和泛化能力，且与训练样本的维数无关，通过把一个非线性数据输入映射到高维特征空间，有效地实现线性分类。

5.2.1 2DPCA 方法

2DPCA 由 Yang 等人提出，其基本思想是利用图像矩阵直接构造散布矩阵，并在此基础上进行鉴别分析。设 A 为 $m \times n$ 矩阵，X 为 n 维现行列向量，算法将 A 通过线性变

换直接投影到 X 投影轴上，得到 m 维投影列向量 $Y = AX$，称之为图像矩阵 A 在 X 方向上的投影特征向量。为实现最佳识别与分类效果，需要寻找最佳投影轴 X，根据特征向量 Y 的总体散布矩阵即散布矩阵的迹来决定。采用如下的判断准则：

$$J(X) = \text{tr}(S_x) \tag{5-39}$$

式中，S_x 为训练样本投影特征向量的协方差阵；$\text{tr}(S_x)$ 是 S_x 的迹，即 S_x 是所有特征值的总和，定义 S_x 为

$$S_x = \left[E(Y - EY)(Y - EY)^T\right] = E\left[(A - EA)X\right]\left[(A - EA)X\right]^T \tag{5-40}$$

于是有

$$\text{tr}(S_x) = X^T\left[(A - EA)^T\right]\left[(A - EA)X\right] \tag{5-41}$$

现给定一组图像样本 $A_1, A_2, \cdots, A_M$ 为所有训练样本图像，其中图像类别数为 C，每种类别数包含 K 幅图像，即共有 $M = CK$ 幅图像。相比 PCA，直接以矩阵为单位计算，可以得到

$$\begin{aligned} J(X) &= X^T[(A_i - EA)^T][(A_i - EA)]X \\ &= X^T\left[\sum_{i=1}^{M}(A_i - \overline{A})^T(A_i - \overline{A})\right]X \end{aligned} \tag{5-42}$$

已知图像矩阵 A 的协方差矩阵 G_t 为

$$G_t = E\left[(A - EA)^T(A - EA)\right] = X^T\left[\sum_{i=1}^{M}(A_i - \overline{A})^T(A_i - \overline{A})\right]X \tag{5-43}$$

式中，训练模式总体的均值矩阵 $\overline{A} = \dfrac{1}{M}\sum_{i=1}^{M}A_i$，可知（5-39）式等价于 $J(X) = X^T G_t X$，且其取得最大值时的物理意义是：找到图像矩阵在 X 方向上投影所得特征向量的总体散布矩阵（样本类间散布矩阵）最大化。即得到的最优投影向量为图像总体散布矩阵 G_t 的最大特征值所对应的单位特征向量。

一般单一的最优投影方向无法满足样本类别数较多的情况，需要寻找一组满足标准正交条件且极大化准则式（5-39）的最优投影向量 $X_1, X_2, \cdots, X_d$，可取 G_t 的 d 个最大特征值所对应的特征向量构成最优投影矩阵 $P = [X_1, X_2, \cdots, X_d]$。最终获得投影特征向量：

$$Y_t = AX_t \quad t = 1, 2, \cdots, d \tag{5-44}$$

构成投影矩阵 $B = [Y_1, Y_2, \cdots, Y_d]$。经过 2DPCA 提取运算构成图像 A 特征矩阵：

$$B = A[X_1, X_2, \cdots, X_d] = AP \tag{5-45}$$

结合 PCA 算法，由上述可知，原始图像矩阵 A 大小为 $m \times n$，总样本数为 M，G_t 为 $n \times n$，采用 PCA 提取特征训练样本大小为 $mn \times M$，所构造的协方差矩阵维数为 $mn \times mn$，而采用 2DPCA 训练样本为 $m \times n \times M$，所构造协方差矩阵方法不同，其维数为 $n \times n$，可以看出 2DPCA 相对简化了协方差矩阵的计算。

5.2.2 双向 2DPCA 特征提取算法原理

2DPCA 实质是对图像矩阵的行向量进行运算，沿水平方向将肿瘤图像信息压缩到一组列向量上，消除图像列的相关性，但结构的行相关性仍然存在。在本章中我们将胃黏膜肿瘤图像和矩阵等同看待，将 2DPCA 抽取出的特征矩阵转置后，再进行一次 2DPCA 运算，实现双向二维主成分分析（Bidirectional Two-Dimensional Principal Component Analysis，Bi2DPCA）压缩，使特征的维数大大减少，得到的特征矩阵作为 SVM 分离器的训练样本输入数据，最后根据预测结果判断出肿瘤图像类别。

双向 2DPCA 是在特征矩阵 B 的基础上再进行行相关性消除，主要思想[96]是将 B^T 作为训练矩阵代入式（5-43）得到新的散布矩阵：

$$G_s = X^T \left[\sum_{i=1}^{M} (B_i - \overline{B})^T (B_i - \overline{B}) \right] X \tag{5-46}$$

计算 B 的变换矩阵 B^T，最后求得 B^T 在变换矩阵上的投影矩阵 Q，完成 Bi2DPCA 的特征提取过程，其处理过程如图 5-5 所示。

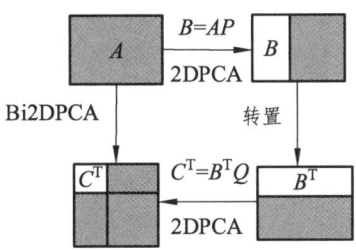

图 5-5 Bi2DPCA 运算流程

Bi2DPCA 进行了两次 2DPCA 运算，第一次抽取特征矩阵时选取 d 个特征列向量构成 P，维数为 $n \times d$，第二次抽取特征矩阵时选取 h 个特征列向量构成 Q，维数为 $d \times h$，h 通常都远小于图像列数 n，由此可以看出，Bi2DPCA 既保持了 2DPCA 的优点，又进一步有效地减小了运算量，提高运算速度。

5.2.3 基于 2DPCA+SVM 的识别算法

SVM 分类识别方法请参见本书 4.2 节的内容，下面介绍将双向 2DPCA 及 SVM 这两个核心算法串联构成胃黏膜肿瘤识别的过程算法[97]，具体步骤如下：

（1）对原图像进行灰度化等预处理工作，作为训练和测试样本。

（2）通过 Bi2DPCA 对训练样本和测试样本进行降维处理。分别计算行方向上和列方向上依次最大特征值对应的特征向量，其维数大小分别为 d、h，得到经过 Bi2DPCA 运算后最终样本特征矩阵 C^T。

（3）将训练样本所得到的特征矩阵 C^T 作为 SVM 分类器的输入，通过调节 SVM 参数（主要是惩罚参数 C 和核函数参数 γ）得到训练好的分类器模型以备识别。

(4)将(2)投影所得的测试样本特征矩阵利用所得 SVM 分类器模型进行测试。

(5)根据测试结果标签判断胃黏膜肿瘤图像的类别,正常、增生或者癌变。

5.2.4 实验与结论

在本实验过程中,分别选取 40 幅正常、增生和癌变的胃黏膜肿瘤图像作为训练样本,以及 3 类各 10 幅相同维数图像作为测试样本,对所有图像数据均采用灰度化(方法参考第 2 章)和归一化处理。

1. 特征提取图像降维

输入相关预处理后的肿瘤细胞图像,采用 Bi2DPCA 进行图像特征提取,投影特征维数 d,h 的选取将直接影响到识别率和运行时间的大小。

分别选用了 PCA+SVM,2DPCA+KNN,2DPCA+SVM,Bi2DPCA+SVM,依据实验观测得到的数据作为实验结果。从图 5-6 中可以看出,对于 Bi2DPCA+SVM 识别算法,在 d 为 48 时识别率提高最快,随着 d 增加,识别率达到 89.4%($d=55$)。表 5-4 表示不同 h 对 Bi2DPCA 算法特征提取的影响,当第二次投影特征维数 h 为 32 时,达到了在识别率和耗费时间折衷最好。

通过图 5-6 与表 5-3 对比,可知 2DPCA 确实比 PCA 有更高的识别率,且识别耗费时间较短。对于 320×240 的肿瘤图像来说,经过 2DPCA 运算后,最终输入分类器中的数据维数为 240×55,而运行 Bi2DPCA 特征提取,最终维数为 55×32,可知 Bi2DPCA 既保持 2DPCA 特征提取方面的速度优势,又进一步降低了 2DPCA 抽取特征维数。

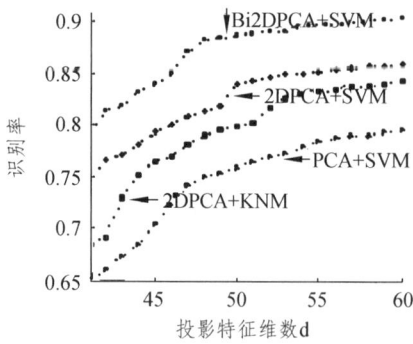

图 5-6 识别率随着 d 不同而变化

表 5-3 不同识别方法对比

算法	特征提取时间/s	训练时间/s	识别率
PCA+SVM	20.3	13.04	80.5%
2DPCA+KNN	14.0	11.56	82.3%
2DPCA+SVM	14.0	9.76	85.9%
本节算法	14.3	7.23	89.4%

表 5-4　不同 h 对 Bi2DPCA 算法的影响（$d=55$）

h	20	24	28	32	34	38
识别率	86.5	87.6	88.6	89.4	89.4	89.4
时间	12.3	13.1	13.9	14.3	15.0	16.1

2. 基于 SVM 分类识别

SVM 做分类预测时需要选择相关的核函数及调节相关的参数（惩罚参数 C 和核函数参数 γ），以期得到较满意的预测训练集和预测测试集，即使得到的 SVM 分类器的学习能力和推广能力保持平衡，避免过学习和欠学习状况发生。本实验应用 Libsvm_mat_3.10 工具箱，选取 RBF 作为核函数，并获取最优参数 C 及 γ 值。在实验过程中，有多组的 C 及 γ 对应于最高的分类准确率，选取能够达到最高验证分类准确率中参数 C 最小的那组数据。如果对应最小的 C 有多组 γ，就选取第一组，有效避免了过高的 C 导致过学习发生。图 5-7 所示显示了训练样本标签类别和测试样本的实际类别，图 5-8、图 5-9 与图 5-10 分别展示了不同 C、γ 时胃黏膜肿瘤细胞识别率分别为 82.3%、76.6% 及最优 89.4%，表明不同的参数 C 及 γ 值对识别率有很大的影响。

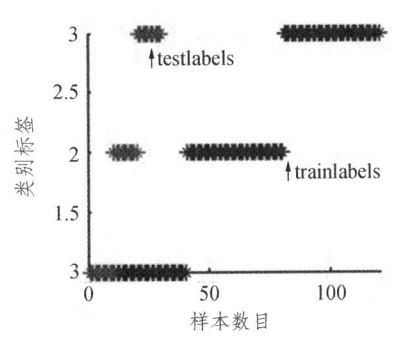

图 5-7　训练样本及测试样本类

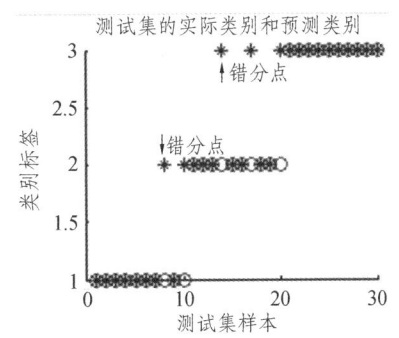

图 5-8　分类结果（$C=0.2$，$\gamma=0.1$）

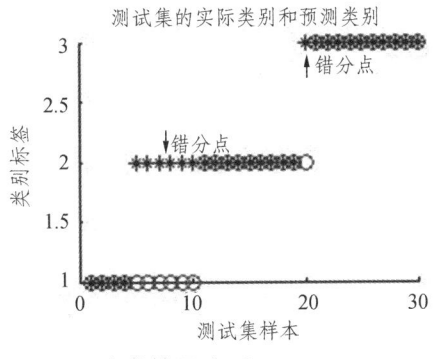

图 5-9　分类结果（$C=0.6$，$\gamma=0.04$）

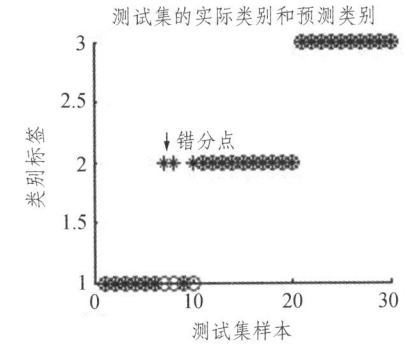

图 5-10　分类结果（$C=0.2$，$\gamma=0.04$）

3. 结　论

实验表明，双向 2DPCA 与 2DPCA 相比，既能保持特征提取方面的速度优势，又进一步降低了特征维数，采用双向 2DPCA 与 SVM 相结合做分类识别，对于复杂高维的肿瘤细胞图像在速度和识别率上都有很大的优势。不过关于 SVM 参数的优化选取，还没有统一公认的最好方法，通常通过在一定范围内取值，需要不断通过实验验证分类准确率。

5.3 基于 LLE+LS_SVM 的肿瘤细胞图像识别

由于人体结构的复杂性、组织器官形状的不规则性以及不同细胞的差异性，细胞的结构、形状、稀疏程度、排列形状等，都会有很大的差异。在胃黏膜肿瘤图像的识别过程中，会面对各种各样的细胞，从这些繁复杂乱的细胞中提取细胞主要特征是很困难的。线性的降维算法很难将这些杂乱的高维数据映射到低维数据空间，应用于胃黏膜肿瘤图像识别还存在泛化问题，因此这种算法不适合胃黏膜肿瘤细胞图像的分类。

LLE 是一种新的非线性降维算法，具有时间复杂度低、参数少（只有一个预先确定的参数）等优点。但是这唯一的参数选取对粘连严重的胃黏膜肿瘤细胞的降维有很大的影响。

基于细胞图像自身特征和线性降维算法的存在的问题，本节提出 LLE 和最小二乘支持向量机（Least Squares Support Vector Machines，LS_SVM）相结合的细胞分类算法[98]，并通过实验比较不同算法的优越性。

5.3.1 LLE 和 LS_SVM 算法原理

1. LLE 算法步骤

LLE 方法是 2000 年由 Sam T. Roweis 和 Lawrence K.Saul[99]提出的一种新的非线性降维算法，具有时间复杂度低、参数少（仅有一个预先确定的参数）等优点。本节的目的是应用 LLE 实现肿瘤细胞图像的降维。

LLE 算法的输入数据由 N 个实向量 X_i 组成，$X_i \in R^D$，$i \in [1,N]$。该算法将流形分成许多相互连接的局部小区域，每个区域被认为是线性空间，从而可以采用线性方法求出区域内每个点的线性组合系数。这个系数在低维嵌入时保持不变，因此 LLE 方法是局部线性化方法。低维嵌入也是由 N 个点 Y 组成，$Y_i \in R^d, i \in [1,N]$。该算法由 3 个步骤组成：

（1）为每个 X_i 找到它的 K 个最近邻域 $X_{i1}, X_{i2}, \cdots, X_{1k}$。

（2）测量由每个 X_i 的最近邻域组成的 X_i 的近似值造成的重构错误，计算重构权重，最小化重构误差。

（3）计算能保持最佳的由重构权重描述的局部几何的低维嵌入。

2. 核函数选择

LS_SVM 是近年来统计学习理论的一部分重要扩展，LS_SVM 的训练过程也是遵循

SVM 结构风险最小化原则,将不等式的约束改为等式约束,将经验风险由偏差的一次方改为二次方,求解二次规化问题转化为求解线性方程组,大大降低了计算复杂度。LS_SVM 中,核函数的选择是很关键的一步,常用的核函数有以下几种:

(1)多项式核函数。

$$K(x, x') = \{(x, x') + 1\}^r \qquad (5\text{-}47)$$

此时得到的 SVM 是一个多项式分类器,r 是由用户决定的参数。

(2)RBF 函数。

$$K(x, x') = \exp\left(-\frac{|x - x'|^2}{2\sigma^2}\right) \qquad (5\text{-}48)$$

每一个基函数的中心对应于一个支持向量,得到的 SVM 为径向基函数分类器。

(3)Sigmoid 函数。

$$K(x, x') = \tanh(v(x, x') + c)$$

这时 SVM 实现的就是一个多层感知器网络。在本节中采用 RBF,并通过选取不同的 gam 和 sig2 值来验证实验结果。

5.3.2 基于 LLE+LS_SVM 的识别算法

给定一个非正常肿瘤细胞图像训练集 X,训练图像总数为 N,将其中属于癌变的归为一类,记为 X_1,X_1 类中的图像数目为 N_1;将其中属于增生的归为一类,记为 X_2,X_2 类中的图像数目为 N_2,即图像总的类别数 $C=2$,$N=N_1+N_2$,且各图像的高维特征表示的维数为 $D=4\,800$。设任一癌变类图像为测试样本,算法的具体实现可以归结为以下几步:

(1)对测试样本上的每一数据 x_i 与训练样本 X 集,在邻域参数 γ 内构建它们的邻域矩阵,并计算邻接点 $x_{i,j}$ 与当前点 x_i 之间的距离。

(2)如果测试样本中存在 p_i 个点满足 $d_{x_{ij},x_i} < \gamma$,那么这 p_i 个点就可以作为数据点 x_i 的最近邻域点,利用欧几里德距离计算测试样本 x_i 与 p_i 个癌变类训练样本的最近邻域距离:

$$d(x, p) = \sqrt{(x_1 - p_1)^2 + (x_2 - p_2)^2 + \cdots + (x_i - p_i)^2}$$

(3)利用测试样本上的数据点 x_i 与(2)计算出的最近邻域距离构建癌变性训练样本的局部线性权值矩阵 $w_{i,j}$,则重建的测试样本误差函数可定义如下:

$$\varepsilon_i = |x_i - \sum_{j=1}^{p_i} w_{ij} \cdot x_{ij}|^2 = |\sum_{j=1}^{p_i} w_{ij}(x_i - x_{ij})|^2 = \sum_{j=1}^{p_i}\sum_{l=1}^{p_i} w_{ij} w_{il} Q^i, i = 1, 2, \cdots, N \qquad (5\text{-}49)$$

(4)w_{ij} 为 x_i 和 x_{ij} 之间的局部线性重建邻接矩阵,x_{ij} 和 x_{il} 是两个不同的邻域,$x_{ij} \neq x_{il}$,Q^i 为一对称和半全压的协方差矩阵,可定义为如下:

$$Q^i = (x_i - x_{ij})(x_i - x_{il}) \tag{5-50}$$

（5）通过局部线性重建权值矩阵 W 计算训练样本 X 的低维嵌入矩阵 Y，并计算癌变测试样本上每个数据点的最近邻域点 p_i。为了实现特征映射，最小化得到的成本函数，其中 y_i 为测试样本 x_i 在低维空间中的映射函数；

$$\varepsilon(Y) = \arg\min \sum_{i=1}^{N} | y_i - \sum_{j=1}^{p_i} w_{ij} y_{ij} |^2 \tag{5-51}$$

（6）由（3）得到低维映射函数 y_i，在映射空间中，利用低维嵌入矩阵 Y 计算任一测试样本点 x_i 与以上计算的癌变类最近邻域距离 $d(x, p)$ 是否属于同一最优平面，若是即可归为一类，即可判别此类图像为癌类。

（7）假定任一测试样本为增生类图像，与（1）和（3）做同样的操作，得到增生类图像的低维嵌入矩阵 Y'，利用 Y' 计算任一增生类训练样本与增生类最邻域距离是否属于同一最优平面，若是即可归为一类，即可判别此类图像为增生类。

5.3.3 实验与结论

在本实验过程中，选取 45 幅癌类肿瘤细胞图像和 45 幅增生类肿瘤细胞图像作为训练样本集，再取 135 幅癌类肿瘤细胞图像和 28 幅增生类肿瘤细胞图像作为测试样本。对所有图像数据均采用灰度化（方法参考第 2 章）和归一化处理。

1. 参数选择

由图 5-11（a）、(c) 知，红色星号 * 标记癌变类训练样本，绿色正方形 □ 代表增生类训练样本，它们之间完全分开；而黄色五角星 ★ 标记癌变类测试样本，蓝色加号 + 代表增生类测试样本，它们部分数据混淆在一起，不利于图像分类。因此，线性降维算法对训练样本性能很好，而在测试样本上存在泛化问题。因此，线性的降维算法对严重粘连的胃黏膜肿瘤图像是不适合的。

由图 5-11（b）、(d) 可知，LLE 能将高维数据映射到低维的数据空间，但对胃黏膜肿瘤图像而言，该算法的聚类和分类效果都不是很好。

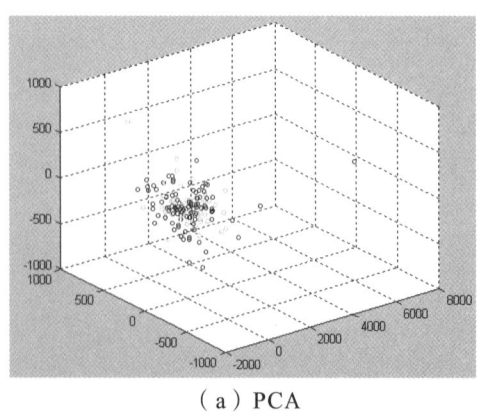

(a) PCA　　　　　　　　(b) LLE

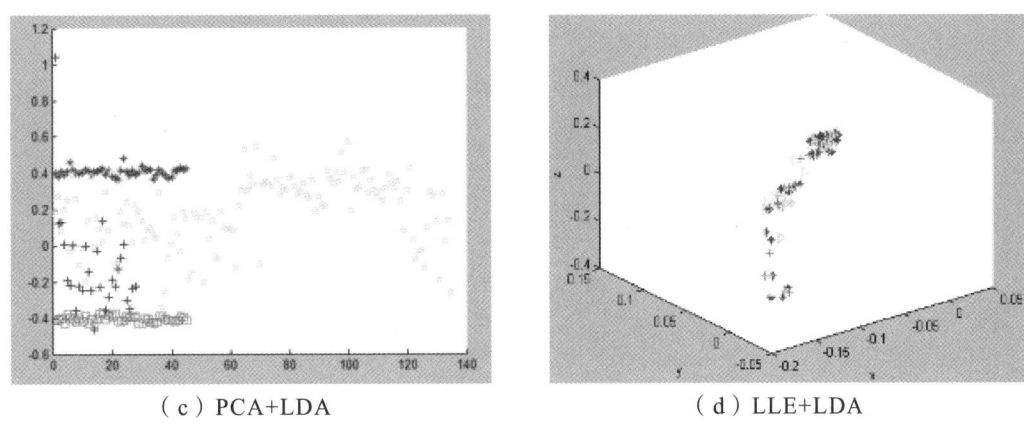

(c) PCA+LDA　　　　　　　　（d）LLE+LDA

图 5-11　不同降维算法的实验结果

图 5-12 所示为采用 RBF 得到的实验结果,并分别设定了不同的 gam 和 sig2 参数值。其中 gam 是正规化参数,决定适合误差最小化和平滑度的折中;sig2 代表带宽。由图可知,流形学习算法 LLE 和 LS_SVM 的结合很好地实现肿瘤细胞图像的分类。

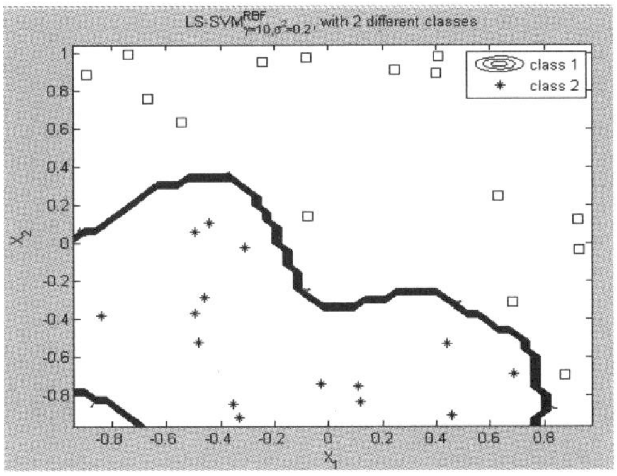

（a）gam = 10,sig2 = 0.2 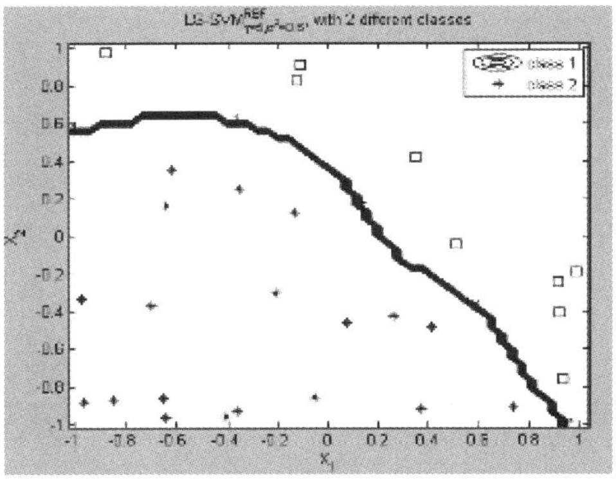　　　　　　　（b）gam = 5,sig2 = 0.6

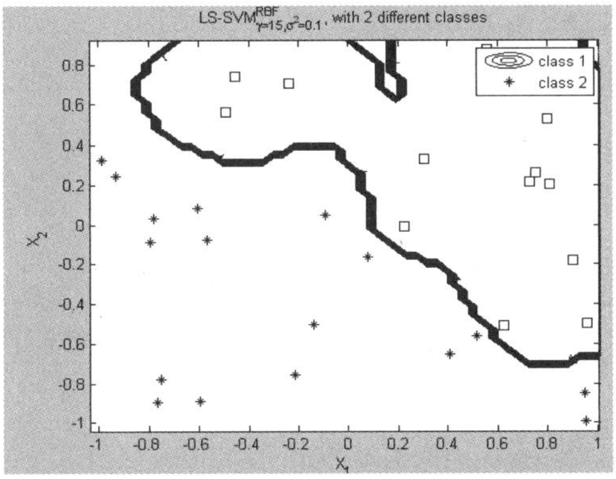

（c）gam = 15,sig2 = 0.1 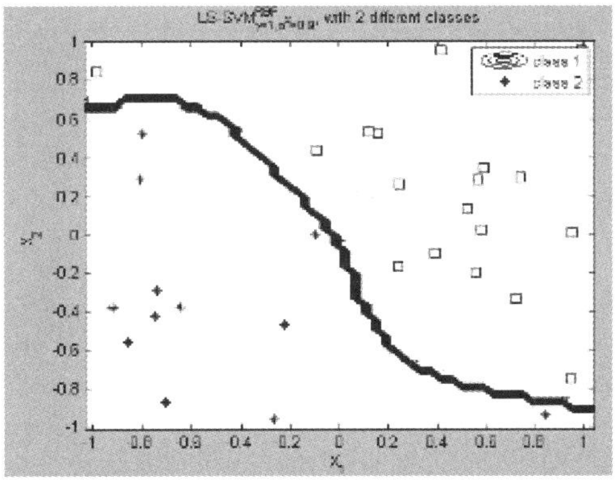　　　　　　　（d）gam = 1,sig2 = 0.9

图 5-12　不同参数条件下的 LLE+LS_SVM 算法

图 5-13（a）、（b）分别为选取不同参数的 LS_SVM+RBF 估计，由图 5-13（a）可知，*点大部分落在曲线的波峰和波谷处，只有少数几个点偏离了波峰和波谷点，说明 LLE+LS_SVM 算法的准确性。由图 5-13（b）可知，*点差不多全部落在曲线上，只有几个点偏离，说明此算法有较好的分类准确率。

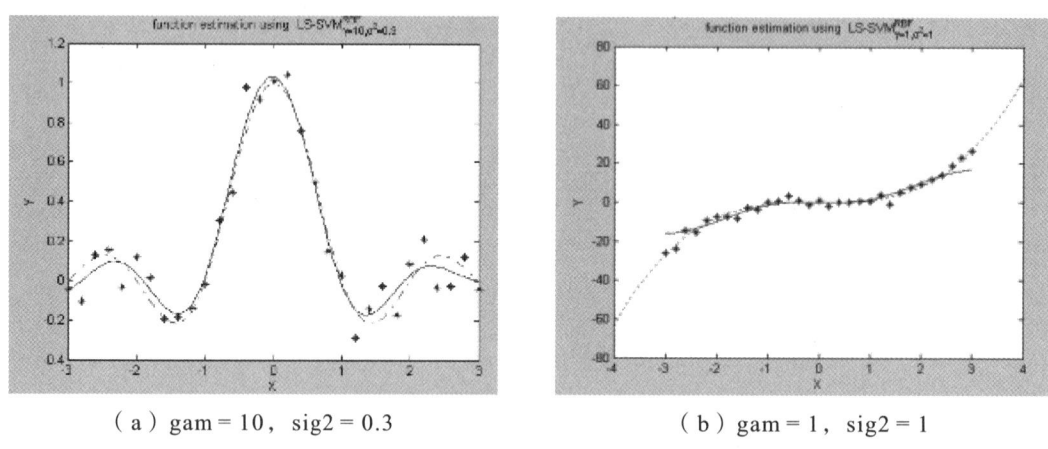

（a）gam = 10, sig2 = 0.3　　　　　　（b）gam = 1, sig2 = 1

图 5-13 基于 LS_SVM+RBF 的估计

2. 对比实验

表 5-5 列出了各种不同分类方法在测试样本集上的实验结果。从表中可以看出：本节的 LLE+LS_SVM 的分类准确率普遍高于常用的 PCA+LDA、LLE+LDA，原因在于 LLE 能较好地发现粘连细胞中的局部几何结构，而 LS_SVM 具有较快的分类速度和较好的分类效果，从而保证了 LLE+LS_SVM 具有较高的分类准确率和较快的分类速度。

表 5-5　几种不同分类方法的实验结果

分类方法	训练	测试	准确率
PCA+LDA	100	80	80.39%
LLE+LDA	100	80	71.08%
LLE+LS_SVM	100	80	87.58%

表 5-6 列出 LLE+LS_SVM 与 PCA+LDA、LLE+LDA 在不同训练样本和测试样本上的运行时间。

表 5-6　几种分类方法的运行时间

训练	测试	PCA+LDA	LLE+LDA	LLE+LS_SVM
50	30	13.21	15.78	9.79
100	50	23.89	28.10	14.25
150	80	38.45	43.12	27.32
200	110	51.26	62.03	39.56
300	200	86.59	103.47	68.97

从实验结果可以看出，本节分类方法 LLE+LS_SVM 的运行时间低于 PCA+LDA 和 LLE+LDA，并且随样本数量的增长幅度比较平缓，说明 LLE+LS_SVM 分类算法在处理大规模数据集时具有较好的扩展性。原因在于利用了保持高维空间中局部几何结构的 LLE 对高维数据进行降维处理，然后利用 LS_SVM 优化训练算法进行分类。因此，LLE+LS_SVM 具有较快的运行速度。

3. 结 论

本节结合流形学习算法 LLE 能将高维空间的数据映射到低维空间的性质与 LS_SVM 最优平面的优点，并将它们应用于粘连严重的肿瘤细胞图像分类中。由实验结果可知，本节的算法具有较高的分类准确率和较快的运行时间。另外，本节算法的聚类效果不是很好，需要进一步的研究和提高。

5.4 基于 SAM-CS+SOFM 的肿瘤细胞图像识别

针对肿瘤细胞图像复杂、冗余大、样本少的特点，本节提出一种基于 SAM-CS 和 SOFM 的肿瘤细胞图像识别算法[100]。该算法首先利用 CS 理论，设计自适应的观测矩阵，通过观测矩阵对肿瘤细胞图像投影，提取出代表图像的特征基信息；然后利用 SOFM 神经网络学习算法，对分类模型进行反复训练学习，最终实现样本的分类识别。

5.4.1 自适应观测矩阵的压缩感知算法

1. CS 数学模型

CS 理论[101, 102]指出：只要信号 X 在领域 R^N 通过某种变换（如傅里叶变换、小波变换等）后能够是稀疏的或可压缩的，那么就可以利用不相关的矩阵对其进行投影，再利用这些少量的投影值求解一个优化问题，最后能够以一个高概率重构出原始信号。经过观测矩阵投影后，信号 X 由 N 维减少到 M 维（$M \ll N$），其中这 M 个观测值仅仅包含该信号的重要相关信息。下面给出 CS 的数学模型表示方法。

考虑把 R^N 领域的一个长度为 N 的信号 X 视为一个 $N \times 1$ 的一维列向量（其中的元素由 X_i 表示，$i=1,2,\cdots,N$），由信号理论可知，R^N 空间中的任意一个信号可以由正交稀疏基向量 ψ 的线性组合表示，得到：

$$X = \sum_{i=1}^{N} \psi_i \alpha_i = \psi \alpha \tag{5-52}$$

式中，$\alpha_i = \langle x, \psi_i \rangle$，$\psi$ 为信号 X 的稀疏基矩阵；α 与 X 均为 $N \times 1$ 矩阵，ψ 为 $N \times N$ 矩阵。从公式（5-52）可以看到，X 和 α 等同于一个信号，不同点是它们分别是不同域的表示，

X 是信号在 R^N 域的表示，α 则是信号在 Ψ 域的表示。α 是一个只包含 $K \ll N$ 个非零值的展开系数，则认为信号在 Ψ 域是 K-稀疏的。

那么，设计一个与稀疏基矩阵 Ψ 不相干的 $M \times N$ 随机观测矩阵 Φ 对于获取采样很重要，通过式（5-53）将稀疏信号在观测矩阵 $D = \Phi$ 上进行投影，得到一个比原始信号长度小得多的 $M \times 1$ 的线性观测向量 Y，使观测对象由 N 维降到 M 维。

$$Y = \Phi X = \Phi \Psi \alpha = A^{cs} \alpha \qquad (5\text{-}53)$$

式中，$A^{CS} = \Phi \Psi$，A^{CS} 称为 CS 信息算子；$M \times N$ 维大小的矩阵 Φ 定义为观测矩阵（$M \ll N$）。文献[103][104]提出，观测矩阵具有有限等距性质（Restricted Isometry Property，RIP），是公式（5-53）存在确定解的充要条件。

综上所述，CS 理论就是通过采集到的经过观测矩阵 Φ 变换的观测集合 Y 来重构出原始信号 X 的全部信息。

2. 自适应方式产生观测矩阵的算法

CS 理论依赖于两个原则：稀疏性和不相关特性。稀疏性由信号本身决定，不相关特性由感知系统决定。为了提高感知系统的不相干特性，Elad[105]提出一个通过自适应方式产生观测矩阵的算法。这个算法不需要对数据集统计进行假设，只是需要假设已经提供充分完备的稀疏基 Ψ，并通过稀疏基 ψ 设计观测矩阵 Φ，提高观测矩阵 Φ 与其的不相关性，减少投影的重建错误。

这里处理不相关特性的方法，就是把等价字典 $D = \Phi \Psi$ 假设为格拉姆矩阵，即 $G := \tilde{D}^T \tilde{D}$，此处，$\tilde{D} = [\tilde{d_1} \cdots \tilde{d_K}]$，是列正则化后的等价字典 D。

具体想法是最小化相应的格拉姆矩阵非对角值的最大绝对值，同时保持等价字典的秩满足 $m \ll n$，需要解决的问题是使 D 任何列的子集尽可能正交，或者可以说是 G 要尽可能地接近单位矩阵。而目标就是保证满足 RIP 性质，确保 CS 噪声的鲁棒性和非标准稀疏性。

根据前面提到的，考虑目前的稀疏基 Ψ 是已知的，我们使用将等价字典 $D = \Phi \Psi$ 接近格拉姆矩阵的方式求得观测矩阵 Φ，得到如下等式：

$$\Psi^T \Phi^T \Phi \Psi \approx I_k \qquad (5\text{-}54)$$

由式得到

$$\Psi \Psi^T \Phi^T \Phi \Psi \Psi^T \approx \Psi \Psi^T \qquad (5\text{-}55)$$

然后对 $\Psi\Psi^T$ 进行特征值分解和求前 r 个非零特征值。令 $V\Lambda V^T$ 是 $\Psi\Psi^T$ 的特征值分解，即 $V\Lambda V^T = \Psi\Psi^T$，其中，$\Lambda$ 是对角矩阵，对角线上值为特征值分解的特征值，V 是对应的特征向量矩阵，因此得到 $V\Lambda V^T \Phi^T \Phi V \Lambda V^T \approx V\Lambda V^T$。并令 $\Gamma = \Phi V$，从而得到 $\Lambda \Gamma^T \Gamma \Lambda \approx \Lambda$。所以，计算更新 $\Phi(\Gamma)$ 时，只需使 $\Lambda - \Lambda\Gamma^T\Gamma\Lambda$ 矩阵的 2-范数最小化，即公式（5-56）最小。

$$\left\| \Lambda - \Lambda \Gamma^{\mathrm{T}} \Gamma \Lambda \right\|_F^2 \tag{5-56}$$

令 $\lambda_1, \cdots, \lambda_N$ 为对角矩阵 Λ 对角线上值，即 $\Psi\Psi^{\mathrm{T}}$ 的特征值，$[\tau_1, \cdots, \tau_M]^{\mathrm{T}}$ 构成 Γ 矩阵，则将公式（5-56）转换成更容易求其零误差的目标函数矩阵：

$$\left\| \Lambda - \sum_{\substack{i=0 \\ i \neq j}}^{M} v_i v_i^{\mathrm{T}} - v_j v_j^{\mathrm{T}} \right\|_F^2 \tag{5-57}$$

式中，$v_i = [\lambda_1 \tau_{i,1}, \cdots, \lambda_N \tau_{i,N}]^{\mathrm{T}}$。令 $E = \Lambda - \sum_{i=0}^{M} v_i v_i^{\mathrm{T}}$，$E_j = \Lambda - \sum_{\substack{i=0 \\ i \neq j}}^{M} v_i v_i^{\mathrm{T}}$，则目标矩阵转换为

$$\left\| E_j - v_j v_j^{\mathrm{T}} \right\|_F^2 \tag{5-58}$$

令 $U_j \Delta_j U_j^{\mathrm{T}}$ 是 E_j 的特征值分解，即 $E_j = U_j \Delta_j U_j^{\mathrm{T}}$，求解 E_j 特征值及特征向量，并且特征值按大小排列，取最大特征值为 $\xi_{1,j}$，对应特征向量 $u_{1,j}$，则目标矩阵进一步转换为

$$\left\| \sum_{k=1}^{N} \xi_{k,j} u_{k,j} u_{k,j}^{\mathrm{T}} - v_j v_j^{\mathrm{T}} \right\|_F^2 \tag{5-59}$$

如果现在将求 2-范数最小化转换为求 $v_j = \sqrt{\xi_{1,j}} u_{1,j}$ 的解，E 中的最大错误组件就会被消除。用前面最优化的矩阵行值 τ_j 来替换 v_j，得到派生式：

$$[\lambda_1 \tau_{j,1}, \cdots, \lambda_N \tau_{j,N}]^{\mathrm{T}} = \sqrt{\xi_{1,j}} u_{1,j} \tag{5-60}$$

由于对角矩阵 Λ 通常不是满秩矩阵，对于 $r > 0$ 时，$\lambda_{N-r+1}, \cdots, \lambda_N$ 将为零，因此只需要更新 τ_j 的组成 $\tau_{j,1}, \cdots, \tau_{j,N-r}$。所以派生式（5-60）成为本节优化算法的基础。由公式得到的 $\tau_{j,1}, \cdots, \tau_{j,N-r}$ 得到 $\hat{\Gamma}$；通过更新得到 $\hat{\Gamma}$，$\hat{\Phi}$ 很容易由 $\hat{\Gamma} = \hat{\Phi} V$ 得到，即 $\hat{\Phi} = \hat{\Gamma} V^{\mathrm{T}}$。

5.4.2 基于 SAM-CS+SOFM 的识别算法

1. 算法模型

对于具有结构差异和严重黏结现象的肿瘤细胞图像而言，使用传统的特征提取和分类算法识别率和运算速率都较低，基于 SAM-CS 算法和 SOFM 神经网络分类识别算法相结合的肿瘤细胞图像识别算法可以改善这个问题。

（1）肿瘤细胞图像的差异性和黏结性导致图像存在复杂的冗余信息，这些冗余信息会严重影响肿瘤图像的识别。采用 SAM-CS 算法抛弃了当前采样信号中的冗余信息，能够尽可能地提取肿瘤细胞图像的特征，克服了传统特征提取方法受图像差异性和黏结性影响的缺陷。

（2）SOFM 神经网络考虑了生物神经元的空间组织性，能够充分模拟人脑视觉神经元的分类方法，反映了大脑神经细胞的记忆方法以及神经细胞被刺激时的兴奋规律等一系列生物神经系统的特点，能够自适应地实现对外界输入刺激的聚类分析。其独特的拓扑结构保持能力和概率保持特性，能够合理解决肿瘤细胞图像结构差异的问题，这是传统分类识别算法所不具备的。

由上所述，同时考虑到 SOFM 神经网络受初始样本的影响不明显，我们在本节提出基于 SAM-CS 算法和 SOFM 神经网络分类识别算法相结合的肿瘤细胞图像识别算法模型，如图 5-14 所示。

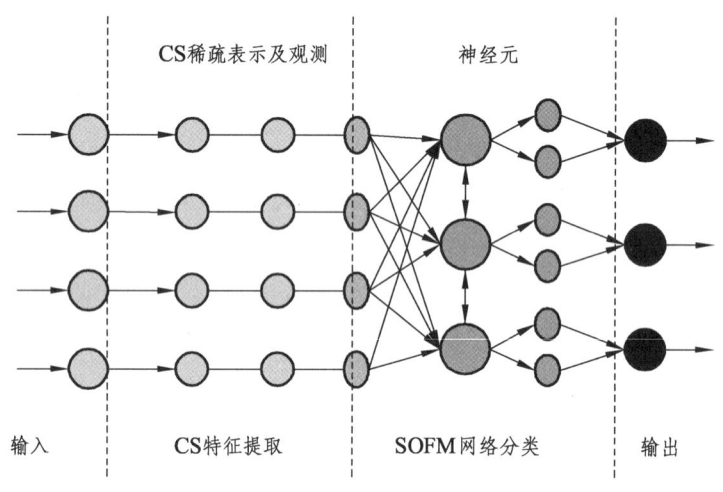

图 5-14　识别算法模型

由图 5-14 可以明显看出，该识别算法模型分为两层：第一层为自适应观测矩阵的压缩感知（SAM-CS）用于特征提取阶段。在对图像数据进行归一化处理后，采用 CS 中的自适应观测矩阵对数据进行观测，优化之后得到的观测矩阵与稀疏矩阵之间有更低的相关性，使 CS 提取出更能代表图像的基信息。第二层是自组织特征映射（SOFM）的分类神经网络，该层网络接收来自第一层特征提取后的特征基，运用 SOFM 神经网络的学习算法，对分类模型进行反复训练学习，最终达到对测试样本分类识别的目的。

2．肿瘤细胞图像识别算法流程图

基于上面提到的识别算法模型，先利用 SAM-CS 去除冗余信息的特点，使用自适应的观测矩阵对归一化后的肿瘤细胞图像数据进行观测，得到肿瘤细胞图像的特征基，然后将训练样本特征基输入 SOFM 神经网络进行自适应训练，保存训练后的网络结构，最后将测试样本的特征基输入训练结束的 SOFM 神经网络，完成对测试样本的分类。成功通过分类测试的模型即为所需的分类模型，输入数据就可以用来达到分类识别的目的。本算法的具体流程图如图 5-15 所示。

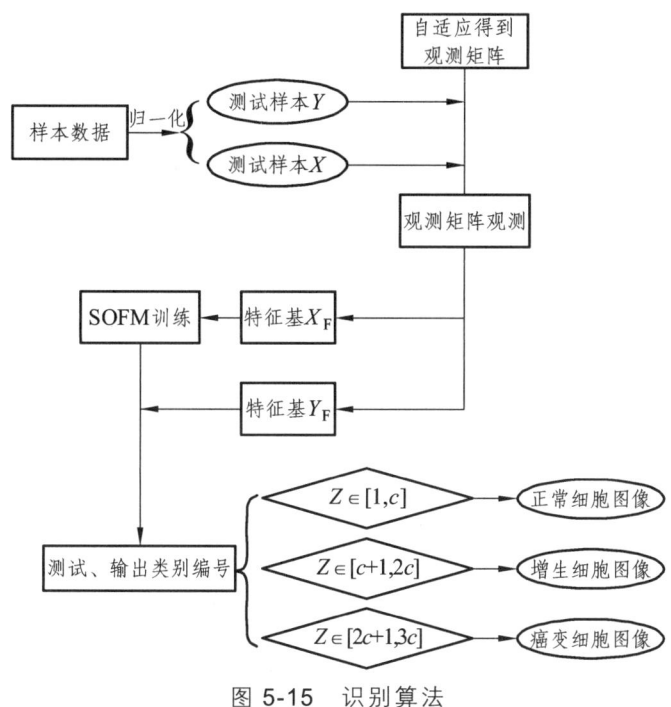

图 5-15 识别算法

3. 算法步骤

结合前面的识别算法模型图 5-14 和流程图 5-15,得到肿瘤细胞图像识别算法的具体步骤如下:

(1)输入 s 幅 $b \times d$ 维大小的肿瘤细胞图像,其中 $s/2$ 张选定为训练样本 $X=[x_1,x_2,\cdots,x_{s/2}]$,剩余的选定为测试样本 $Y=[y_1,y_2,\cdots,y_{s/2}]$。

(2)对 X,Y 图像矩阵进行归一化处理,把归一化处理后的肿瘤细胞图像矩阵拉成列向量 $x_i=[x_{i1},x_{i2},\cdots,x_{iN}]^T$ 和 $y_i=[y_{i1},y_{i2},\cdots,y_{iN}]^T$($N=b \times d$)。

(3)利用前面给定字典的优化算法的优化观测矩阵 $\hat{\Phi}$:

① 初始化 Φ,产生 $M \times N$($M \ll N$)维初始高斯随机矩阵 Φ;

② 对字典 $\Psi\Psi^T$ 进行特征分解,即 $V\Lambda V^T = \Psi\Psi^T$,并计算其非特征值的数量 r;

③ 初始化 $\Gamma = \Phi V$;

④ $j=1,\cdots,M$:

a. 计算 E_j 特征值及特征向量;

b. 寻找 E_j 的最大特征值和对应特征向量;

c. 利用公式(5-60)更新 $\hat{\tau}_j$ 的前 r 个组件,用来更新 $\hat{\Gamma}$;

⑤ 计算最理想的 $\hat{\Phi}=\hat{\Gamma}V^T$。

(4)利用自适应过程产生的观测矩阵 $\hat{\Phi}$ 对变换得到的稀疏训练样本进行线性观测 $X_F=\hat{\Phi}X=\hat{\Phi}\Psi\alpha$,得到的线性观测向量矩阵 $X_F=[x_1,x_2,\cdots,x_{s/2}]_F$,$x_{iF}=[x_{i1},x_{i2},\cdots,x_{iM}]_F^T$;对测试样本进行同样操作,得到向量矩阵 $Y_F=[y_1,y_2,\cdots,y_{s/2}]_F$,$y_{iF}=[y_{i1},y_{i2},\cdots,y_{iM}]_F^T$。至此,

通过 SAM-CS 实现训练样本和测试样本的特征提取，用以作为神经网络的输入值。

（5）初始化 SOFM 神经网络，设定初始权值向量 $w_{i,j}$ 为较小的随机数。图像包含正常、增生和癌变 3 类图像，因此设计 SOFM 竞争层的输出神经元为 $3c$ 个，每个类别对应有 c 个神经元，同一类别的 c 个神经元排列在相对邻近的拓扑区域内。

（6）将（4）中得到的向量矩阵 X_F 作为初始化后 SOFM 网络的训练样本特征基，根据 SOFM 的学习算法，设定不同的步数对网络进行训练，通过权值的不断调整，待网络稳定后保存网络参数值用以测试。

（7）在（4）中得到的向量矩阵 Y_F 作为测试样本特征基，输入保存的网络中，输出获胜神经元的编号 Z。根据输出的获胜神经元编号，最终实现测试样本图像的类别判定。

5.4.3 实验与结论

在本实验过程中，选取癌变、正常、增生 3 类各 50 张肿瘤细胞图像作为训练样本集，再取 3 类各 50 张相同维数大小的图片作为测试样本集，对所有图像数据均采用灰度化（方法参考第 2 章）和归一化处理。

1. 观测次数对比实验

利用观测矩阵对肿瘤细胞图像观测到相对误差迭代至稳定时所需观测次数直观反映使用不同观测矩阵观测时 CS 工作效率。图 5-16 选取 Fourier 观测矩阵、高斯随机矩阵及本模型算法的自适应观测矩阵对比，信号稀疏度固定为 55。

由图 5-16 看出，采用自适应观测矩阵对稀疏基进行观测，相对误差迭代至稳定时所需观测次数为 90，而高斯随机矩阵和 Fourier 矩阵分别为 100、120。自适应观测矩阵大大优于 Fourier 观测矩阵，凸显了自适应观测矩阵的效率优势。

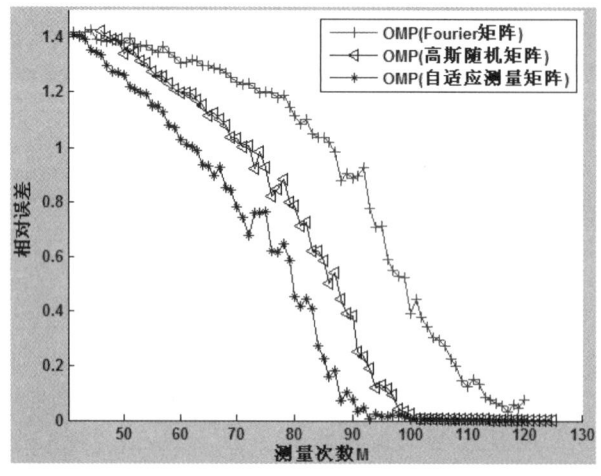

图 5-16 不同观测矩阵重建的相对误差与观测次数关系图

2. 观测矩阵相关性实验

CS 中选择观测矩阵的重要原则是要求其与稀疏基具有不相关性或较小相关性，才能保证经过观测后所得的观测值矩阵能准确地重构出原图像。为此，对不同观测矩阵进行了相关性实验对比。实验中观测次数步长为 10，从 40 逐渐增加到 120，稀疏基采用离散余弦变换（Discrete Cosine Transform, DCT），实验结果如表 5-7 所示。

表 5-7 不同观测次数下不同观测矩阵与稀疏基相关性参数表

观测次数 M	Fourier 观测矩阵	高斯随机矩阵	自适应观测矩阵
40	0.50	0.24	0.16
50	0.47	0.23	0.14
60	0.46	0.21	0.12
70	0.44	0.19	0.11
80	0.40	0.17	0.10
90	0.35	0.15	0.08
100	0.32	0.13	0.08
110	0.29	0.13	0.07
120	0.27	0.12	0.07

由表 5-7 可以看出，在相同的观测次数时，自适应观测矩阵与稀疏基相关性最小，满足 CS 要求的 RIP 性质。

3. 特征提取效果对比实验

观测矩阵的设计是 CS 用于特征提取时的重要部分，经过观测矩阵的观测得到的观测值包含图像分类识别的信息，用于神经网络进一步的训练和识别。为此，对不同观测矩阵产生的观测值进行特征提取效果对比，利用相关算法将不同观测值矩阵重构出原始图像。通过比较不同重构图像与原图像的符合度，对比特征信息提取效果。

为了更直观地显示提取效果，本实验采用 DCT 稀疏变换，与 Fourier 矩阵、高斯随机矩阵和本模型自适应矩阵组合特征提取，共同采用 OMP 算法重构出原图像，实验效果如图 5-17 所示。

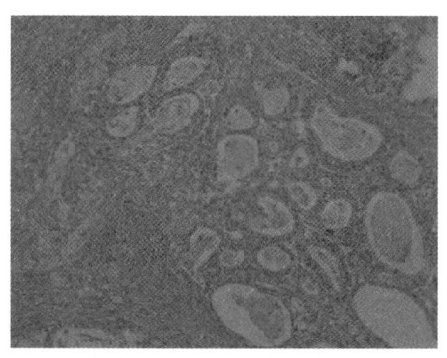 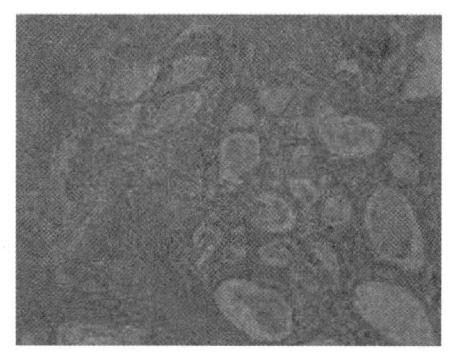

（a）灰度化后的原始图像　　　　　（b）Fourier 测量矩阵

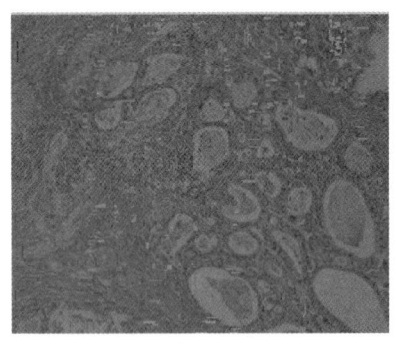 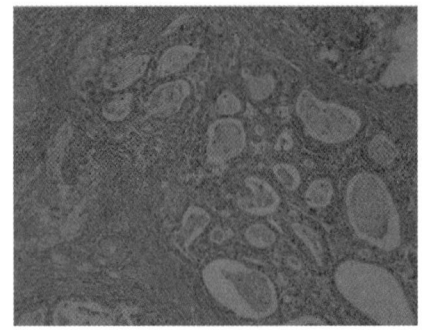

（c）高斯随机测量矩阵恢复的图像　　　（d）自适应测量矩阵恢复的图像

图 5-17　CS 重构图像

不同观测矩阵观测向量的重构精度如表 5-8 所示，重构精度以相对误差为参考。

表 5-8　不同观测矩阵的重构精度

观测矩阵	Fourier 观测矩阵	高斯随机矩阵	自适应观测矩阵
重构精度	0.095 42	0.089 182	0.051 23

通过比较明显看出，使用 Fourier 矩阵观测重构的图像相对模糊，使用高斯随机矩阵观测重构的图像干扰信号变多，而使用自适应观测矩阵的观测后的信号重构出的图像相对清晰，和原图像最接近。实验说明通过自适应观测矩阵得到的观测值包含的肿瘤细胞图像识别信息最全面完善。

4. 识别算法对比实验

为了进一步说明本模型算法识别肿瘤细胞图像的优势，进行识别算法的分类识别实验，以对比常用的分类方法。采用常用的特征提取和分类算法，从算法分类准确率和运行时间两个方面进行性能对比实验。对 PCA、2DPCA 及 Bi2DPCA，构造输入数据的均值矩阵和总体散布矩阵，求解最佳投影轴，均取最佳维数投影获得最优特征基；对于 CS 采用 DCT 稀疏变换和自适应测量矩阵观测得到特征基；对于 SVM 取最佳惩罚参数 C 为 0.2 和核函数参数 γ 为 0.04。各分类方法中，凡运用 SOFM 实验的，SOFM 网络拓扑结构设计为 3×20 个神经元，训练步长为 600，学习速率为 0.04 为参考，其结果如表 5-9 所示。

表 5-9　不同分类方法性能对比表

分类方法	训练样本/个	测试样本/个	分类准确率/%	总运行时间/s
PCA+LDA	150	150	73.82	59.36
PCA+LLE	150	150	74.84	59.42
2DPCA+SOFM	150	150	79.27	46.57
Bi2DPCA+SOFM	150	150	82.56	41.25
Bi2DPCA+SVM	150	150	80.03	45.36
CS+SVM	150	150	83.28	36.54
SAM-CS+SOFM	150	150	87.54	34.45

5. 结　论

综合分析，本节提出的基于 SAM-CS 和 SOFM 的肿瘤细胞图像识别算法，比传统的特征提取和分类识别算法更适合肿瘤细胞的识别，无论是在速率还是准确率上，都有明显的优势。

针对肿瘤细胞图像结构复杂、黏结严重、信息冗余和数据样本少的特点，本节提出了一种基于 SAM-CS 和 SOFM 结合的分类识别模型。该识别模型利用 SAM-CS 方法实现对肿瘤细胞图像的特征提取，将得到的特征矩阵输入 SOFM 神经网络，将肿瘤细胞图像较准确地分为正常、增生和癌变三大类。在相同的样本下，该分类识别模型与其他分类识别模型对比，明显具有较高准确率和工作效率。

第 6 章 基于字典学习的 RRC 肿瘤细胞图像识别

稀疏编码作为一种有效理解人类神经系统信息加工机制的理论工具，已广泛应用于图像特征提取[106]、图像去噪[107]以及人脸识别[108]等方面。孙俊[109]等利用稀疏编码来提取人脸图像的整体特征，并引证了利用稀疏编码提取的特征具有更好的分类特性。有的学者将其应用于彩色肝细胞图像识别[110]和脑脊液细胞图像快速分类[111]，取得了较好的识别效果。对于一幅胃上皮肿瘤显微细胞图像（以下简称肿瘤细胞图像），其细胞图像具有稀疏响应的特性，所以也可以利用稀疏编码进行特征提取和模式识别。

6.1 稀疏表示分类原理

稀疏编码模型成功地模拟了哺乳动物主视皮层 V1 区简单细胞对外界视觉刺激图像的处理过程，自然图像可由基函数的线性叠加来描述，如（6-1）式所示：

$$Y = SX \tag{6-1}$$

式（6-1）中，N 维随机向量 $Y = [Y_1, Y_2, \cdots, Y_N]^T$ 表示输入图像；$N \times M$ 维矩阵 $S = [S_1, S_2, \cdots, S_M]$ 表示图像集合的特征基函数空间，S 满足超完备特性，即 $N > M$；M 维向量 $X = [X_1, X_2, \cdots, X_M]^T$ 则表示输入图像 Y 在特征基函数空间 S 上的编码系数，X 满足稀疏性。

基于稀疏表示的分类方法[112]（Sparse Representation based Classification，SRC）将测试样本表示为来自同一类别的训练样本的线性组合。假设样本有 K 类，训练样本集为 $A = [A_1, A_2, \cdots, A_i, \cdots, A_K]$，$A_i$ 是第 i 类的训练样本子集。令 y 表示测试样本，则稀疏表示分类的过程如下：

（1）通过 L1 范数最小化求解 y 在 A 上的稀疏表示：

$$\hat{\alpha} = \arg\min_\alpha \{\|y - A\alpha\|_2^2 + \gamma \|\alpha\|_1\} \tag{6-2}$$

式中，γ 为参数。

（2）计算残差：

$$e_i(y) = \|y - A_i \hat{\alpha}_i\|_2 \tag{6-3}$$

$\hat{\alpha} = [\hat{\alpha}_1, \hat{\alpha}_2, \cdots, \hat{\alpha}_i, \cdots, \hat{\alpha}_K]$，$\hat{\alpha}_i$ 是与类别 i 相关联的编码系数向量。

（3）输出 y 的类别：

$$\text{identity}(y) = \arg\min_i \{e_i(y)\} \tag{6-4}$$

具有最小重构误差的那一类就是测试样本 y 所属的类别。

6.2 稀疏表示模型用于图像识别需要考虑的问题

许多学者对于肿瘤细胞图像识别进行了深入的研究[113][114]，但是由于肿瘤细胞图像存在组织器官形状不规则、不同类别的细胞差异性较大且大量细胞核聚集粘连等问题，所以提取肿瘤细胞图像的局部特征是非常困难的。针对这个问题，可以采用稀疏编码来提取肿瘤细胞图像的全局特征来解决。然而，利用稀疏表示方法对肿瘤细胞图像进行模式识别时应注意到以下两方面的问题：

（1）以往的稀疏表示模型忽略了图像的类别信息，如果将 Fisher 准则引入稀疏表示模型，使得字典和稀疏系数都具有判别性，可以提高模式分类性能。

（2）肿瘤细胞图像在采集成像过程中可能会受到噪声的影响，这种情况下，图像的编码误差不满足高斯分布。在传统的稀疏编码框架下，利用 L2 范数来度量编码误差，这也就意味着编码误差必须服从高斯分布或拉普拉斯分布，因此传统的稀疏表示模型不能够有效地描述肿瘤细胞图像实际的编码残差。同时，编码系数的稀疏约束使得传统稀疏编码的计算量非常大，而正则化鲁棒稀疏表示模型（Regularized Robust Coding，RRC）[115]可以很好地解决这些问题。

基于上述分析，本章提出了一种基于字典学习的 RRC 肿瘤细胞图像识别的方法[116]。首先利用 Fisher 判别字典学习[117]（Fisher Discrimination Dictionary Learning，FDDL）得到肿瘤细胞图像的全局特征基（即字典），然后将字典用于正则化鲁棒稀疏表示模型实现对肿瘤细胞图像测试样本的分类。实验证明本章提出的方法对于肿瘤细胞图像具有良好的分类效果及较快的分类速度。

6.3 FDDL 与正则化鲁棒稀疏表示模型

对于自然图像，基于稀疏表示的分类有两个阶段：编码和分类。图像被具有稀疏约束的字典原子协同编码，然后根据编码系数和字典实现分类。肿瘤细胞图像作为一种特殊的自然图像，具有稀疏性，因此也可以采用稀疏表示分类的方法进行分类。

6.3.1 FDDL

为了得到一个性能更好的字典，FDDL 方法学习得到的不是共享字典，而是结构化的字典。本章算法将经过预处理后的肿瘤细胞图像的特征集作为初始字典进行学习。假

设 $A=[A_1,A_2,\cdots,A_i,\cdots,A_K]$ 表示 K 类训练样本的特征集，令字典学习后得到的新字典为 D，即 $A \approx DX$，其中 $D=[D_1,D_2,\cdots,D_i,\cdots,D_K]$，$D_i$ 是第 i 类的子字典；X 为 A 在字典 D 上的编码系数矩阵，记作 $X=[X_1,X_2,\cdots,X_i,\cdots,X_K]$，$X_i$ 是 A_i 在字典 D 上编码系数的子矩阵。字典 D 除了对 A 具有较强的重构能力外，还希望对 A 的图像具有较强的区分能力，所以，定义 Fisher 判别字典模型如下：

$$J_{(D,X)} = \arg\min_{(D,X)} \{r(A,D,X) + \lambda_1 \|X\|_1 + \lambda_2 f(X)\} \quad (6-5)$$

假设 A_i 在字典 D 上的表示为 $X_i = [X_i^1, X_i^2, \cdots, X_i^j, \cdots, X_i^K]$，$X_i^j$ 是 A_i 在子字典 D_j 上的编码系数。某一类别的特征若被其他类的子字典较好地表示的话，会降低字典的表示能力。为了增强字典对同类特征的表示能力，将判别保真项定义为

$$r(A_i,D,X_i) = \|A_i - DX_i\|_F^2 + \|A_i - D_i X_i^i\|_F^2 + \sum_{\substack{j=1 \\ j \neq i}}^{K} \|D_j X_i^j\|^2 \quad (6-6)$$

在式（6-6）中，首先，字典 D 应该能够很好地表示 A_i，因此有 $A_i \approx DX_i = D_1 X_i^1 + D_2 X_i^2 + \cdots + D_i X_i^i + \cdots + D_K X_i^K$；其次，为了强化子字典 D_i 对与其相关联的 A_i 的表示能力，弱化其他子字典 $D_j (j \neq i)$ 对 A_i 的表示能力，应赋予 X_i^i 较大的系数使得 $\|A_i - D_i X_i^i\|_F^2$ 的值较小，而 X_i^j 的系数应近似为 0 才能使 $\|D_j X_i^j\|_F^2$ 的值很小。

为了使字典 D 对样本 A 具有判别性，可以使 A 在字典 D 上的编码系数具有判别性。基于 Fisher 判别准则，这种判别性可以通过最小化 X 的类内散度 $S_W(X)$ 和最大化 X 的类间散度 $S_B(X)$ 来实现。$S_W(X)$ 和 $S_B(X)$ 的定义如下：

$$S_W(X) = \sum_{i=1}^{K} \sum_{x_c \in X_i} (x_c - m_i)(x_c - m_i)^{\mathrm{T}} \quad (6-7)$$

$$S_B(X) = \sum_{i=1}^{K} n_i (m_i - m)(m_i - m)^{\mathrm{T}} \quad (6-8)$$

式中，m_i 和 m 分别是 X_i 和 X 的均值向量，n_i 是类别 A_i 的样本个数。为了保证判别约束项 $f(X)$ 是凸函数，在 $f(X)$ 中添加松弛项 $\|X\|_F^2$，故 $f(X)$ 定义如下：

$$f(X) = tr(S_W(X)) - tr(S_B(X)) + \eta \|X\|_F^2 \quad (6-9)$$

将式（6-6）和式（6-9）代入式（6-5）中可得最终 FDDL 的目标函数：

$$J_{(D,X)} = \arg\min_{(D,X)} \left\{ \begin{array}{l} \sum_{i=1}^{K} r(A_i, D, X_i) + \lambda_1 \|X\|_1 + \\ \lambda_2 (tr(S_W(X) - S_B(X)) + \eta \|X\|_F^2) \end{array} \right\} \quad (6-10)$$

式中，$r(A,D,X)$ 是判别保真项；$\|X\|_1$ 是稀疏约束项；$tr(S_W(X) - S_B(X)) + \eta \|X\|_F^2$ 是施加在稀

疏系数 X 上的判别约束项；λ_1 和 λ_2 为平衡因子。该目标函数通过分别固定 D 和 X 迭代优化来求解判别字典 D 和判别系数 X。

6.3.2 RRC 模型

当图像出现遮挡和噪声污染的情况下，传统的稀疏编码模型学习到的字典是有噪声的。正则化鲁棒稀疏表示模型提高了传统稀疏表示模型对于图像受到光照、遮挡或其他因素等干扰和污染的鲁棒性和有效性。

首先将训练样本的字典改写为 $D=[d_1,d_2,\cdots,d_i,\cdots,d_n]$，$d_i$ 是 D 的第 i 行。在字典 D 上对测试样本 y 进行编码，编码向量 α 的最大后验概率估计为 $\hat{\alpha}=\arg\max_\alpha \ln P(\alpha|y)$，由贝叶斯公式可得

$$\hat{\alpha}=\arg\max_\alpha \{\ln P(y|\alpha)+\ln P(\alpha)\} \tag{6-11}$$

假设编码残差 $e=y-D\alpha=[e_1,e_2,\cdots,e_i,\cdots,e_n]$ 中的元素 e_i 是独立同分布的；同时，编码向量 $\alpha=[\alpha_1,\alpha_2,\cdots,\alpha_j,\cdots,\alpha_m]$ 的元素 α_j 也是独立同分布的，α 的概率密度函数为 $f_o(\alpha_j)$，则有 $P(\alpha)=\prod_{j=1}^{m}f_o(\alpha_j)$，式（6-11）中 α 的最大后验估计变为

$$\hat{\alpha}=\arg\max_\alpha \{\prod_{i=1}^{n}f_\theta(y_i-d_i\alpha)+\prod_{j=1}^{m}f_o(\alpha_j)\} \tag{6-12}$$

令 $\rho_\theta(e)=-\ln f_\theta(e)$，$\rho_o(\alpha)=-\ln f_o(\alpha)$，式（6-12）转化为

$$\hat{\alpha}=\arg\max_\alpha \left\{\sum_{i=1}^{n}\rho_\theta(y_i-d_i\alpha)+\sum_{j=1}^{m}\rho_o(\alpha_j)\right\} \tag{6-13}$$

由于保真项 $\sum_{i=1}^{n}\rho_\theta(y_i-d_i\alpha)$ 对异常像素点具有鲁棒性，而 $\sum_{j=1}^{m}\rho_o(\alpha_j)$ 则是取决于先验概率 $P(\alpha)$ 的正则化项，因此，式（6-13）被称作正则化鲁棒稀疏表示模型。

式（6-13）又可进一步转化为

$$\hat{\alpha}=\arg\min_\alpha \left\{\frac{1}{2}\left\|W^{\frac{1}{2}}(y-D\alpha)\right\|_2^2+\sum_{j=1}^{m}\rho_o(\alpha_j)\right\} \tag{6-14}$$

式（6-14）是式（6-13）的局部逼近，它通过迭代正则化的加权 L2 范数求解模型最小值，把传统的稀疏表示模型转化成加权的正则化稀疏表示模型。W 是对角权值矩阵，元素 $W_{i,i}$ 即 $\omega_\theta(e_i)$ 是分配给测试图像 y 的像素点 i 的权值。权值系数的确定是正则化鲁棒稀疏表示模型的关键，为了减少异常像素点对编码的影响，对于被遮挡或噪声干扰的像素点赋予较小的权重，而其他像素点的权重相对较大。为了不失一般性，令 $\omega_\theta(e_i)\in[0,1]$，选择 logistic 函数来计算权值：

$$\omega_\theta(e_i) = \frac{\exp(-\mu e_i^2 + \mu\delta)}{(1+\exp(-\mu e_i^2 + \mu\delta))} \qquad (6\text{-}15)$$

式中，μ 和 δ 是正参数；μ 控制权值从 1 到 0 的下降速度；δ 控制分界点的位置。通过不断迭代优化得到最终的权值矩阵 W_{final} 后，可求得最优的稀疏系数，然后根据最小逼近残差准则输出测试图像的所属类别。

6.4 基于字典学习的 RRC 肿瘤细胞图像识别

6.4.1 算法设计

为了提高肿瘤细胞图像稀疏表示的判别性，同时考虑到肿瘤细胞图像在采集过程中不可避免地会受到污染，本章方法的主要思想为：首先，肿瘤细胞图像的训练样本通过 FDDL 得到结构化的字典和投影到字典上的系数，字典就是图像的全局特征，系数就是特征描述子。由于对编码系数施加了 Fisher 判别约束，使得编码系数具有最小的类内散度和最大的类间散度，所以得到的特征字典具有很强的区分能力。其次，将特征字典用于正则化鲁棒稀疏表示模型对测试样本进行分类。正则化鲁棒稀疏表示模型将稀疏表示的保真度表示为余项的最大后验估计函数，从而将识别问题转化为正则化加权范数的优化逼近问题。最后，通过最小残差逼近准则得到测试样本的类别。

根据上述分析，本章将 FDDL 和正则化鲁棒稀疏表示两种方法有效地结合起来，提出了基于字典学习的正则化鲁棒稀疏表示肿瘤细胞图像识别方法。肿瘤细胞图像经过预处理后，采用 FDDL 生成图像的特征向量，将正则化鲁棒稀疏表示模型作为分类策略就可以实现肿瘤细胞图像的分类。本章方法可分为训练和测试两个阶段。

在训练阶段，首先从训练图像样本库集随机地选取图像，假设经过预处理后的图像特征向量集为 $F_t = \{F_{t1}, F_{t2}, \cdots, F_{ti}, \cdots, F_{tN}\}$，$N$ 为训练样本的总数，F_t 为初始特征集，利用上述的识别算法生成训练图像的特征字典 $D_t = \{D_{t1}, D_{t2}, \cdots, D_{ti}, \cdots, D_{tK}\}$，$K$ 为样本类别数。

在测试阶段，首先对测试图像进行预处理，得到测试图像的特征向量集 $F_c = \{F_{c1}, F_{c2}, \cdots, F_{cj}, \cdots, F_{cM}\}$，$M$ 为测试样本的总个数。然后将 F_c 和学习得到的训练样本的特征字典 D_t 用于正则化鲁棒稀疏表示模型中，通过求解

$$\hat{\alpha} = \arg\min_\alpha \left\{ \frac{1}{2} \left\| W^{\frac{1}{2}}(F_c - D_t\alpha) \right\|_2^2 + \sum_{j=1}^{M} \rho_o(\alpha_j) \right\} \qquad (6\text{-}16)$$

得到最优的稀疏系数矩阵 $\hat{\alpha}$，最后根据最小残差逼近准则：

$$\text{identity}(F_c) = \arg\min_j \left\{ \left\| F_{cj} - D_{tj}\alpha_j \right\|_2 \right\}, j = 1, 2, \cdots, K$$

来实现对测试图像的分类。

6.4.2 算法实现

本章实验选取了 N 张肿瘤细胞图像作为训练样本，记为 F_t，$F_t = \{F_{t1}, F_{t2}, \cdots, F_{ti}, \cdots, F_{tN}\}$；$M$ 张肿瘤细胞图像作为测试样本，记为 F_c，$F_c = \{F_{c1}, F_{c2}, \cdots, F_{cj}, \cdots, F_{cM}\}$；训练样本和测试样本均为 K 类。将经过预处理后的训练样本的特征集 F_t 作为初始字典进行学习。利用 FDDL 方法学习得到的训练样本的特征字典记为 D_t，故 $F_t \approx D_t X$，$D_t = \{D_{t1}, D_{t2}, \cdots, D_{ti}, \cdots, D_{tK}\}$，$D_{ti}$ 是类别 i 的子字典；X 为 F_t 在 D_t 上的编码系数，$X = \{X_1, X_2, \cdots, X_j, \cdots, X_K\}$，$X_j$ 为类别 j 的系数矩阵的子矩阵。本方法的流程图如图 6-1 所示。

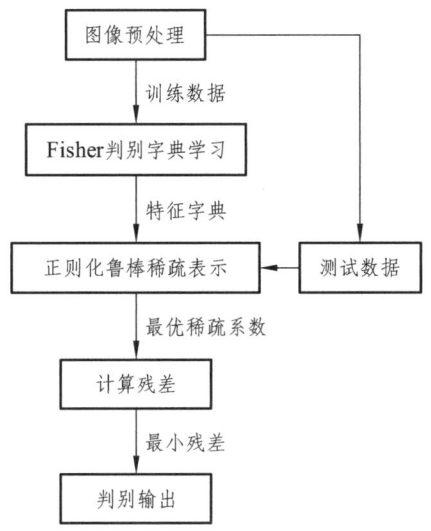

图 6-1 肿瘤细胞图像识别算法流程

本方法的具体实现步骤如下：

（1）对训练样本和测试样本进行灰度化处理并对特征集按列进行 L2 范数归一化操作，得到训练数据和测试数据。初始化字典 D_t，D_{ti} 中的每一个原子是经过 L2 范数规范化的随机向量。

（2）更新稀疏编码系数 X：固定 D_t，根据式（6-10）求解 $X_j, j = 1, 2, \cdots, K$。

（3）更新字典 D_t：固定 X，根据式（6-10）求解 $D_{ti}, i = 1, 2, \cdots, K$。

（4）返回（2），直到在相邻的迭代中 $J_{(D,X)}$ 的值足够接近或者迭代次数达到最大值时停止，输出 D_t 和 X。

（5）初始化稀疏系数 $\alpha^{(1)} = \left[\dfrac{1}{M}, \dfrac{1}{M}, \cdots, \dfrac{1}{M}\right]$。

（6）计算残差 $e^{(Time)} = F_c - D_t \alpha^{(Time)}$，$Time$ 初值为 1。此处的 D_t 由（4）得到。

（7）在每次迭代过程中可以得到 μ 和 δ 的值，计算权值

$$\omega_\theta\left(e_i^{(Time)}\right)=\frac{1}{1+\exp\left(\mu\left(e_i^{(Time)}\right)^2-\mu\delta\right)} \quad (6\text{-}17)$$

（8）对测试样本 F_c 进行加权正则化鲁棒稀疏编码：

$$\alpha^*=\arg\min_\alpha\left\{\begin{array}{l}\dfrac{1}{2}\left\|(W^{(Time)})^{\frac{1}{2}}(F_c-D_t\alpha)\right\|_2^2+\\ \displaystyle\sum_{j=1}^M\rho_o(\alpha_j)\end{array}\right\} \quad (6\text{-}18)$$

式中，$W^{(Time)}$ 是对角权值矩阵，即 $W_{i,i}^{(Time)}=\omega_\theta\left(e_i^{(Time)}\right)$；$\rho_o(\alpha_j)=\lambda|\alpha_j|^2+b$，其中的 λ 和 b 均为常量。

（9）更新稀疏编码系数：

若 $Time=1, \alpha^{(Time)}=\alpha^*$；

若 $Time>1$，$\alpha^{(Time)}=\alpha^{(Time-1)}+v^{(Time)}(\alpha^*-\alpha^{(Time-1)})$；

其中，$v^{(Time)}$ 是 $0\leqslant v^{(Time)}\leqslant 1$ 合适的步长，使得

$$\begin{array}{l}\displaystyle\sum_{i=1}^N\rho_\theta\left(F_c-D_{ti}\alpha^{(Time)}\right)+\sum_{j=1}^M\rho_o\left(\alpha_j^{(Time)}\right)<\\ \displaystyle\sum_{i=1}^N\rho_\theta\left(F_c-D_{ti}\alpha^{(Time-1)}\right)+\sum_{j=1}^M\rho_o\left(\alpha_j^{(Time-1)}\right)\end{array} \quad (6\text{-}19)$$

（10）计算测试样本的重构误差：$F_{c_{rec}}^{(Time)}=D_t\alpha^{(Time)}$，令 $Time=Time+1$。

（11）返回（6），直到满足条件：

$$\frac{\left\|W^{(Time-1)}-W^{(Time)}\right\|_2}{\left\|W^{(Time)}\right\|_2}<\sigma_W \quad (6\text{-}20)$$

σ_W 是一个极小的正参数，或者迭代次数达到最大值时停止优化。

（12）利用式 $identity(F_c)=\arg\min_i\{\ell_i\}$ 对测试样本进行分类，其中，$\ell_i=\left\|W_{final}^{\frac{1}{2}}\left(F_c-D_{ti}\hat{\alpha}_i\right)\right\|_2$，$D_{ti}$ 和 $\hat{\alpha}_i$ 分别是与类别 $i(i=1,2,\cdots,K)$ 相关联的子字典和子编码向量，W_{final} 是最终的权值矩阵。

6.5 实验与结论

在本章实验过程中，分别选取癌变、正常、增生 3 类各 50 幅肿瘤细胞图像作为训练样本集，另选取 3 类各 20 幅相同维度的图像作为测试样本，对所有图像数据均采用灰度化（方法参考第 2 章）和归一化处理。

6.5.1 灰度化系数选择

原始的肿瘤细胞图像是经过染色的彩色图像，图像的维度非常高。在数字图像处理中，一般先将图像转化为灰度图像以减少后续的图像的计算量。灰度图像的描述仍然反映了整幅图像的整体和局部的色度以及色度、亮度等级的分布和特征。图像的灰度化处理有两种实现方法，一是求出每个像素点的 R、G、B 3 个分量的平均值，然后将这个平均值赋予这个像素点的 3 个分量；二是根据 YUV 的颜色空间中，Y 的分量的物理意义是点的亮度，由该值反映亮度等级，根据 RGB 和 YUV 颜色空间的变化关系可建立亮度 Y 与 R、G、B 3 个颜色分量的对应关系：$Y = 0.3R + 0.59G + 0.11B$，用这个亮度值来表达图像的灰度值。方法一是对 RGB 3 个分量取简单的平均，从得到对应的灰度值，方法二是依据人眼对不同颜色的敏感度不同，对 RGB 分量以不同系数的加权平均，得到较为合理的灰度化结果。经过实验比对，选取第二种灰度化方法对肿瘤细胞图像进行预处理效果比较好。

预白化处理能够增强图像边缘和线段等有效高频信息，同时降低噪声有效高频信息的干扰。在前面的工作基础上，对灰度图像进行预白化处理（白化滤波器滤波）之后发现，预白化后图像的识别率比不做预白化处理低，分析可能是过度的预处理会去掉更多的特征信息，因此，对灰度化图像不做预白化处理。所以，本实验的数据预处理即是在图像分类之前，对所有的染色肿瘤细胞图像进行灰度化，以降低图像的维数，去除不必要的冗余信息。图 6-2 所示是加权平均灰度化后的肿瘤细胞图像。

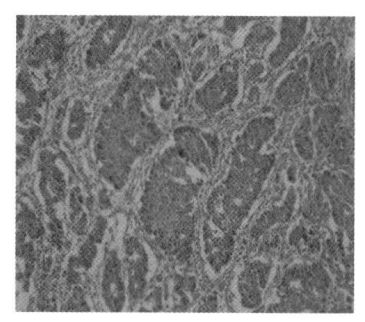 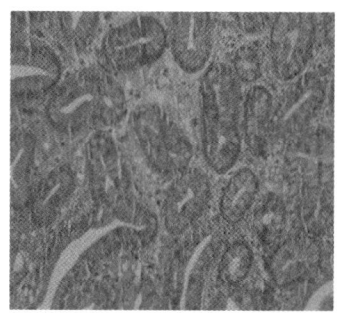 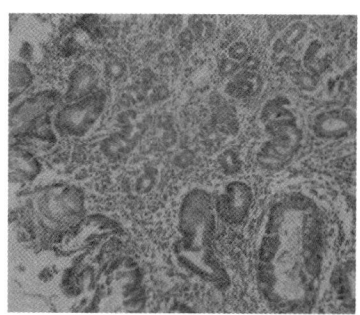

（a）正常　　　　　　　　　（b）增生　　　　　　　　　（c）癌变

图 6-2　典型的正常、增生和癌变肿瘤细胞加权平均灰度图像

6.5.2 参数 τ 值的确定

在正则化鲁棒稀疏表示模型中，为了使模型对异常像素点具有鲁棒性，用参数 τ 来评价 δ，按照式 $\delta = \psi_1(e)_l$ 来计算 δ 的值，其中向量 $e \in R^n$，$\psi_1(e)_k$ 是集合 $\{e_j^2, j=1,2,\cdots,n\}$ 中第 k 个最大的元素，$l = \lfloor \tau n \rfloor$，$\tau \in (0,1)$。本节讨论了 RRC 中的参数 δ 对最终识别率的影响。根据式（6-15）可知，参数 δ 是区分正常像素点和异常像素点的关键参数（若一个像素

点的残差的方差比 δ 大,那么该像素点的权值小于 0.5;否则,权值大于 0.5)。因此,有必要讨论一下 τ 值的选择。图 6-3 所示是在特征维度为 792(33×24)时,不同的 τ 值下肿瘤细胞图像的识别率。从图 6-3 中可以看出,τ 值的区间可以设为[0.5,0.8]。

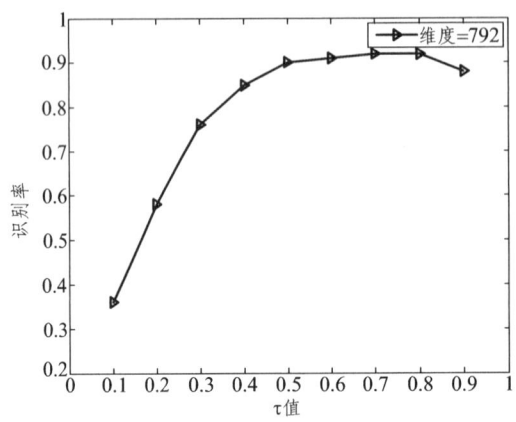

图 6-3 不同 τ 值下肿瘤细胞图像的识别率

6.5.3 两种分类模型的比较

常用的稀疏表示分类模型有两种:正则化鲁棒稀疏表示模型(RRC)和鲁棒稀疏表示模型(Robust Sparse Coding,RSC)[118]。由于图像的特征维度对识别率和识别时间有重要的影响,在经过大量实验之后,选取了几种具有代表性的特征维度(12×8,21×15,33×24,42×30,62×45)来验证本章方法的性能。将由 Fisher 准则字典学习方法得到的特征字典分别应用于正则化鲁棒稀疏表示模型和鲁棒稀疏表示模型进行分类,表 6-1 和表 6-2 分别为不同特征维度下两种分类模型所消耗的时间以及相应的识别正确率。

由表 6-1 可以看出,RRC 方法在维度等于 1 260 时,识别率最高,但仅比维度为 792 时提高 0.4%,而随着维度的进一步提高,识别率下降;识别时间则随着维度的提高不断加大,在 792 维度之后呈倍数增长。综合考虑,维度 792 时为最优。

表 6-1 RRC 的识别正确率和识别时间

维度	识别正确率	识别时间/s
96	85.3%	1.2
315	90.6%	1.9
792	92.4%	5.6
1 260	92.8%	14.6
2 790	92.5%	93.3

表 6-2 RSC 的识别正确率和识别时间

维度	识别正确率	识别时间/s
96	88.9%	2.2
315	91.2%	4.5
792	93.0%	28.3
1 260	93.6%	70.0
2 790	93.3%	293.1

由表 6-2 可以看出，RSC 方法在维度等于 1 260 时，识别率最高，但仅比维度 792 时提高 0.6%，而随着维度的进一步提高，识别率下降；识别时间则随着维度的提高不断加大，在 792 维度之后呈倍数增长。综合考虑，维度 792 时为最优。

从表 6-1 和表 6-2 中可以看出，相同维度下，RRC 的识别率要略低于 RSC，但是在速度方面，RRC 明显要快于 RSC。当维度为 1 260 时，RRC 和 RSC 的识别率均达到了最高值。当维度大于 1 260 的情况下，RRC 和 RSC 的识别率都开始下降，并且 RSC 耗费的时间远远大于 RRC，这时就可以看出 RRC 在时间方面的优势。当维度为 792 时，两种方法的识别性能均相对较好，并且 RRC 与 RSC 的识别率相差不大，同时 RSC 的所耗费的时间约为 RRC 的 5 倍。综合考虑，RRC 的识别性能要优于 RSC。因此，本章方法采用 RRC 进行分类。

6.5.4 不同稀疏表示分类方法的比较

为了验证本章提出的肿瘤细胞图像识别方法的鲁棒性和有效性，本小节做了 FDDL 稀疏表示分类方法和传统的稀疏表示分类方法的对比实验，样本集、训练集、测试集大小均相同，样本维度为各种方法最优时维度，其中 SRC 维度 120，FDDL 维度 2 580，RSC 维度 792，RRC（本章）维度 792，对比结果如表 6-3 所示。

表 6-3 不同稀疏表示分类方法的识别性能比较

分类方法	总样本数	样本维度	识别正确率	识别时间/s
SRC	210	12×10	83.2%	19.4
FDDL	210	60×43	85.7%	34.5
RSC	210	33×24	86.9%	28.3
RRC	210	33×24	92.4%	5.6

从表 6-3 可以看出，由于对稀疏编码系数添加了 Fisher 判别约束，使得稀疏编码系数的类内散度尽可能小，而类间散度尽可能大，从而使得到的特征字典的原子与样本的类别信息相对应，整个字典具有良好的表达能力，所以 FDDL 的分类正确率要比 SRC 分

类高。由于 RRC 比稀疏表示模型和 FDDL 稀疏表示模型具有更好的鲁棒性，可以更好地解决肿瘤细胞图像中存在的噪声和其他干扰等问题，所以 RRC 的识别率要高于 FDDL 和 SRC。本章方法作为 FDDL 与 RRC 的有效结合，要比单独采用这两种分类方法的分类效果还要好。

6.5.5 不同识别方法的比较

将本章方法与常用的一些肿瘤细胞图像特征提取与分类算法从识别率和运行时间这两方面进行比较。不同方法的识别率和识别时间如表 6-4 所示，所有的实验数据集来自同一肿瘤细胞图像集，CNN 采用传统的 Lenet5 结构对肿瘤细胞灰度图像进行分类。

表 6-4 不同肿瘤细胞图像识别方法的分类性能比较

分类方法	总样本数	样本大小	识别正确率	识别时间/s
CS+SOFM	150	320×240	89.93%	31.68
NNSC+SOFM	150	320×240	89.86%	66.45
LLE+LS_SVM	150	80×60	87.3%	12.70
Bi2DPCA+SVM	150	320×240	89.4%	21.53
CNN	150	80×60	90.0%	36.9
本方法	210	33×24	92.4%	5.6

分析表 6-4，对比常用的 CS 和 NNSC 与自组织神经网络相结合的分类方法以及双向 2DPCA 结合 SVM 的分类方法，本章方法的识别率约提高了 2%。对比流行的 CNN，本章方法的识别准确率同样提高了 2%，并且速度得以明显的提升。与 LLE 结合 LS_SVM 的分类方法相比，本章方法的识别率更是提高了 5%。在识别时间方面，本章方法识别速度最快。

6.5.6 结　论

本章提出了一种基于字典学习的正则化鲁棒稀疏表示肿瘤细胞图像识别方法。先采用 FDDL 算法对肿瘤细胞图像的训练样本进行学习，得到表征图像全局信息的结构化特征字典，由于该字典中的子字典对相应类别的样本具有很强的表示能力，所以字典具有较强的判别性。接下来采用正则化鲁棒稀疏表示模型进行分类识别。实验结果表明，本章方法相对于其他肿瘤细胞图像常用识别方法具有较高的分类准确率和良好的鲁棒性。

第 7 章　基于 QSOFM 的肿瘤细胞图像识别

量子神经网络（Quantum Neural Network，QNN）是近些年兴起的一种新模型，它是将 ANN 与量子计算理论结合形成的一种新的神经网络。与 ANN 相比，量子系统的演化更类似于人脑信息处理过程。将 ANN 与量子理论结合起来能更好地模拟人脑的信息处理过程，有效解决了 ANN 存在的不足。目前，QNN 已经成为模式识别应用领域的热点之一。徐红[119]利用多级 QNN 分类器实现七类人脸表情识别分类。吴茹石[120]提出了一种基于多层激励函数的 QNN 和多级分类器组合的手写体数字识别方法获得了很好的识别效果。高在村[121]成功把量子门神经网络用于车牌号识别。周日贵[122]提出了量子 Hopfield 神经网络并应用于图像识别。李俊华[123]运用 QNN 用于人脸识别。这些运用获得的图像识别效果都比 ANN 的效果更好，这是由于 QNN 具有更强的模式概括能力及泛化能力。因此，利用 QNN 相比于 ANN 的优势，本章将 QSOFM[124]应用于肿瘤细胞图像的识别分类，并通过仿真实验表明该识别方法是更有效的，可以获得更好的识别效果。

7.1　QSOFM 概述

7.1.1　ANN 和 QNN 的比较

QNN 和 ANN 都是对人脑工作机理的模拟，它们的很多功能都是源于并行信息处理能力。ANN 对人脑的模拟比较简单，它利用简化的神经元模型和学习方法来实现问题的求解和决策。这些神经元模型和学习方法所能实现的功能与真正的人脑决策功能存在一些差距，如处理速度不够快、容量有限、容错性差及自适应能力不强等。QNN 利用了量子计算理论，比 ANN 具有更强的并行处理能力和更大的存储容量。量子理论是经典物理发展到微观层次的产物，量子系统是所有物理过程的微观系统基础，也是生物和心理过程的基础，具有与生物神经网络相似的动力学特征。QNN 将量子理论和 ANN 结合起来，能更好地模拟和解释人脑的信息处理过程，是 ANN 的量子延伸和进化。与 ANN 相比，QNN 在记忆容量、回忆速度、有效性、学习能力、消除灾变性失忆能力和信息处理速度等方面具有明显的优势。

QSOFM 衍生自自组织特征映射神经网络（Self-Organization Feature Mapping neural networks，SOFM），它继承了 SOFM 的主要模型特性，如网络能够很好地保持网络拓扑结构和概率拓扑结构的分布、网络收敛性稳定。但同时这种基于量子理论和量子技术的神经网络具有 QNN 的特性和优点。QSOFM 的模型和算法与 SOFM 之间存在以下区别：

（1）输入数据的不同。QSOFM 输入为量子态描述，包括量子神经元的权值也是由量子态描述，算法运算过程都是量子计算，这是由于 QSOFM 模型引入量子计算机制的缘故。量子计算强大的搜索能力使 QSOFM 模型具有更强的模式概括能力及泛化推广能力，相对于 SOFM 模型在识别准确率和可靠性上均有不同程度的提高。

（2）竞争层构成不同。SOFM 竞争层是由多个神经元组成的一维或二维的平面阵列，而 QSOFM 竞争层则由多个量子神经元组成的一维或二维的平面阵列。

（3）求取获胜神经元的计算方式不同。SOFM 是通过求输入与神经元权值的点积，来判断值最大的为获胜神经元；而 QSOFM 通过求输入与量子神经元权值的相似系数，来判断值最大的为获胜神经元。

（4）调整权值的方式不同。QSOFM 的量子神经元自带一组单量子比特门用于调整自身权值。

（5）学习算法不同。由于 SOFM 是一种无监督、自组织、自适应的神经网络，所以学习算法仅仅是一种无监督的聚类算法，聚类结果实际上得到的是几组聚类簇，即常常是竞争层内一个中心节点连同周围某一邻域内的节点共同代表一个分类。而 QSOFM 则是无监督和有监督相结合的聚类算法，能够得到精确和唯一的一个量子神经元来代表一个分类，这样有助于提高分类准确率。

7.1.2 量子神经元模型

量子神经元是构成 QSOFM 的基础。它由输入、权值、传递函数和输出四个部分构成。首先输入和权值分别用量子位 $|x_i\rangle$ 和 $|w_i\rangle$ 表示，记 $|X\rangle = [|x_1\rangle, |x_2\rangle, \cdots, |x_n\rangle]^T$ 为量子输入向量；$|W\rangle = [|w_1\rangle, |w_2\rangle, \cdots, |w_n\rangle]^T$ 为量子权向量。量子位也称为量子比特，量子比特与经典比特的不同在于：一个量子比特处于状态 $|0\rangle$ 和 $|1\rangle$ 的相干叠加态上。

$$|\varphi\rangle = \alpha|0\rangle + \beta|1\rangle \tag{7-1}$$

式中，$|\varphi\rangle$ 是叠加的量子态；α、β 分别是 $|0\rangle$、$|1\rangle$ 的系数，称为概率幅。因此，量子比特也可以用概率幅表示为 $[\alpha, \beta]^T$。α^2 和 β^2 分别表示量子叠加态 $|\varphi\rangle$ 坍缩至 $|0\rangle$ 或 $|1\rangle$ 状态的概率，且满足下列归一化条件。

$$\alpha^2 + \beta^2 = 1 \tag{7-2}$$

其次，量子神经元模型中传递函数使用求模算子实现。同时，量子神经元自身带有一组单比特量子门，用于修正自身权值量子比特的相位，如图 7-1 所示。由此，量子神经元输入输出关系可描述为

$$y = f(\langle W|X\rangle) = \left|\sum_{i=1}^{n}\langle w_i|x_i\rangle\right| \qquad (7\text{-}3)$$

式中，f 为求模算子，作为传递函数，该算子的作用是将量子神经元的输入映射为一个实数。单比特量子门 U_i 使用相位旋转门修正 $|w_i\rangle$ 的相位。

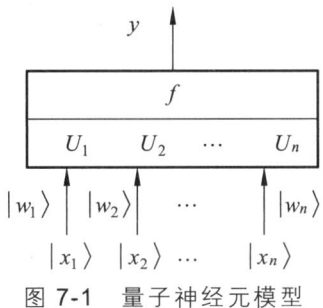

图 7-1 量子神经元模型

7.1.3 QSOFM 模型

QSOFM 模型包括输入层和竞争层两层网络，如图 7-2 所示。其中输入层和竞争层各有 n 个和 m 个量子神经元。网络的输入输出关系为

$$y_j = f(\langle W_j|X\rangle) = \left|\sum_{i=1}^{n}\langle w_{ji}|x_i\rangle\right| \qquad (7\text{-}4)$$

式中，$j = 1, 2, \cdots, m$。

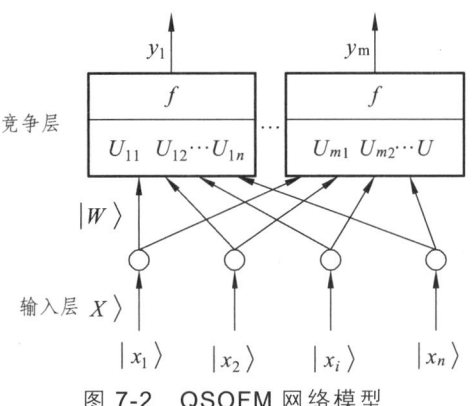

图 7-2 QSOFM 网络模型

7.1.4 QSOFM 算法

设聚类样本集合为 $\{X^1, X^2, \cdots, X^P\}$，$X^k = (x_1^k, x_2^k, \cdots, x_n^k)(k=1,2\cdots,P)$，所有这些样本都属于 d 个模式类之一。记 $M_j(j=1,2,\cdots,d)$ 为每类模式样本的集合，$M_j(j=1,2,\cdots,d)$ 为 M_j 中模式对应的竞争获胜神经元编号的集合。

对于样本 $X = (x_1, x_2, \cdots, x_n)$，是一个实值向量，所以得先转化为量子态描述。定义公

式

$$|X\rangle = [|x_1\rangle, |x_2\rangle, \cdots, |x_n\rangle]^T \tag{7-5}$$

式中，$|x_i\rangle = \cos\left(\dfrac{2\pi}{1+e^{-x_i}}\right)|0\rangle + \sin\left(\dfrac{2\pi}{1+e^{-x_i}}\right)|1\rangle = \left[\cos\left(\dfrac{2\pi}{1+e^{-x_i}}\right), \sin\left(\dfrac{2\pi}{1+e^{-x_i}}\right)\right]^T$ $i=1,2,\cdots,n$。

这里引入相似系数的概念，定义如下：设 $|X\rangle = [|x_1\rangle, |x_2\rangle, \cdots, |x_n\rangle]^T$ 和 $|Y\rangle = [|y_1\rangle, |y_2\rangle, \cdots, |y_n\rangle]^T$ 为 n 维量子态向量，$|X\rangle$，$|Y\rangle$ 的相似系数为

$$r = |\langle X|Y\rangle| = \left|\sum_{i=1}^{n} \frac{\langle x_i|y_i\rangle}{\sqrt{\langle x_i|x_i\rangle\langle y_i|y_i\rangle}}\right| \tag{7-6}$$

由定义可知，输入样本 $|X^k\rangle$ 与竞争层神经元 j 的连接权向量 $|W_j\rangle$ 的相似系数为

$$r_j^k = |\langle X^k|W_j\rangle| = \left|\sum_{i=1}^{n} \frac{\langle x_{ki}|w_{ji}\rangle}{\sqrt{\langle x_{ki}|x_{ki}\rangle\langle w_{ji}|w_{ji}\rangle}}\right| \tag{7-7}$$

设具有最大相似系数的节点 j^* 在竞争中获胜，即 j^* 满足

$$r_{j^*}^k = \max_{j \in \{1,2,\cdots,m\}} \{r_j^k\} \tag{7-8}$$

则调整 $|W_j\rangle$ 使权向量 $|W_j\rangle$ 向样本 $|X^k\rangle$ 方向移动，最终使节点 j^* 的输出表示 $|X^k\rangle$ 所代表的模式类别。

1. QSOFM 网络聚类算法

QSOFM 网络聚类算法包括无监督和有监督训练过程，具体算法表述如下：

（1）对 $|W_j\rangle = [|w_{j1}\rangle, |w_{j2}\rangle, \cdots, |w_{jn}\rangle]^T$ 赋初值，其中 $j=1,2,\cdots,n$，$|w_{j1}\rangle = \cos(\theta)|0\rangle + \sin(\theta)|1\rangle$，$\theta = 2\pi \times rand$，$rand$ 表示 [0, 1] 之间的随机数。

（2）设置最大循环步数 max，初始学习速率 η_0，初始邻域半径 r_0，令循环记数节拍 $s=0$。

（3）学习速率和领域半径的计算分别如下：

$$\eta(s) = \eta_0(1 - s/\max) \tag{7-9}$$

$$r(s) = \lceil r_0(1 - s/\max) \rceil \tag{7-10}$$

（4）按序从训练集中取出一个样本向量 $|X^k\rangle$，按公式（7-7）和公式（7-8）两式计算竞争获胜神经元编号 j^*。

（5）在竞争层神经元阵列中，以 j^* 为中心选定半径为 $r(s)$ 的领域 $\psi(j^*, r(s))$，权向量的调整公式为

$$|W_j(s+1)\rangle = \begin{cases} [U_{j1}|w_{j1}(s)\rangle, U_{j2}|w_{j2}(s)\rangle, \cdots, U_{jn}|w_{jn}(s)\rangle]^T & j \in \psi(j^*, r(s)) \\ |W_j(s)\rangle & j \notin \psi(j^*, r(s)) \end{cases} \qquad (7\text{-}11)$$

式中

$$U_{ji} = \begin{bmatrix} \cos(\eta(s)(\theta_{ji})) & -\sin(\eta(s)(\theta_{ji})) \\ \sin(\eta(s)(\theta_{ji})) & \cos(\eta(s)(\theta_{ji})) \end{bmatrix}, \quad \theta_{ji} = -\mathrm{sgn}\begin{pmatrix} \alpha_{x_{ki}} & \alpha_{w_{ji}} \\ \beta_{x_{ki}} & \beta_{w_{ji}} \end{pmatrix} \arccos\left(\frac{\langle x_{ki}|w_{ji}\rangle}{\sqrt{\langle x_{ki}|x_{ki}\rangle\langle w_{ji}|w_{ji}\rangle}}\right)$$

$\alpha_{x_{ki}}$, $\beta_{x_{ki}}$ 和 $\alpha_{w_{ji}}$, $\beta_{w_{ji}}$ 分别是 $|x_{ki}\rangle$ 和 $|w_{ji}\rangle$ 的概率幅。

（6）若 $s < \max$，则 $s = s+1$ 转（3），否则 $s = 0$，转（7）进行有监督的训练过程。

（7）对于类样本集合 $M_j(j=1,2,\cdots,d)$ 中的样本，求取该类中心样本 $|X_j^*\rangle$。

$$|\overline{X_j}\rangle = \frac{1}{n_j}\sum_{i=1}^{n_j}|X_i\rangle; \quad |X_j\rangle \in M_j; \quad n_j = \|M_j\| \qquad (7\text{-}12)$$

$$\langle X_j^*|\overline{X_j}\rangle = \max_{i \in \{1,2,\cdots,n_j\}} \langle X_i|\overline{X_j}\rangle \qquad (7\text{-}13)$$

（8）按公式（7-9）计算学习速率。

（9）按序从训练集中取出一个类集合 $M_j(j=1,2,\cdots,d)$，记该类中心样本 $|X_j^*\rangle$ 对应的获胜神经元编号为 d_j^*，网络权值的调整公式为

$$|W_i(s+1)\rangle = \begin{cases} [U_{i1}^+|w_{i1}(s)\rangle, \cdots, U_{in}^+|w_{it}(s)\rangle]^T & i = d_j^*; x \in M_j \\ [U_{i1}^-|w_{i1}(s)\rangle, \cdots, U_{in}^+|w_{it}(s)\rangle]^T & i \neq d_j^*; i \in D_j; |\langle X|W_{d_j^*}\rangle - \langle X|W_i\rangle| < \theta \\ |W_i(s)\rangle & i \neq d_j^*; i \in D_j; |\langle X|W_{d_j^*}\rangle - \langle X|W_i\rangle| \geqslant \theta \end{cases} \qquad (7\text{-}14)$$

式中

$$U_{ik}^{\pm} = \begin{bmatrix} \cos(\eta(s)(\theta_{ik}^{\pm})) & -\sin(\eta(s)(\theta_{ik}^{\pm})) \\ \sin(\eta(s)(\theta_{ik}^{\pm})) & \cos(\eta(s)(\theta_{ik}^{\pm})) \end{bmatrix}, \quad \theta_{ik}^{\pm} = \mp\mathrm{sgn}\begin{pmatrix} \alpha_{x_k} & \alpha_{w_{ik}} \\ \beta_{x_k} & \beta_{w_{ik}} \end{pmatrix} \arccos\left(\frac{\langle x_k|w_{ik}\rangle}{\sqrt{\langle x_k|x_k\rangle\langle w_{ik}|w_{ik}\rangle}}\right)$$

α_{x_k}, β_{x_k} 和 $\alpha_{w_{ik}}$, $\beta_{w_{ik}}$ 分别是 $|x_k\rangle$, $|w_{ik}\rangle$ 的概率幅，θ 是聚类阈值，为事先给定的一个小正数。

（10）如果 $s < \max$，则 $s = s+1$，转向（7）。否则，保存权值，网络训练结束。

2. QSOFM 网络分类算法

网络完成聚类训练后，对任意测试样本 X，设竞争层第 j^* 个节点为竞争获胜神经元，则确定该测试样本所属类别的步骤如下：

（1）若 $j^* = \tilde{d}, \tilde{d} \in \{d_1^*, d_2^*, \cdots, d_d^*\}$，则 X 可归入节点 $\tilde{d}$ 所代表的模式类。

（2）若 $j^* \notin \{d_1^*, d_2^*, \cdots, d_d^*\}$，则按式

$$\left\langle W_{\tilde{d}} \middle| W_{j^*} \right\rangle = \max_{j \in \{d_1^*, d_2^*, \cdots, d_d^*\}} \left\langle W_i \middle| W_{j^*} \right\rangle 且 \left\langle W_{\tilde{d}} \middle| W_{j^*} \right\rangle < \theta \qquad (7\text{-}15)$$

计算，以获得 $\{d_1^*, d_2^*, \cdots, d_d^*\}$ 中与 j^* 模式最接近的节点编号 $\tilde{d}$，其中 θ 是聚类阈值。此时，X 可归入竞争节点 $\tilde{d}$ 所代表的模式类。

（3）若 $j^* \notin \{d_1^*, d_2^*, \cdots, d_d^*\}$ 且按第（2）步骤计算不能归入任何的已知类，则把 X 归入未知类。

7.2 基于 QSOFM 的肿瘤细胞图像识别

原始的肿瘤细胞图像具有高维性、不规则性及复杂性特征，直接利用分类算法对其进行识别是相当困难的。因此，通常在分类识别之前，先对原始的肿瘤细胞图像进行降维特征提取等图像处理工作，在保证图像不丢失主要主成分的前提下，大大降低原始图像的维数，从而更有利于提高细胞图像的识别准确率及减少计算复杂度。本节提出一种基于 QSOFM 的肿瘤细胞图像识别方法[125]，将前期处理得到的特征图像输入到 QSOFM 中进行分类识别，实验表明，本节提出的识别方法对肿瘤细胞图像的分类在准确率和可靠性上均具有较大优势。

7.2.1 特征提取

特征提取是模式识别的基本问题，通过降维过程从高维数据中提取有效的鉴别特征和快速、准确的分类是决定识别效果的关键所在。虽然经过图像预处理，但维数依然很高，这时就需要降维。由于 PCA 理论完善、概念简单、计算方便，具有最优线性重构误差，所以利用 PCA 可以很好地实现这个目标。结合本系统具体情况，操作过程如下：

（1）构造样本矩阵，样本中心化。

假设有一个样本集 X，里面有 N 个样本，每个样本的维度为 d。即

$$X = \{X_1, X_2, \cdots, X_N\}, X_i = \{X_{i1}, X_{i2}, \cdots, X_{id}\} \in R^d, i = 1, 2, \cdots, N \qquad (7\text{-}16)$$

将这些样本组织成样本矩阵的形式，即每行为一个样本，每列为一个维度，得到样本矩阵 $S : S \in R^{n \times d}$。我们先将 S 进行中心化，即保证每个维度的均值为零，只需让矩阵的每一列减去其对应的均值即可。均值计算如下：

$$\mu_i = \frac{1}{N} \sum_{j=1}^{N} S_{ij} \quad i = 1, 2, \cdots, d \qquad (7\text{-}17)$$

（2）计算样本矩阵的协方差矩阵。协方差矩阵计算将按下述公式计算：

$$C = \frac{S^T S}{N-1}, \quad C \in R^{d \times d} \tag{7-18}$$

（3）对协方差矩阵进行特征值分解，选取最大的 k 个特征值对应的特征向量组成投影矩阵 P。

实际上，特征向量就是低维空间新的坐标系，称之为"主成分"。所有特征值中最大的特征值对应的特征向量称为第一主成分，记为 y^1。次大的特征值对应的特征向量称为第二主成分，记为 y^2。依此类推，第 k 个特征值对应的特征向量称为第 k 主成分，记为 y^k。

在肿瘤细胞图像的识别过程中，由于图像的维数比较大，通常图像的第一主成分并不能够代表原始图像，所以要选取几个特征值比较大的主成分。按照特征值从大到小的顺序排列，各主成分的特征值与总特征值的比值，被称为主成分 y^k 的贡献率。

$$w^k = \lambda_k / \sum_{i=1}^{d} \lambda_i \tag{7-19}$$

前 k 个主成分的方差之和与总方差的比值被称为主成分 $y^1, y^2, \cdots, y^k$ 的累积贡献率。

$$w_k = \sum_{j=1}^{k} \lambda_j / \sum_{j=1}^{d} \lambda_j \tag{7-20}$$

在本章的肿瘤细胞图像识别过程中，由于图像的维数相对较高，常取常数 k，使得累积贡献率不低于 90%。

（4）对原始样本矩阵进行投影，得到降维后的新样本矩阵。

由（3）得到投影矩阵 $P \in R^{d \times k}$ 的每一列是一个特征向量。由于样本矩阵 $S \in R^{n \times d}$ 的每一行是一个样本，右乘 p 相当于每个样本以 p 的特征向量为基进行线性变换，得到的新样本矩阵 $S_1 \in R^{N \times k}$ 中每个样本的维数变为了 k，完成了降维操作。

7.2.2 算法流程图

本识别系统工作分为训练过程和测试过程两部分。经预处理和特征提取后的训练样本送入 QSOFM 识别系统中进行学习分类，当系统达到训练目标后停止训练；测试样本经预处理和特征提取后送入已训练好的 QSOFM 识别系统中，直接输出识别结果。总体算法流程如图 7-3 所示，聚类算法流程如图 7-4 所示，分类算法流程如图 7-5 所示。

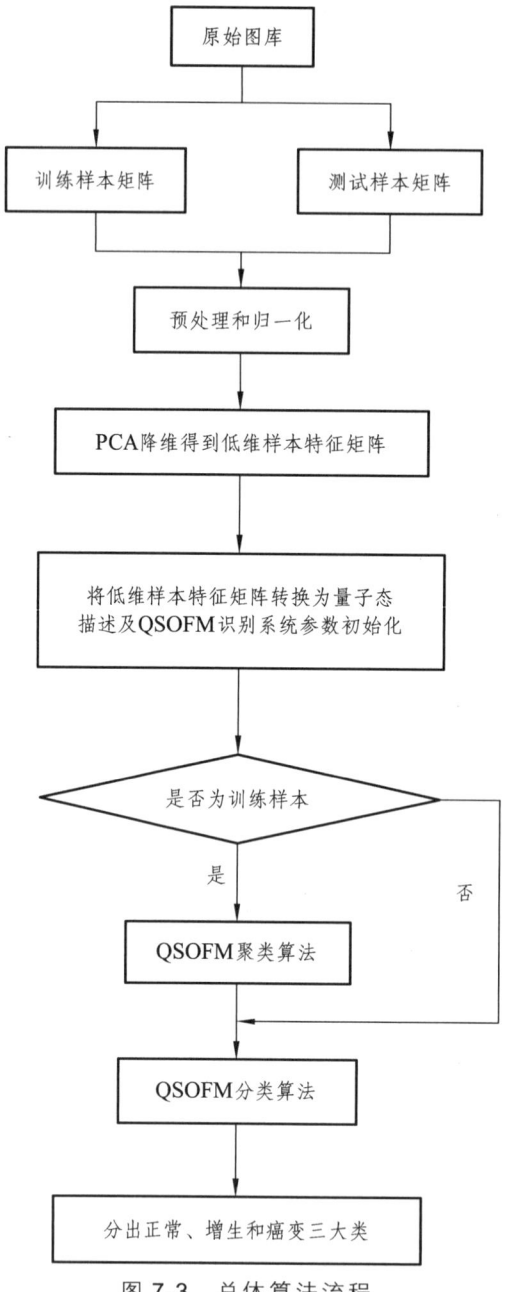

图 7-3 总体算法流程

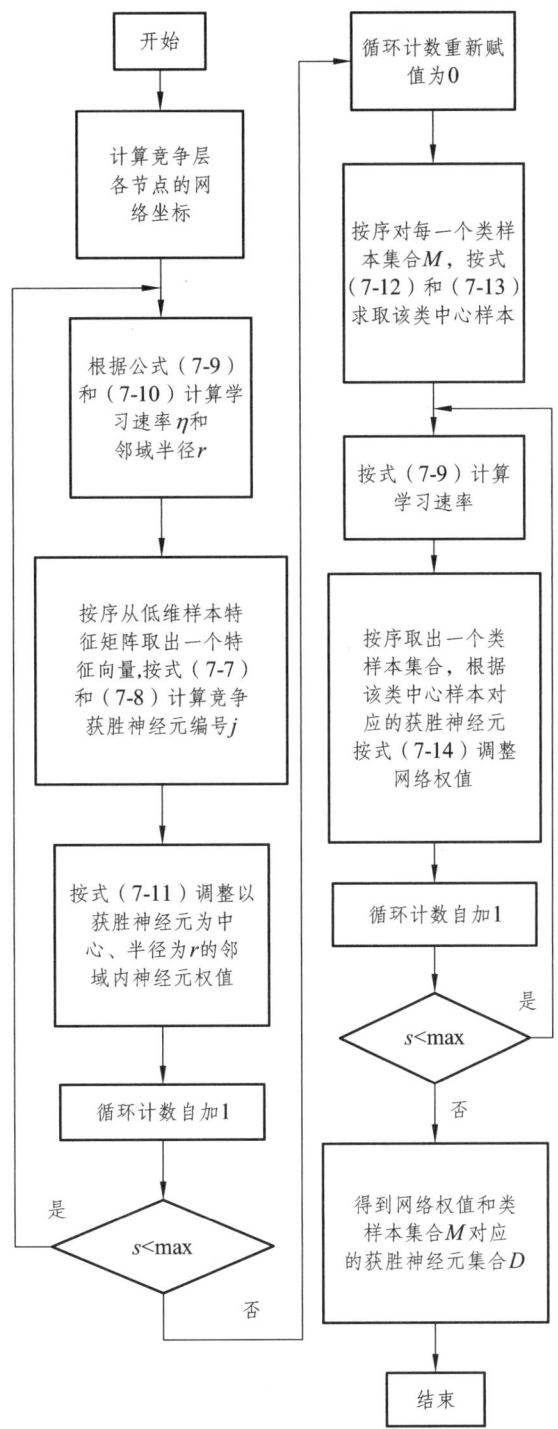

图 7-4 聚类算法流程

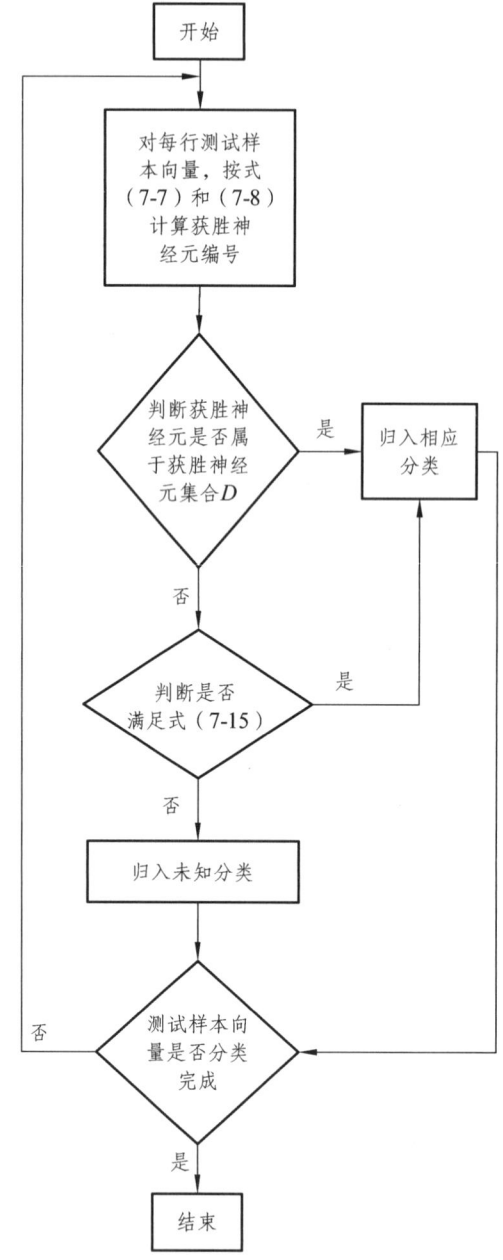

图 7-5 分类算法流程

7.2.3 工作算法步骤

结合上述算法流程图可以得到具体工作算法步骤如下：

（1）原始图库为 N 幅 $m \times n$ 维大小的肿瘤细胞图像，针对每幅图像灰度化。

（2）每幅图像按行抽取得到一维行向量 $x_i = [x_{i1}, x_{i2}, \cdots, x_{ip}]$，$p = 1, 2, \cdots, m \times n$。其中 S 张选定为训练样本 $X = [x_1, x_2, \cdots, x_S]^T$，剩余选定为测试样本 $TestX = [x_1, x_2, \cdots, x_{N-S}]^T$。对训练样本和测试样本进行归一化，然后采用 PCA 降维得到降维后的训练样本和测试样本。

（3）根据公式（7-5）将训练样本和测试样本转换为量子态描述。同时初始化输入层神经元个数、竞争层神经元个数、最大循环步数 max、学习速率 η_0、邻域半径 r_0、循环计数 s、聚类阈值 θ 和网络初始权值。

（4）计算各竞争层节点的网络坐标。

（5）根据公式（7-9）和公式（7-10）计算学习速率 η 和邻域半径 r。

（6）按行有序地从训练样本矩阵中取出一个特征向量，按公式（7-7）和公式（7-8）计算竞争获胜神经元 j^*。按公式（7-11）调整以 j^* 为中心半径 r 的领域内的神经元权值。

（7）若 $s<\max$，则 $s = s+1$，返回（5）继续执行；否则循环计数 s 重新赋值为 0，转向（8）。

（8）按序对每一个类样本集合 M_j，按公式（7-11）和公式（7-12）求取该类中心样本。

（9）按公式（7-9）计算学习速率。然后按序取出一个类样本集合，根据该类中心样本对应的获胜神经元按公式（7-14）调整网络权值。

（10）若 $s < \max$，则 $s = s + 1$，返回（9）；否则保存网络权值和类样本集合 M 对应获胜神经元集合 D。至此，网络训练完成，以下进行测试。

（11）按序从测试样本矩阵取出一个特征向量，按公式（7-7）、（7-8）计算获胜神经元。

（12）判断获胜神经元是否属于获胜神经元集合 D 中某一类，若属于归入相应的分类；否则，继续判断是否满足公式（7-15），满足则归入相应的分类，否则归入未知分类。

（13）判断对测试样本是否分类完成，没有则返回（11）执行；否则，结束得到最终的分类结果。

7.3 实验与结论

在本章实验过程中，选取正常、增生、癌变 3 类肿瘤细胞图像各 50 幅作为总样本集，在这其中分别选取 3 类各 40 幅作为训练样本集，各 10 幅作为测试样本集，对所有图像数据均采用灰度化（方法参考第 2 章）和归一化处理。

7.3.1 数据准备

本章实验所用的肿瘤细胞图像总共分为正常、癌变、增生 3 类，图像总数为 N，其中正常样本数目记为 N_1，增生样本数目记为 N_2，癌变样本数目记为 N_3，3 类样本各选取 50 幅图片，则 $N = N_1 + N_2 + N_3 = 150$。因为模拟量子计算运算量大，将原始图像裁剪成维数为 $D = 80 \times 60 = 4\,800$ 的图像，如图 7-6 所示为正常的肿瘤细胞图像，图 7-7 所示为癌变的肿瘤细胞图像，图 7-8 所示为增生的肿瘤细胞图像。图像经过预处理得到灰度矩阵，按行抽取得到一维行向量 x_i：

$$x_i = [x_{i1}, x_{i2}, \cdots, x_{im}],\ m = 1, 2, \cdots, 4\,800 \tag{7-21}$$

每类各选取 40 幅图片作为训练样本得到训练样本矩阵 $X = [x_1, x_2, \cdots, x_{120}]^{\mathrm{T}}$。剩余作为测试样本构成测试样本矩阵 $TestX = [x_1, x_2, \cdots, x_{30}]^{\mathrm{T}}$。

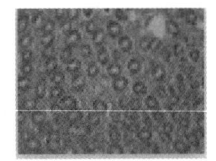 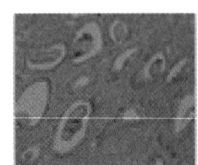 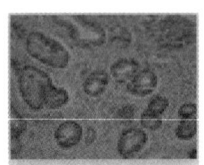

图 7-6　正常肿瘤细胞图像　　图 7-7　癌变肿瘤细胞图像　　图 7-8　增生肿瘤细胞图像

7.3.2 参数选择

（1）由于训练样本和测试样本维数过大，需要经过 PCA 降维操作，为了保证累积贡献率达到 90%，当 $k = 90$ 时能满足这一条件。所以经 PCA 得到训练样本矩阵 X 维数为 120×90，测试样本矩阵 $TestX$ 维数为 30×90，以此作为系统的输入。

（2）竞争层的节点数需要大于需要识别的类别数。实验过程中发现节点数不能过少，这样会导致训练网络过程中获胜的 3 个量子神经元编号过于接近，不好区分属于哪一类别图像；过大则会导致训练时间过长。所以这里设置为 15 的平方即 225 个量子神经元比较适宜。邻域半径设置为 5，网络学习速率和阈值的初始值分别设置为 1.0 和 2.0，无监督和有监督训练过程的循环步数设置为 100（训练结果已经很理想了，同时避免了训练时间过长），竞争层网络初始权值设置为 $[0, 2\pi]$ 的随机数。

7.3.3 对比实验

将训练样本 X 输入 QSOFM 进行训练，结果如图 7-9 所示。

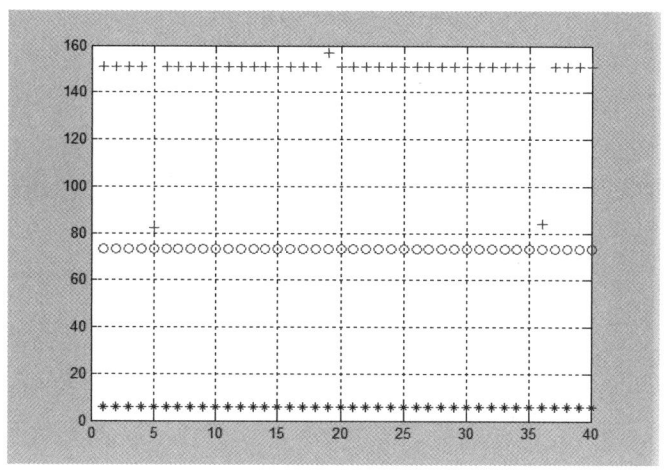

图 7-9 QSOFM 分类结果

从图 7-9 中可以看出训练样本训练得到的获胜节点明显把样本分成了 3 类。用同样的训练样本和参数设置对其他分类方法进行训练，经过多次训练后统计结果如表 7-1 所示。

表 7-1 QSOFM 和其他分类方法训练结果

分类方法	样本数	分类正确数	识别率
PCA+QSOFM	120	107	89.2%
PCA+SOFM	120	103	85.8%
PCA+LDA	120	89	74.16%
PCA+LLE	120	90	75%
PCA+BP	120	100	83.3%

由表 7-1 可以看出 QSOFM 相比于其他方法在肿瘤细胞图像的识别率上有明显的提高，这充分说明 QSOFM 比 ANN 在图像识别上具有的优势。

7.3.4 结 论

本章介绍了 QSOFM 的构建以及算法的具体设计和实现，并采用 80×60 的肿瘤细胞图像对 QSOFM 进行实验验证。在 QSOFM 识别系统构建的基础上，首先对原始图像进行灰度化，紧接着对灰度化后构造的样本矩阵进行归一化处理；其次采用线性降维方法 PCA 进行降维，提取样本的低维样本特征，这样能大大减少 QSOFM 对样本训练的时间；然后用 QSOFM 对提取的样本特征进行训练，并根据设定的学习规则不断地对样本模式进行训练并调整网络权值，直到网络的拓扑结构无明显变化结束训练；最后对样本进行分类，以分别出正常、癌变和增生 3 大类别。通过实验证明，QSOFM 与 SOFM 模型和其他识别算法相比，在样本识别率上有显著提高，说明本章将 QSOFM 应用于肿瘤细胞图像识别算法是有效的。

第 8 章　基于两级 SOFM 的肿瘤细胞图像识别

肿瘤细胞图像的是一种自然图像（Natural Images），自然图像的高阶统计特征不服从高斯分布，而是服从非高斯分布，即对于一幅自然图像，大部分神经细胞的响应都很弱，只有少量神经细胞有较强的响应。鉴于此，在生物神经细胞和神经元工作的基础上，借鉴人类大脑视觉皮层的侧抑制原理[126]，提出一种仿大脑视觉皮层两级自组织特征映射（SOFM）神经网络肿瘤细胞图像分类器。该分类器主要由两层自组织特征映射网络依次连接构成的，其中第一层网络主要用于图像的降维和特征提取，第二层网络主要对第一层提取的样本特征进行分类。本章将对该分类器的构建进行阐述，并通过实验验证其有效性。

8.1 两级 SOFM 神经网络模型的构建

8.1.1 第一层 SOFM 网络的构建

在大脑的视觉领域，神经元有选择地对某些视觉特征模式进行响应，例如在某些特定方向的线和边。在高于视觉皮层的领域，神经元只对某些特定的图形进行响应，例如圆、三角形、正方形甚至于人脸。相应的，视觉系统是具有层次的结构，当神经细胞受到刺激时，此结构首先提取一些简单的特征，然后将这些简单的特征整合成一些复杂的特征。在这种结构中，高阶层的细胞一般从宽范围内的视网膜中接收信息，对刺激源的位置不太敏感。这种神经网络不是一出生就在大脑中完成的，而是在后天的发展和适应过程中不断学习而得到的，具有自组织自学习的特性，能够自觉提取图像特征。

本章模型构建的第一层神经网络是在生物神经元工作机制的基础上，模仿大脑视觉皮层的侧抑制原理[127]，通过 SOFM 神经网络的侧抑制功能来逐层的实现图像的特征提取和降维，该层网络的输入为原始图像的灰度像素值，输出是提取的特征模式，利用自组织特征映射网络的侧抑制功能，能够实现高维图像 320×240 的降维，得到其降维后的样本模式，根据自组织特征映射原理，应用到肿瘤细胞图像特征降维和提取过程中的网络拓扑结构如图 8-1 所示。

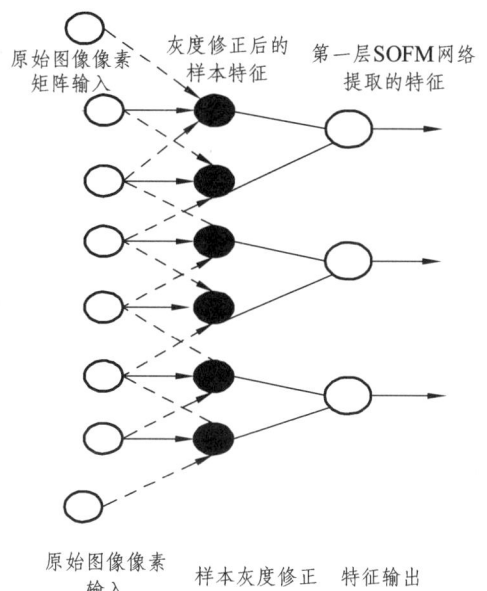

图 8-1 用于特征提取的 SOFM 网络拓扑结构

图中网络的输入为原始的图像像素值,即原始图像的灰度像素矩阵,通过第 2 章的灰度修正算法对原始的图像进行灰度化修正,灰度化的样本图像通过 SOFM 网络的侧抑制功能实现高维图像的降维和特征提取。

8.1.2 第二层 SOFM 网络的构建

人的视觉信息在大脑中是按照一定的顺序进行传递的。在人的大脑中,首先,视网膜接收来自外界的信息。视网膜主要有两类神经节细胞,一类是柱状细胞,另一类是锥状细胞;柱状细胞主要感应图像的光照条件变化,锥状细胞主要感应图像的颜色信息变化;柱状细胞的感应区域较大,主要接收图像的轮廓和形状信息,而锥状区域的感应区域较小,主要接收图像的颜色和细节信息。其次,人脑视网膜的神经节细胞将柱状细胞和锥状细胞接收到的信息通过人的视交叉神经和视束传到大脑中枢的侧膝体,其中主视觉皮层区是第一个从侧膝体接收的视觉输入信息,在生物神经细胞中,被称为 V1 区。最后,这些信息传到大脑的视皮层细胞,这些视皮层细胞在大脑的主皮层内,处理过的视觉信息将按照以下的顺序进行处理:视皮层简单细胞—复杂细胞—超复杂细胞—更高级的超复杂细胞。研究表明,低阶复杂细胞和高阶复杂细胞之间的神经网络和简单细胞和复杂细胞之间的神经网络有相似的结构,这也就说明高阶层的神经元更有利于对复杂的样本特征模式进行响应,同时有更大的感受视野,对样本响应时对位置的移动就更加不敏感。

本章分类器的第二层网络也是在生物神经元的基础上,利用大脑视觉皮层的视觉映射机制[128],对于流经网络每一层的特征信息,会自动地提取并存储在神经元及其之间的突触连接当中。

在第一层 SOFM 网络降维的基础上,利用 SOFM 网络在高阶层更有利于响应的特性和其侧抑制功能,对第一层网络提取的特征模式,利用第二层 SOFM 网络实现图像的自主分类,利用大脑视觉皮层工作原理构建的第二层 SOFM 网络拓扑结构如图 8-2 所示。

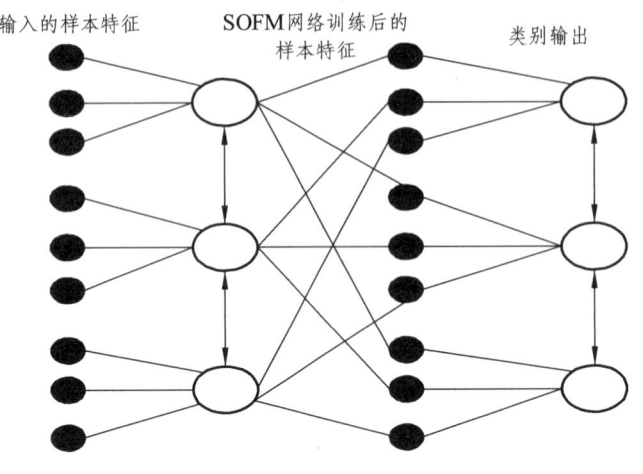

图 8-2　用于样本分类的 SOFM 网络拓扑结构

图 8-2 构建用于实现图像自动分类的 SOFM 网络,利用大脑视觉皮层工作原理,更加有利于对高阶层的神经元进行响应,以及其对近邻神经元进行响应,而对远离细胞进行抑制的侧抑制功能实现肿瘤细胞图像的自动分类。

结合以上介绍的两级神经网络拓扑结构,可知本模型构建的两级 SOFM 网络中,首先采用第一层网络实现图像的特征提取,然后采用第二层网络实现图像的自主分类。基于此两级 SOFM 神经网络分类器的拓扑结构如图 8-3 所示。

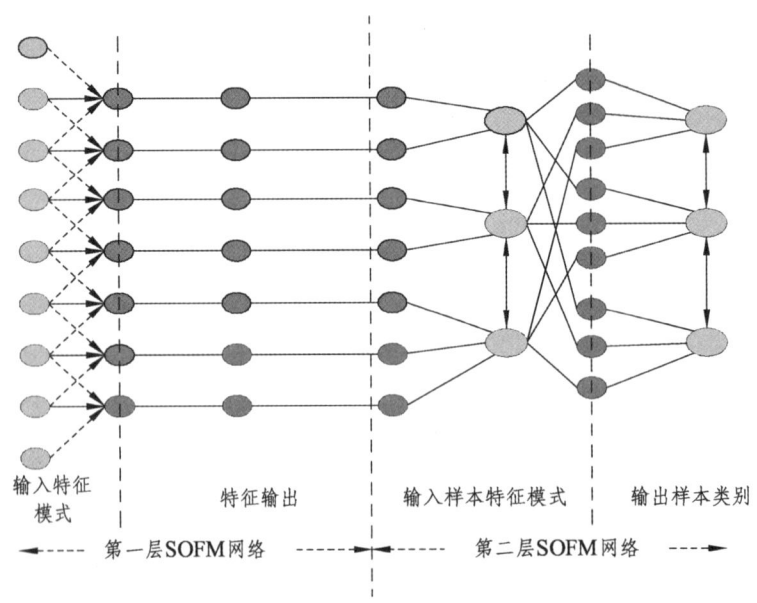

图 8-3　两级 SOFM 网络拓扑结构

8.2 两级 SOFM 神经网络分类器设计

构建基于仿大脑视觉皮层的两级 SOFM 神经网络肿瘤细胞图像分类器,其中两级 SOFM 神经网络是顺序依次连接的,第一层 SOFM 网络提取的图像特征模式作为第二层 SOFM 网络的输入,两层网络是顺序依次融合在一起的,两层 SOFM 网络融合的思想流程如图 8-4 所示。

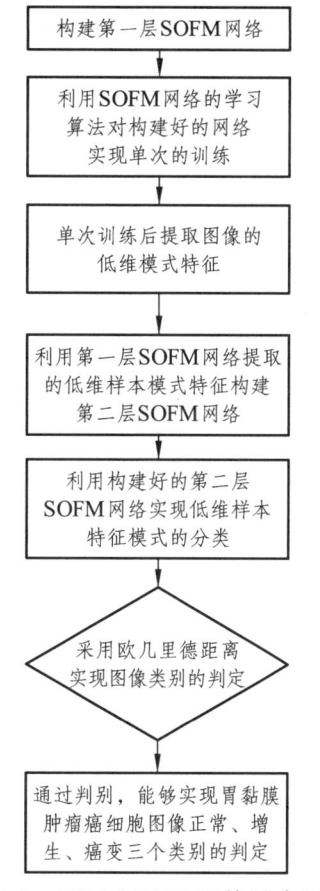

图 8-4 两层 SOFM 网络融合思想

8.2.1 分类器设计思想

本章构建的两层 SOFM 网络是在生物神经元的基础上,模仿人类大脑视觉皮层的神经元有选择地对某些视觉特征模式进行响应,在高阶视觉皮层领域更加有利于神经元的响应和其对周围邻近神经元有促进加强作用,而对远离神经元有抑制作用的侧抑制功能,实现肿瘤细胞图像的特征提取和分类。

本章构建的用于实现肿瘤细胞图像分类的肿瘤细胞分类器主要做了以下几个方面的工作:首先,采用第 2 章的灰度修正方法对高维的肿瘤细胞图像实现灰度修正,这样更加有利于提高网络训练时间和更加完整地保持图像信息；其次，采用 PCA 对高维的 320×240 肿瘤细胞图像实现特征降维，提取其在 PCA 子空间中的特征模式，用于两级 SOFM 网络的构建；然后，对 PCA 降维提取的低维的样本模式输入到构建的第一层 SOFM 网络中，作为第一层 SOFM 网络的输入，通过 SOFM 网络有选择地对有些样本特征模式进行响应的特性，实现对肿瘤细胞图像的特征降维和提取；最后，对第一层网络提取的样本特征模式采用 SOFM 网络在高阶层的视觉皮层领域更利于对某些复杂的特征模式进行响应和其对邻近神经元有促进加强作用，而对远离神经元有抑制作用的特性，实现肿瘤细胞图像的自主分类。通过实验仿真表明该神经网络分类器在降维和提高识别率上均有良好的效果。本章所构建的 PCA 融合两层 SOFM 网络的肿瘤细胞图像分类器如图 8-5 所示。

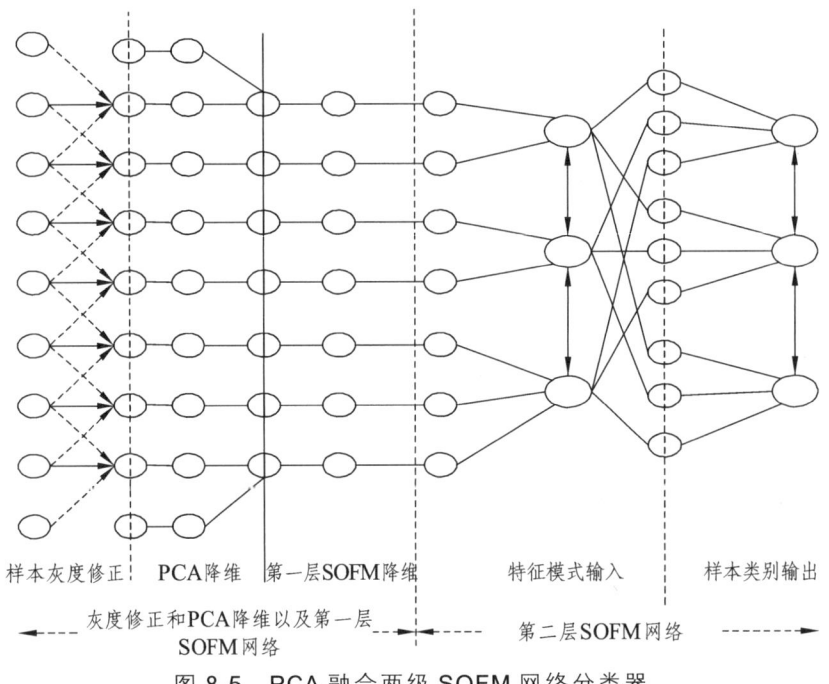

图 8-5　PCA 融合两级 SOFM 网络分类器

8.2.2　分类识别算法设计

在本章的胃黏膜肿瘤图像分类过程中，设计了两组实验，一组是基于两级 SOFM 网络，另一组是基于 PCA 和两级 SOFM 网络，这里先介绍两级 SOFM 网络分类器的算法设计。两级 SOFM 网络的设计思想是先采用第一层 SOFM 网络实现图像的降维，提取样本特征模式，然后采用第二层网络实现图像的自主分类，如图 8-6 所示给出了两层 SOFM 神经网络分类器算法流程。

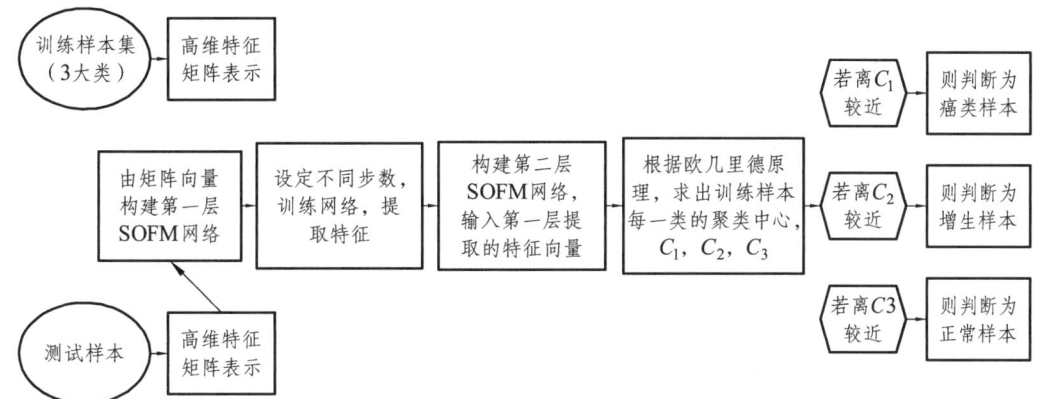

图 8-6 两层 SOFM 网络的分类算法流程

任选一肿瘤细胞图像训练样本集 X，训练图像总数为 N，将其中属于癌变的样本归为一类，记为 X_1，X_1 类中的样本数目为 N_1；将其中属于增生的样本归为一类，记为 X_2，X_2 类中的样本数目为 N_2；将其中属于正常的样本归为一类，记为 X_3，X_3 类中的样本数目为 N_3。即肿瘤细胞图像总的类别数 $C=3$，且 $N=N_1+N_2+N_3$，各图像的高维特征表示的维数为 $D=320\times240=76\,800$。设用于测试的任意肿瘤细胞图像为 y，在本模型实验中各选取训练样本 55 个，则 $N_1=N_2=N_3=55$。其算法步骤如下：

（1）首先输入 3 类共 165 张训练样本到第一层 SOFM 网络，在第一层网络中设置神经元个数为 55，矩阵 P 表示如下：

$$P=[P_{i1},P_{i2},\cdots,P_{i76\,800}], i=1,2,\cdots,165 \quad (8-1)$$

（2）对网络的初始权值设定为 [0,1] 的随机数，设网络的初始学习率为 0.01～0.1 的随机数，通过不断的实验验证选取某个具体学习速率的效果，并对获取的训练样本进行归一化处理为 P'。

（3）根据以上设定的各参数值，构建二维的第一层 SOFM 网络，因为选取了 55 个神经元，所以经过第一层网络的训练后，样本的维数降到 55，提取样本特征模式 T。

（4）欲将样本分为 3 类，所以第二层 SOFM 网络的神经元设定为 3，将第一层网络提取的样本特征模式输入到第二层 SOFM 网络的输入层，则第二层 SOFM 网络的构建如下式所示：

$$net=newsom(\max\min(T),[3,55]) \quad (8-2)$$

（5）设定不同的步数，对网络进行训练。

（6）根据自组特征映射网络权值调整规则，不断地调整网络权值。

（7）重复（5）～（6），直到网络拓扑结构无明显变化。

（8）计算网络中癌变、增生、正常 3 类特征样本的聚类中心，分类记为 C_1，C_2，C_3。

（9）选择欧几里得距离作为判断两个神经元是否属于一个类别的依据，欧几里得计算如下：

$$d = \sqrt{\sum_{i=1}^{n}(x_i - y_j)^2} \qquad (8\text{-}3)$$

式中，$n = N_1 = N_2 = N_3$。且对$\forall x_i \in X_k, \forall y_j \in X_k, k = 1,2,3$。

若$d \geqslant C_1$，则可判断此图像为癌变类样本。

若$d \geqslant C_2$，则可判断此图像为增生类样本。

若$d \geqslant C_3$，则可判断此图像为正常类图像。

（10）任选一肿瘤细胞图像为测试样本，执行（3）~（7），实现对图像所属类别的判断。

8.2.3 实验结果分析

1. 实验数据

在实验过程中，分别选取 50 幅癌变类胃黏膜肿瘤图像，50 幅增生类胃黏膜肿瘤图像，50 幅正常类胃黏膜肿瘤图像，对所有图像数据均采用灰度化（方法参考第 2 章）和归一化处理。

由于要将样本分为 3 类，在第一层网络中将神经元设为 55，第二层网络神经元设为 3，下面对实验过程中初始样本点的分布、神经元的拓扑结构、初始神经元的权值分布以及网络训练过程中自主调整的权值分布图等进行详细的阐述。

2. 实验过程

在本实验过程中设计了两组实验以进行实验比对：一组是基于两级 SOFM 网络，另一组是基于 PCA 和两级 SOFM 网络。两组实验的实验对象及其实验的数据都是一致的，下面介绍采用两级 SOFM 网络进行肿瘤细胞图像分类，实验结果如图 8-7，图 8-8，图 8-9 所示。

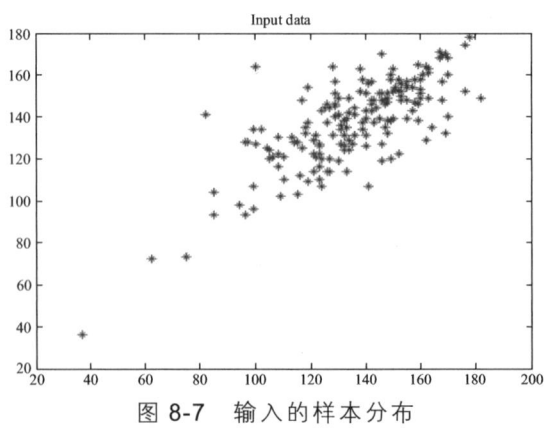

图 8-7 输入的样本分布

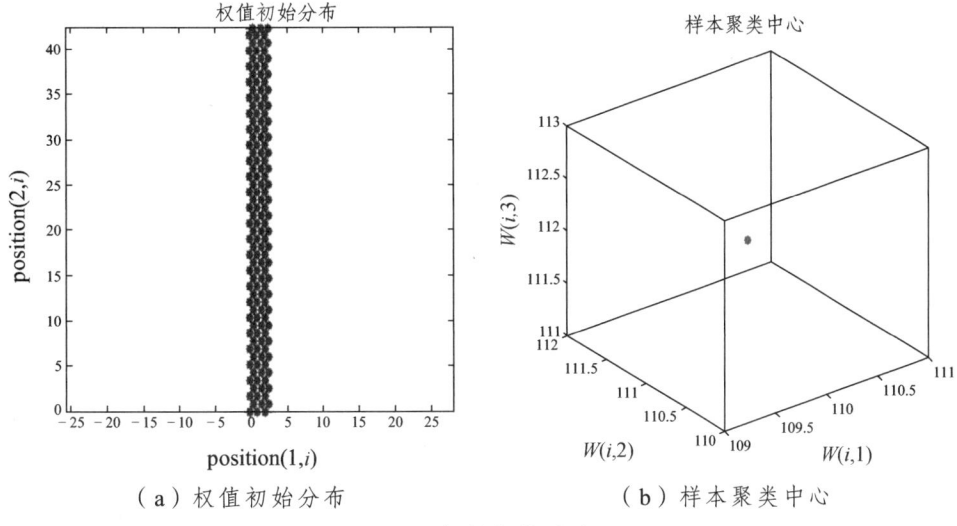

(a) 权值初始分布　　　　　　　　(b) 样本聚类中心

图 8-8　初始权值分布图

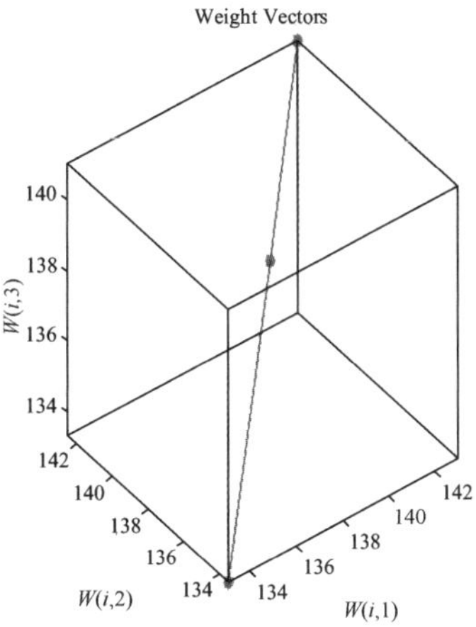

(a) 5 次训练后的权值分布 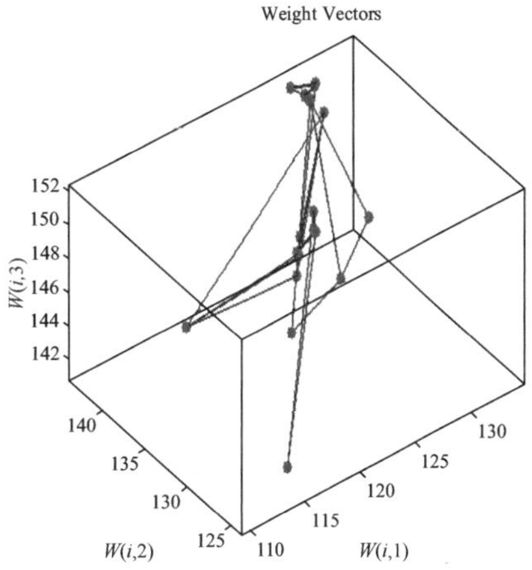　　　　(b) 200 次训练后的权值分布

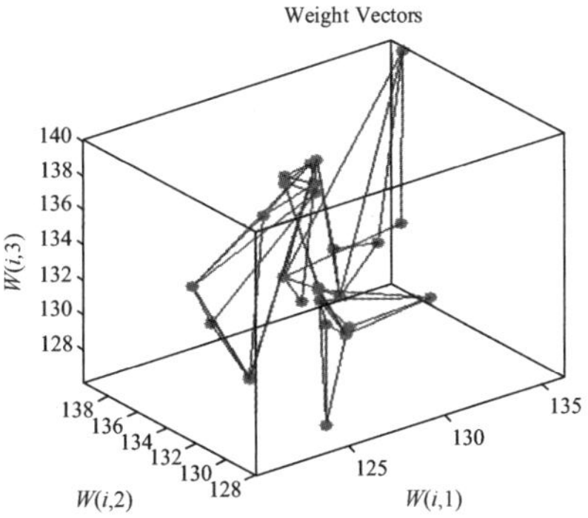

(c) 400 次训练后的权值分布 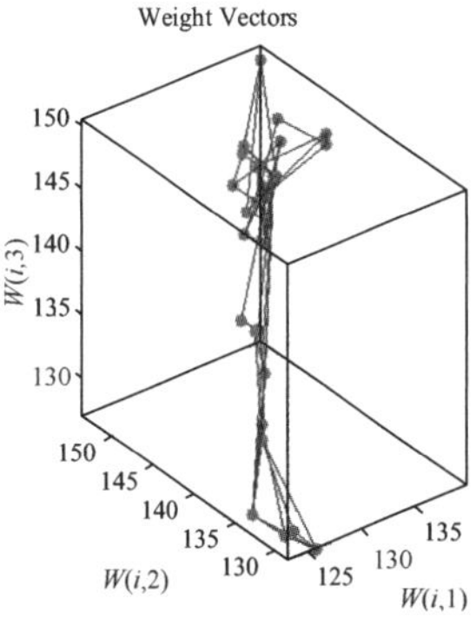　　　(d) 600 次训练后的权值分布

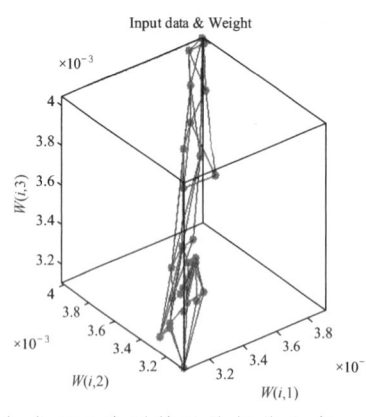
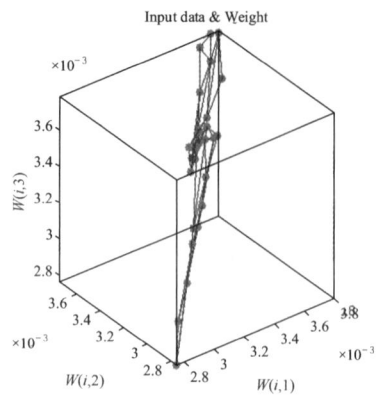

（e）800 次训练后的权值分布　　　　（f）1 000 次训练后的权值分布

图 8-9　训练 3 次后样本的权值分布

由图 8-9 可知，采用两级 SOFM 网络进行样本训练时，想要使网络的拓扑结构趋于稳定，需要花费较长的网络训练时间，这样更加不利于网络的分类。除此此外，构建两级 SOFM 网络时需要图像的像素特征矩阵，但是直接采用原始图像输入的是图像的像素点，构建网络时，还需要将图像的像素点转为图像的像素矩阵。

3. 结果分析

基于以上存在的问题，引入了 PCA。PCA 是一种有效的图像降维方法，它能够较好提取高维图像数据的主成分分量，因此 PCA 不但能够降低高维图像的维数，还能使图像的失真度降到最低[129]，而 SOFM 网络受初始样本的影响不大且能够较好地保持网络的拓扑结构，基于此，我们将两者进行结合，提出基于 PCA 与两级 SOFM 混合神经网络的肿瘤细胞分类方法，即先采用 PCA 对高维的样本图像进行降维，提取高维图像的低维样本特征，然后再采用 SOFM 网络设计肿瘤细胞图像的分类；又因为 SOFM 网络的计算量大、收敛速度较慢，采用 PCA 降维后再采用 SOFM 网络能使训练过程中处理的数据量大大降低，经实验结果表明，采用 PCA 与两级 SOFM 混合神经网络的肿瘤细胞图像的分类方法能够较大地提高图像的分类准确率和减少样本的分类运行时间。

引入 PCA 后，不但解决了图像矩阵的转换问题，又降低了图像的维数和减少了样本训练的时间，基于此，采用 PCA 实现高维肿瘤细胞图像的降维，提取图像的低维样本特征，用提取的低维特征模式构建两级 SOFM 网络实现图像特征提取和分类。下面介绍 PCA 融合两级 SOFM 网络的肿瘤细胞图像分类的设计与实现。

8.3　融合 PCA 和两级 SOFM 神经网络的分类器设计

8.3.1　PCA 的应用

PCA 又被称为主元分析、K-L 变换（Karhunen-Love Transform），是由 Pearson 首次

提出，该方法在本书第 3.2 节做了较详细的介绍。在本章实验中，由于肿瘤细胞图像的维数相当高，即 320×240 = 76 800 维，不同的变量往往有不同的量纲，通过协方差求得的主成分一般先照顾方差较大的变量，有时会产生不合实际的结果，基于此，在对向量进行处理前，需将变量标准化 ，即

$$x^* = \frac{x - E(x)}{\sqrt{D(x)}}, i = 1,2,\cdots,p \qquad (8-4)$$

在肿瘤细胞图像的识别过程中，由于图像的维数比较大，通常图像的第一主成分并不能够代表原始图像，所以要选取几个方差比较大的主成分。在本章的肿瘤细胞图像识别过程中，由于图像的维数相对较高，常取常数 k，使得累积贡献率不低于 90%。

8.3.2 分类识别算法设计

在前面构建的两层仿大脑视觉系统的 SOFM 神经网络基础上，引入了 PCA，提出了一种融合 PCA 和两级 SOFM 神经网络分类器[130]。由于本章实验对象的肿瘤细胞图像的维数较高，最高可达 320×240 = 76 800 维，直接采用原始图像实现图像的降维和分类会明显提高算法的复杂度和增加肿瘤识别时间。基于此，采用了现在比较流形的线性降维方法 PCA，由前面 PCA 的定义和概念可知，PCA 最大目的是实现图像的降维，因此在构建神经网络之前，先采用 PCA 使高维的特征映射到 PCA 子空间中，提取图像的低维特征，使降维后的特征输入到 SOFM 神经网络第一层的构建当中，进一步提取图像的灰度纹理特征，这样逐层提出特征，提取的特征输入到第二层 SOFM 神经网络的构建当中，以使第二层 SOFM 网络能有效地实现对肿瘤细胞图像的分类,进而对样本模式分为癌变、增生、正常 3 大类别，此算法的流程如图 8-10 所示。

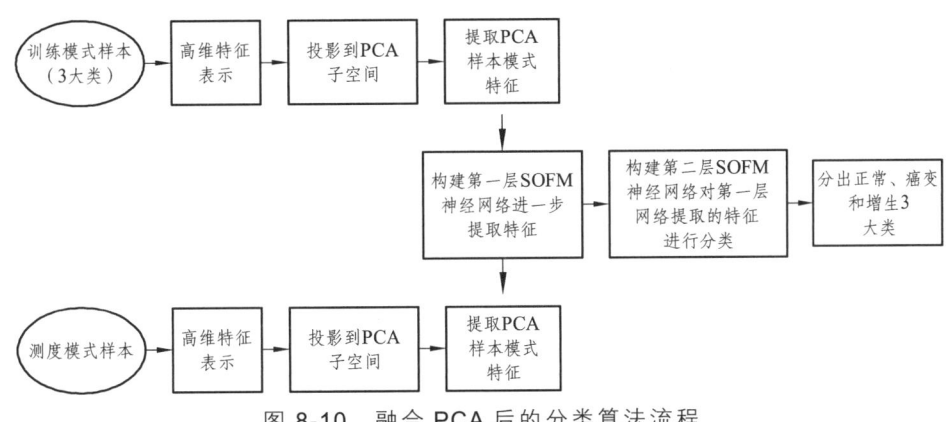

图 8-10 融合 PCA 后的分类算法流程

8.4 实验与结论

在本章实验的过程中，正常、癌变、增生 3 类肿瘤细胞图像分别选取 50 幅作为训练

样本集,再选取 3 类各 50 幅图像作为测试样本集,对所有图像数据均采用灰度化(方法参考第 2 章)和归一化处理。

8.4.1 实验过程

设正常样本图像的识别率为 p_1,增生的识别率为 p_2,癌变的识别率为 p_3,样本总的识别率为 p,下面对实验过程中的具体过程进行详细的阐述。

如图 8-11(a)所示,初始样本随机的分布,样本杂乱无章;如图 8-11(b)所示,经过 PCA 变换之后,样本逐渐向癌变、增生、正常 3 大类别逼近。

由图 8-12(a)所示为 PCA 降维后样本的权值分布,由图可知,样本的初始权值随机分布;8-12(b)所示为样本权值的初始聚类中心,由图可知,样本的初始聚类中心集中在一点上。

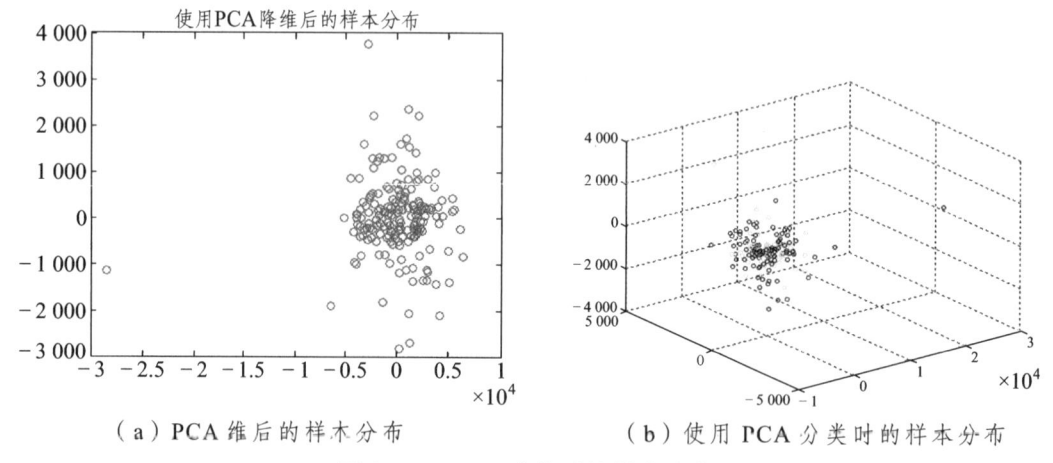

图 8-11 PCA 降维后的样本分布

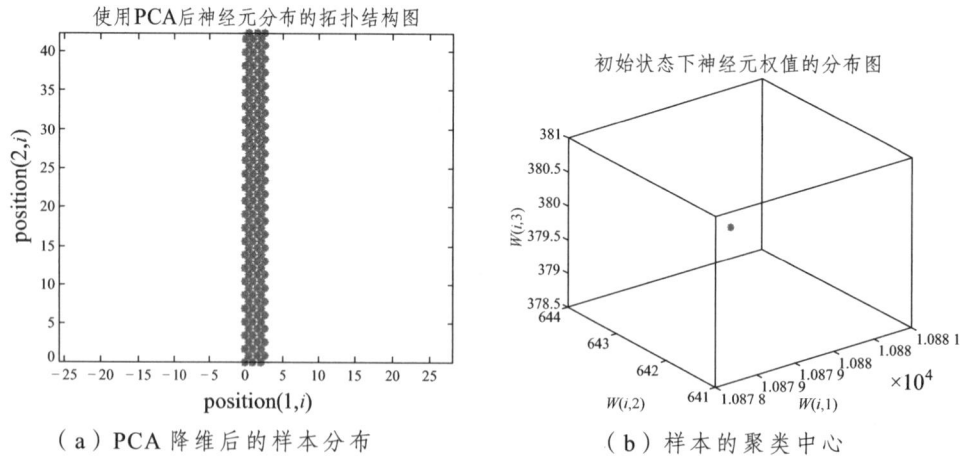

图 8-12 PCA 变换后样本权值分布

如图 8-13 所示,随着训练次数的不断增加,样本的初始权值拓扑结构分布变化不大明显,但当样本的训练次数达到 600 时,权值拓扑结构与训练次数为 5 和 200 时有很大的差别,随着训练次数的继续增加,当达到 800 或 1 000 时,样本的权值拓扑结构基本上没有变大,此时可以结束网络的训练。

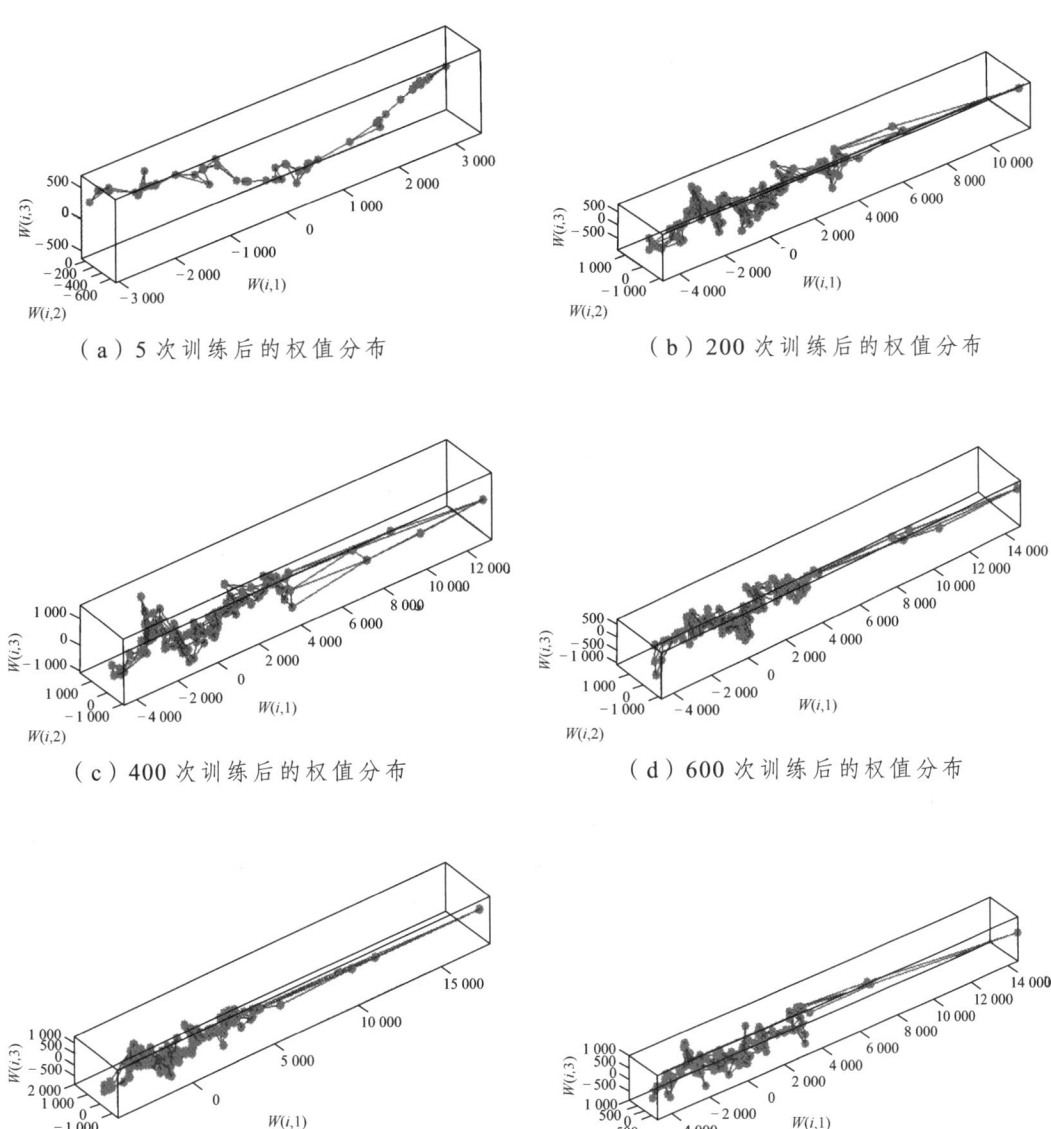

图 8-13　训练过程中样本的权值分布

如图 8-14 所示为采用两级 SOFM 网络样本训练过程中样本数据点的分布,其中红色的*点代表 3 类样本的数据分布点,蓝色的圆圈代表每类样本的聚类中心。由图可知,随着训练次数的增加,样本的聚类结果越明显;聚类后,在样本的聚类中心,神经元分布较密集,其余分布则较稀疏。

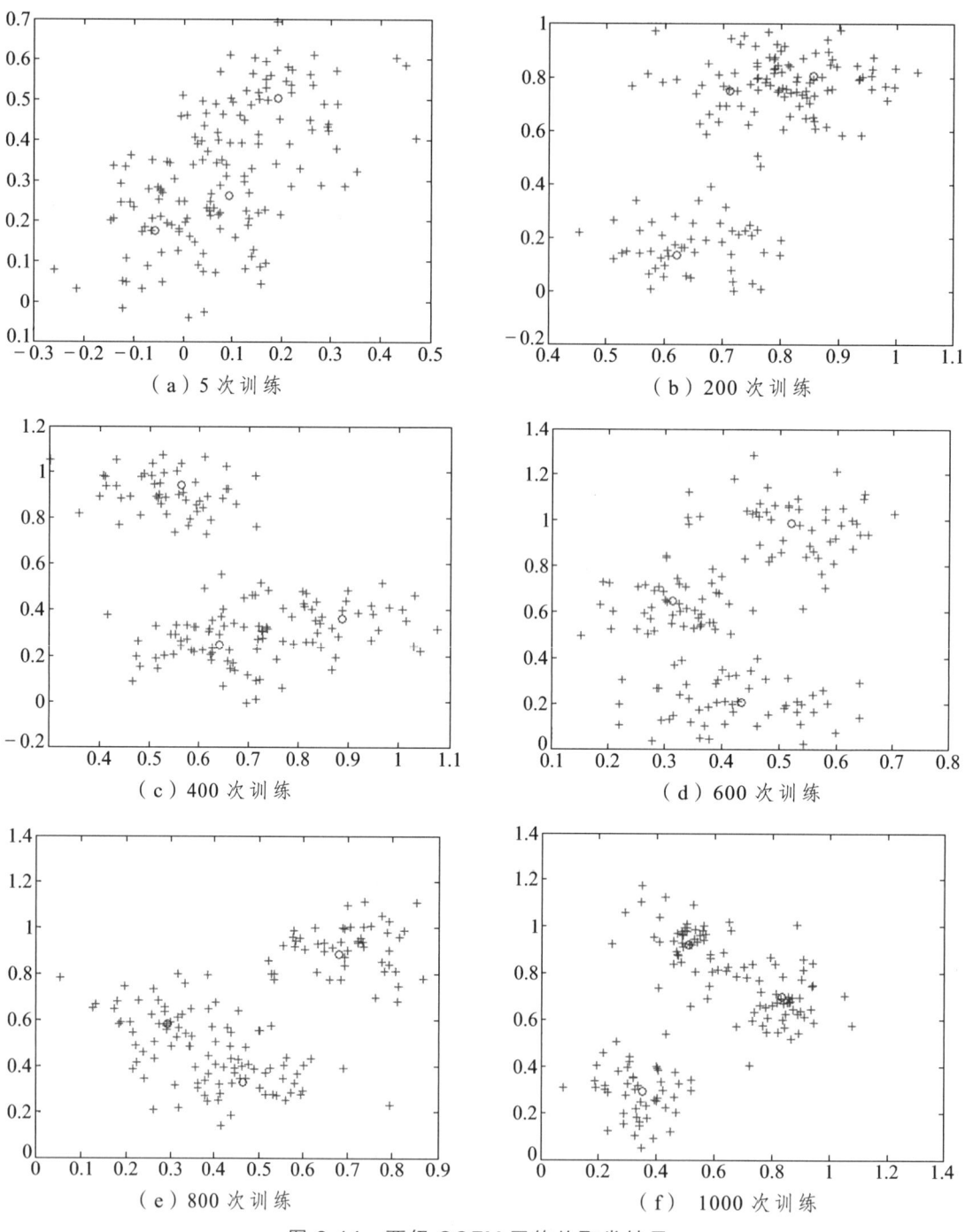

图 8-14 两级 SOFM 网络的聚类结果

下面为采用本章的 PCA 融合两层仿视觉 SOFM 神经网络做的一组对比实验，分别选取样本的训练次数为 400、600、800 和 1 000，实验结果如图 8-15 所示。

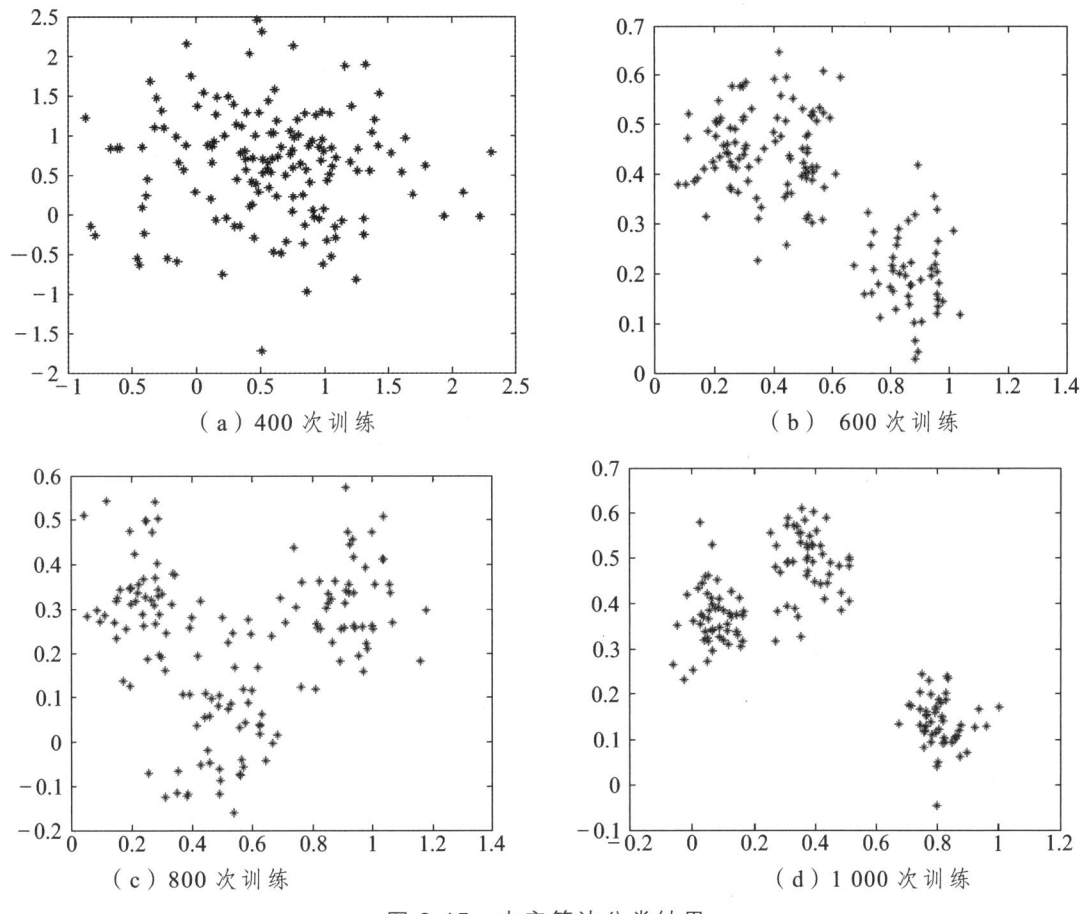

图 8-15 本章算法分类结果

如图 8-15 所示，随着样本训练次数的增多，样本训练的误判率和错判率越来越少，样本的分类准确率也越来越高，样本分类运行时间越来越少。

由图 8-14 和图 8-15 比较可知，采用 PCA 融合两级 SOFM 网络的分类器在聚类和运行时间方面都比单使用两级 SOFM 网络的分类效果要好。

8.4.2 实验比较

在实验过程中，设定不同的学习速率和不同训练次数，将它们综合起来，针对分类准确率和分类运行时间与其他分类方法的优越性进行比较。在实验过程中，分别选取 50 幅癌类胃黏膜细胞图像、50 幅增生类胃黏膜细胞图像和 50 幅正常类胃黏膜细胞图像作为训练样本模式，分别选取 30 幅癌变类肿瘤细胞图像、30 幅增生类肿瘤细胞图像和 30 幅正常类肿瘤细胞图像作为测试样本模式，对所有图像数据均采用灰度化（方法参考第 2 章）和归一化处理。

灰度化后图像维数仍然很高，对运算速率影响很大，所以通过 PCA 降维后，再采用两级 SOFM 网络实现图像分类，分别选取不同的学习速率和训练次数，做了一系列的实验比对，其中随着学习速率、样本训练次数的变化，样本模式分类的准确率也不相同。表 8-1 为采用不同的学习速率和相同的训练次数时，样本的分类准确率，在这里选取一个样本训练次数的折衷数为 400；表 8-2 为选取相同的学习速率和不同的训练次数时，样本模式的分类准确率，在这里选取样本学习速率中较好的值，为 0.01；表 8-3 为选取不同的学习速率和不同的样本训练次数时，样本模式的分类准确率；表 8-4 为选取不同的学习速率和不同的样本训练次数时，样本分类时的运行时间；表 8-5 为选取不同的学习速率、不同的样本训练次数以及不同的训练样本和测试样本时，样本分类所使用的时间。

表 8-1 学习速率不同、训练次数相同时的样本分类准确率

学习速率	训练次数	训练样本	测试样本	错判样本数	分类准确率/%
1	400	55	30	15	72.75
0.6	400	55	30	14	74.56
0.4	400	55	30	13	76.36
0.2	400	55	30	11	80.00
0.1	400	55	30	10	81.82
0.01	400	55	30	8	85.45

由表 8-1 可知，当选取学习速率为 0.01，样本训练次数为 400 时，样本模式的分类准确率较高，可达 85.45%。

表 8-2 学习速率相同、训练样本次数不同时的样本分类准确率

学习速率	训练次数	训练样本	测试样本	错判样本数	分类准确率/%
0.01	5	55	30	16	70.91
0.01	200	55	30	14	74.56
0.01	400	55	30	10	81.12
0.01	600	55	30	8	85.45
0.01	800	55	30	7	87.27
0.01	1 000	55	30	6	89.09

由表 8-2 可知，当学习速率为 0.01，样本训练次数为 1 000 时，样本模式的分类准确率最高，可达 89.09%。

表 8-3 不同的学习速率和样本训练次数时的样本分类准确率

学习速率	训练次数	训练样本	测试样本	错判样本数	分类准确率/%
1	200	55	30	13	76.36
0.4	400	55	30	11	80.00
0.1	5	55	30	14	74.56
0.04	600	55	30	8	85.45
0.02	800	55	30	7	87.72
0.01	1 000	55	30	6	89.09

由表 8-3 可知，当学习速率为 0.01，样本的训练次数为 1000 时，样本的分类准率最高，可达 89.09%。

表 8-4 不同学习速率和不同运行时间时的样本分类运行时间

学习速率	训练次数	训练样本	测试样本	分类使用时间/s
1	200	55	30	68.97
0.1	400	55	30	45.25
0.06	5	55	30	39.56
0.03	600	55	30	32.63
0.02	800	55	30	29.56
0.01	1 000	55	30	26.28

由表 8-4 可知，当学习速率选 0.01，样本训练次数为 1 000 时，样本的训练速度最快。

表 8-5 不同训练样本和测试样本情况下的样本分类时间

学习速率	训练次数	训练样本	测度样本	分类运行时间/s
1	200	30	10	65.23
0.1	400	40	15	36.12
0.06	5	50	20	30.45
0.02	800	60	30	27.31
0.01	1 000	70	40	26.54

由表 8-5 可知，选取不同的学习速率、不同的样本训练次数、不同的测试样本数和不同的测试样本数时，选取本章所提出的分类方法受样本集大小的影响最小。

表 8-6 中，2SOFM 表示两级 SOFM 神经网络，通过一系列的实验比对 PCA、LLE、PCA+LDA、LLE+LDA、SVM、2SOFM 与本章分类方法 PCA+2SOFM 在分类准确率和分类运行时间的差别，由以上实验结果可知，采用 PCA+2SOFM 比单采用 2SOFM 在分类准确率上提高了 89.09% − 87.68% = 1.41%，在分类运行时间上提高了 31.48 − 26.28 = 5.20(s)，由此可知本章所提分类方法在分类准确率和分类运行时间方面都占有很大的优势。

表 8-6 与其他分类方法在分类准确率和运行时间方面的比较

分类方法	训练样本	测试样本	分类准确率	分类运行时间/s
PCA	55	30	72.9%	78.12
LLE	55	30	73.3%	65.46
PCA+LDA	55	30	80.1%	50.89
LLE+LDA	55	30	81.6%	30.15
SVM	55	30	83.36%	41.78
2SOFM	55	30	87.68%	31.48
PCA+2SOFM	55	30	89.09%	26.28

8.4.3 结　论

本章介绍了两级 SOFM 神经网络的构建以及算法的具体设计和实现，并采用 320×240 的肿瘤细胞图像对两级 SOFM 网络进行实验验证。在两层 SOFM 神经网络分类器构建的基础上，首先采用灰度修正算法对原始图像进行灰度修正，更加完整地提取图像的原始信息，增生图像的边缘对比度，以提高网络训练的速率；其次对灰度修正后的样本图像采用线性降维方法 PCA 进行降维，提取图像的低维样本特征，这样能大大减少第一层 SOFM 网络样本训练的时间；然后对 PCA 提取的样本特征进行归一化处理，把归一化后的 PCA 样本特征输入到第一层 SOFM 神经网络的构建当中，逐层提取能够代表原始图像的样本特征；最后对第一层 SOFM 神经网络提取的样本特征，采用第二层 SOFM 神经网络对提取的样本特征进行训练，并根据设定的学习规则不断地对样本模式进行训练并调整网络权值，直到网络的拓扑结构无明显变化结束训练，根据欧几里德距离或者曼哈顿距离对样本进行分类，以分别出正常、癌变和增生 3 大类别。通过实验证明，该方法能够很大程度上提高图像的分类准确率和减少图像的分类时间。

第 9 章　肿瘤诊断病理分析软件

当今的临床医学和生物学借助现代化的电子显微成像设备和计算机数字图像处理技术，使得对组织细胞切片图像进行数字化采样和计算机辅助分析识别成为可能。目前，国内外通用医学图像处理系统的使用比较普遍，但专门用于肿瘤病理图像数字化分析的软件却很少，且这类医学图像处理软件大都价格昂贵，并且只有一些常用的病理分析和医学图像处理功能。我们团队结合多年来对肿瘤细胞图像识别的研究成果，设计实现了一套肿瘤诊断病理分析软件，能够辅助医生对肿瘤细胞图像进行识别与诊断。

该肿瘤诊断病理分析软件的特点在于：通过手动和自动方式对细胞进行处理，包括肿瘤细胞图像预处理、细胞图像分割、细胞边界跟踪、细胞特征值计算统计、图像识别等功能。通过对肿瘤细胞图像一系列手动处理后，得到细胞特征值，帮助病理医生进行辅助识别，同时设计分类器对肿瘤细胞进行自动识别。其功能如下：

（1）病理信息管理。实现了医生信息、病人细胞图像等信息的管理、统计、浏览、打印等功能。

（2）图像的预处理：在实际的图像处理过程中并没有一种统一的方法来预处理各种不同的数字图像。本系统是经过对各种预处理方法如图像反色、灰度化、灰度拉伸、直方图均衡化、伪色彩、图像锐化、中值滤波等的处理效果进行对比，选择最佳方法组合并后台封装实现的。

（3）肿瘤细胞图像的分割、跟踪[131]。本系统实现了图像的分水岭、松弛迭代、互信息、均值偏移算法等的分割操作，并选择效果最好的松弛迭代分割[132]进行后台封装得到分割图像，然后对分割图像进行边界跟踪。边界跟踪是图像识别不可缺少的基本工作，它为病理医生最终对病灶的定性判别起着关键性的作用，完成了对目标细胞边界的划分及封闭目标区域的标识。

（4）图像的细胞特征值计算、识别，切片管理和识别结果管理。完成边界跟踪之后，即可根据已经识别出来的目标细胞的边界点来提取目标细胞的相关特征。本系统中提取了细胞切片的形态特征和光密度特征，通过统计分析对细胞图像进行识别，当然，病理医生的病理经验也是最后识别决策的关键。最后通过病理报告的打印，给出最后的诊断结果。

（5）肿瘤细胞图像的自动识别。使用基于改进的 PCA+LDA 的预分类法将异常肿瘤细胞图像自动识别为增生或癌变，通过数据分析证明识别率良好。

9.1 需求背景

由于对肿瘤显微图像的分析长期以来主要是依靠人工目测分析完成的，这需要检测人员或医师具有丰富的临床经验，同时还存在着效率低、工作强度大、操作人员易疲劳，人为误差不可避免等诸多缺点，使得人工识别的持久性、稳定性和客观性往往难以保证。为了辅助医生的诊断分析，减少医生的工作量，利用计算机软件来实现病理分析诊断是十分必要的。

病理诊断的大致流程是首先提取疑似病变组织细胞，然后对其进行染色制作成病理切片，最后由病理医生在高端显微镜下凭借其积累的病理知识及诊断经验完成对病灶的识别。病理诊断工作完全由人工完成，因此，其工作效率较低。主观影响大，且没有较完整的数据存储功能，极易造成病理诊断工作的滞后以及病理诊断的正确率偏低。基于以上原因，有必要设计一套肿瘤诊断病理分析系统。

针对粘连现象严重的肿细胞图像，从整个腺体的分布、形态、排列及染色等情况识别肿瘤细胞图像，是识别细胞的重要手段，如图 9-1 所示。同时，认清腺体内部细胞的排列、大小、分布对于准确识别出胃上皮细胞图像的病变和异型增生也是非常有用的，它是识别细胞增生程度的标准之一。故本诊断系统设计时研究了从宏观上对肿瘤细胞图像进行分割处理，只需要从整体上分割出腺体及腺体内部的细胞，认清它们的分布排列情况，以达到辅助医生准确识别细胞的目的。

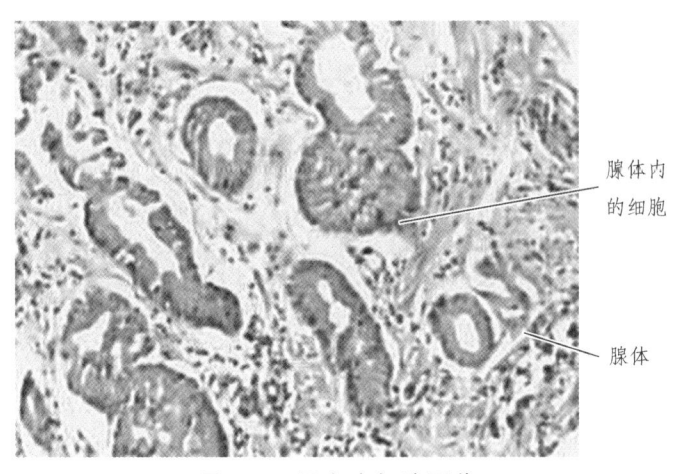

图 9-1　胃上皮细胞图像

9.2 系统总体设计

9.2.1 模块设计

系统总体分为两大模块：信息管理模块以及切片图像分析模块，其主要功能如图 9-2 所示。在两大模块中，智能识别是本系统的研究重点，其功能如图 9-3 所示。

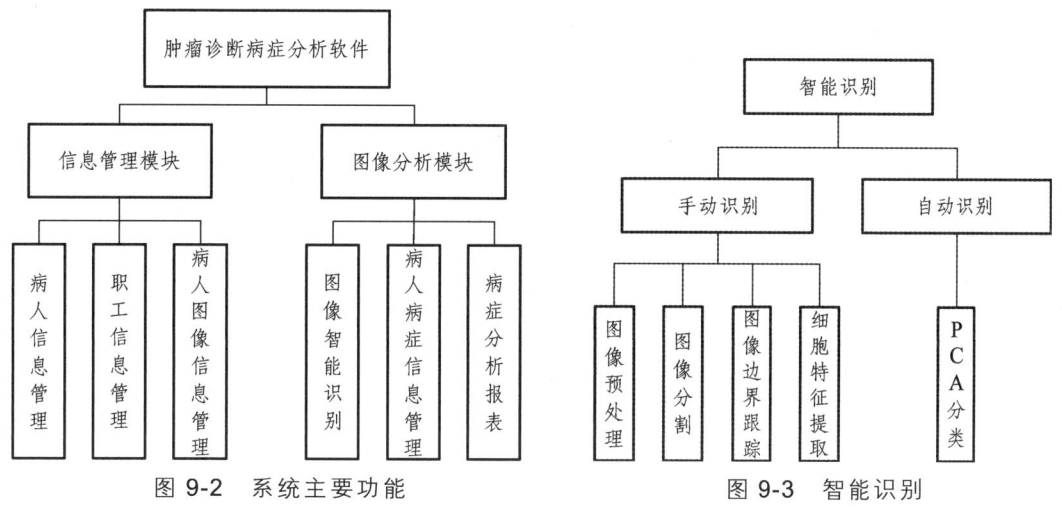

图 9-2 系统主要功能   图 9-3 智能识别

从病人进入医院挂号到病理诊断结束的系统流程如图 9-4 所示。

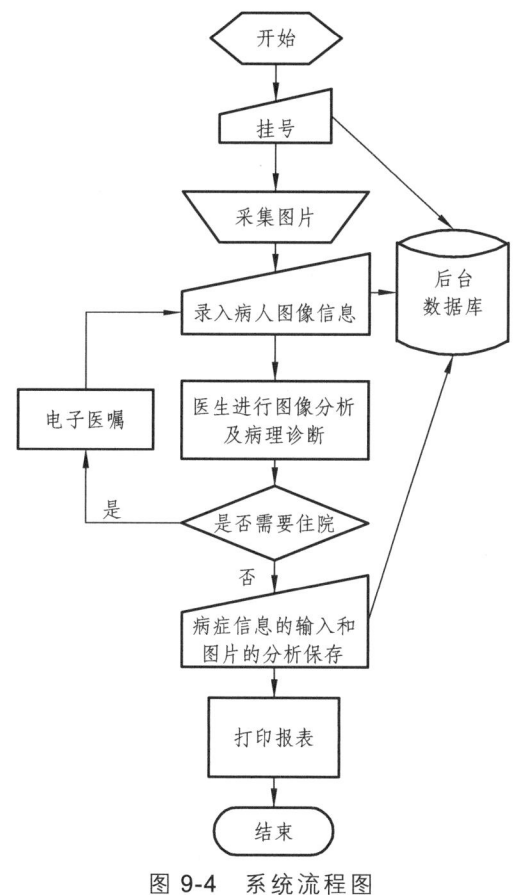

图 9-4 系统流程图

系统流程图中,医生对图像信息分析及病理诊断模块是本系统的主要研究模块。其中分为手动识别和自动识别两种方式来辅助医生诊断。

9.2.2 软件算法设计

1. 肿瘤细胞图像手动识别

本系统的手动识别是指：由用户来对病人细胞图像感兴趣区域进行选取，得到感兴趣区域以后对图像进行灰度化、中值滤波等预处理操作，去除图像中的噪声，然后对经过预处理的图像进行分割操作，然后对腺体和细胞分别进行跟踪，定位细胞核和细胞质，最后提取出细胞的特征参数提供给用户作为识别的辅助参考的过程，其流程如 9-5 所示。

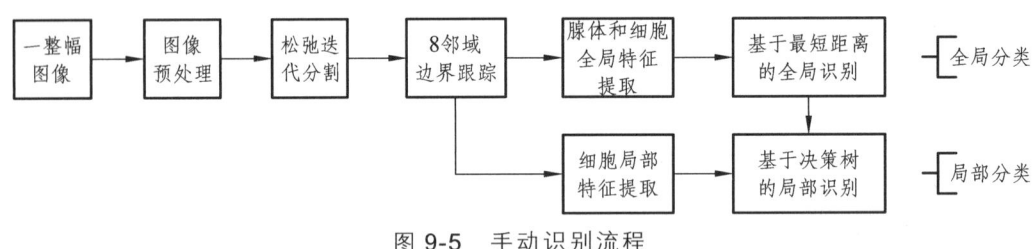

图 9-5 手动识别流程

1）图像预处理

采用了 1 次灰度运算、1 次平滑运算和 2 次中值滤波运算来对肿瘤细胞图像进行预处理。

2）细胞图像分割

分别用了分水岭、松弛迭代、互信息、Mean Shift 等算法进行分割操作实验，通过实验对比（参看技术特点），松弛迭代算法分割效果较好且运行速度快，对细胞图像进行分割后分离出的细胞核、细胞质、背景三大区域较清楚，能为下一步的细胞边界跟踪提供质量较好的图像，方便细胞特征的提取，所以本系统采用松弛迭代分割算法。

3）细胞边界跟踪

（1）细胞区域标号。

如果当前点的左边点的像素值和上方点的像素值相等且为物体点，并且上方点和左边点的标号相同，则当前点的标号同左边点或上方点。

如果当前点的左边点是物体点，上方点是背景点，则当前点的标号同左边点。

如果当前点的左边点是背景点，上方点是物体点，则当前点的标号同上方点。

如果当前点的左边点和上方点都是背景点，则当前点的标号为新标号。

如果当前点的左边点的像素值和上方点的像素值相等且为物体点，并且上方点和左边点的标号不相同，在左边点和上方点两者中标号较小者赋值给当前点，同时修正左边点或上方点的标号值。

（2）使用链表进行边界跟踪。

采用二维链表结构对细胞进行跟踪。在跟踪过程中修正当前边界点的区域标号值，使得位于同一闭合区域边界的点的标号值最小且完全相同，并记录被修正的标号值，因为其他区域中相同标号的像素点的标号同样要修正。

边界跟踪过程中下一个邻接边界点的确定使用外法线方向优先的扫描方式。

（3）定位细胞核和细胞质。

考虑到细胞特征参数的提取，由得到的两条分别独立对应细胞核和细胞质的二维链表出发，搜索每一个细胞核与细胞质的对应关系，对每一个细胞质区域都进行扫描，检索其内部的细胞核区域，直到细胞质链表的最后一个结点。对于同一个细胞质区域，不重复扫描其内部的细胞核，只要得到细胞核指针，就跳出原来的区域，进行下一细胞区域的扫描。从而保证了算法的扫描速度和细胞的完整性。

4）细胞特征参数提取

采用细胞的形态特征和光密度特征作为参数进行计算统计。这些特征包括细胞面积、细胞周长、细胞核面积、细胞质面积、细胞核浆比、细胞紧凑度、细胞核透过率、细胞核平均透过率、细胞灰度方差、细胞核光密度、细胞核平均光密度、细胞核光密度方差。通过这些细胞特征值参数的统计显示，给病理医生的判别提供了依据。

5）图像识别

（1）基于全局的腺体识别。

本系统用到基于最短距离的全局识别算法，利用此算法对经过分割的图像进行识别。选择灰度值较小的细胞区域作为有价值的目标区域进行细化再分割，而对灰度值较大的背景区域进行简单再分割，在相同分类数的情况下，更快地分割出腺体和细胞等有用信息，并跟踪到有效的边界信息。

（2）基于局部的细胞识别。

采用基于决策树的局部识别算法。对已经分割出细胞核、细胞质、背景三大区域的图像，利用细胞核与细胞质的定位跟踪算法，找到同一个细胞内部中细胞核和细胞质的位置关系，从而为微观角度计算细胞的各种特征值奠定了良好的基础。

2. 肿瘤细胞图像自动识别

图像的自动分割技术是医学图像处理的发展方向，本系统经过大量的实验分析，发现提取图像 R 通道的颜色值作为图像特征值，根据该特征值使用基于改进的 PCA+LDA 的预分类法，可以将异常胃黏膜肿瘤显微图像自动识别为增生或癌变，且识别率良好、速率较高。

该分类法首先运用 PCA 进行降维，将特征值投影到 PCA 子空间。在该子空间中，首先假定测试样本为癌变类，将其与训练样本同时做 LDA 变换，计算在该 LDA 子空间中测试样本与癌变训练样本均值的距离 d_1；其次假定其为增生类，做以上同样的操作，计算测试样本与增生训练样本均值的距离 d_2；最后比较 d_1 和 d_2 的大小，谁距某类距离小，则测试样本自动识别为该类。

9.3 技术方案和技术路线

9.3.1 平台和工具的选择

因该软件为早期所做,所以对软硬件平台要求不高。

1. 硬件设备

列出为运行本软件所要求的硬件设备的最小配置,如:
（1）CPU 英特尔奔三或以上、内存容量 512 MB 或以上。
（2）外存储器 4 GB 以上、医疗图片要求 BMP 格式。
（3）I／O 设备（联机）。
（4）数据传输设备和转换设备。

2. 软件设备

说明为了运行本软件所需要的软件设备,如:
（1）操作系统要求：Windows 2000/Windows XP 系统或以上；
（2）所需数据库系统软件：Mircrosoft SQL Sever 2000；
（3）其他相关支持软件。

9.3.2 技术方案和技术路线

本系统主要解决的技术问题是提供一种辅助病理医生诊断识别肿瘤细胞的方法,设计了一套肿瘤细胞诊断软件,包含手动识别和自动识别功能。该功能通过手动方式对细胞进行分割、跟踪,对细胞特征值进行计算统计,达到辅助识别肿瘤细胞图像的目的;然后根据各类特征值设计分类器,在一定程度上自动识别图像类别,用以辅助病理医生诊断决策。解决其技术问题所采用的技术方案如下:

1. 图像预处理

1）对图像进行灰度化操作

在表示颜色的方法中,除了 RGB 外,还有一种 YUV 的表示方法,应用也很多。电视信号中用的就是一种类似于 YUV 的颜色表示方法。在这种颜色表示方法中,Y 分量的物理意义就是亮度,U 和 V 分量代表了色差信号。Y 分量包含了灰度图的所有信息,只用 Y 分量就能完全表示出一幅灰度图。当同时考虑 U 和 V 分量时,就能表示出彩色信息。这样就可以用同一种方法方便地在灰度和彩色图之间进行转换。YUV 和 RGB 之间的对应关系如下：

$$\begin{bmatrix} Y & U & V \end{bmatrix} = \begin{bmatrix} R & G & B \end{bmatrix} \begin{bmatrix} 0.299 & -0.148 & 0.615 \\ 0.587 & -0.289 & -0.515 \\ 0.114 & 0.437 & -0.100 \end{bmatrix} \tag{9-1}$$

利用上式，根据 R、G、B 的值求出 Y 值后，将 R、G、B 值都赋值成 Y，就能表示出灰度图来。

2）对图像进行平滑和滤波的操作

对在显微镜下采集来的原始肿瘤细胞图像进行平滑和滤波操作，可以改变图像周围像素灰度值相差较大的像素点的值，从而抑制图像中的噪声。例如运用高斯滤波器，它是一类根据高斯函数的形状来选择权值的线性平滑滤波器，对于抑制服从正态分布的噪声非常有效。在应用中，我们采用中值滤波对图像进行去噪处理，中值滤波的方法如图 9-6 所示。

```
0 0 0 0 0 0              0 0 0 0 0
0 0 0 0 0 0              0 0 0 0 0
0 0 1 1 1 0              0 1 1 1 0
0 0 1 6 1 0 0            0 1 1 1 0
0 0 1 1 1 0              0 1 1 1 0
0 0 0 0 0 0              0 0 0 0 0
     （a）                  （b）
```

图 9-6　去噪处理模版

图 9-6 中数字代表该处的灰度。可以看出图 9-6（a）中间的 6 和周围的灰度相差很大，是一个噪声点。经过 3×1 窗口（即水平 3 个像素取中间值）的中值滤波，得到图 9-6（b），可以看出，噪声点被去除了。所以要对肿瘤细胞图像进行预处理，对细胞进行灰度化、平滑、滤波等操作。

2. 细胞图像分割

采用松弛迭代算法，对细胞图像进行分割，分离出细胞核、细胞质、背景三大区域，方法如下：

对经过预处理得到的灰度图像，首先遍历图像各像素点，按 256 个灰度级进行计算，每个像素用 $I(i)$ 表示，将图像分成预先确定的 k 个类。令 μ_k 和 σ_k 分别表示第 k 类均值和方差。然后计算像素点 i 到第 k 类的马氏距离如下：

$$d_{ij} = \frac{[\mu_k - I(i)]^2}{\sigma_k} \tag{9-2}$$

松弛迭代是一种像素标记的方法，要终止迭代，可以设一个百分比来确定迭代是否达到预期目标。通过阈值的准确设定，可以得到很好的分割效果。

计算初始概率如下：

$$P_i^{(0)} = \frac{1/d_{ik}}{\sum_{i=1}^{k} 1/d_{ik}} \qquad (9\text{-}3)$$

迭代的第 $n+1$ 次的概率矢量可如下式计算：

$$P_i^{(n+1)}(k) = \frac{P_i^{(n)}(k)[1+Q_i^{(n)}(k)]}{\sum_{i=1}^{k} P_i^{(n)}(l)[1+Q_i^{(n)}(l)]} \qquad (9\text{-}4)$$

式中，$Q_i(k)$ 表示类 K 对点 i 的一个兼容性因数。在此对每个像素点只考虑它与其 8 邻域像素的关系：

$$Q_i(k) = \frac{1}{8} \sum_{j \in V(i)} \sum_{l=1}^{k} R(k,l) P_j(l) \qquad (9\text{-}5)$$

式中，$R(k,l)$ 为类 k 和类 l 的兼容矩阵，定义为

$$R(k,k) = 1, \quad R(k,l) = 0, \quad k \neq l \qquad (9\text{-}6)$$

最后通过对迭代收敛的百分比进行设定，以达到较好的分割效果，区分出细胞质、细胞核、背景区域。

3. 细胞边界跟踪

基于松弛迭代的分割跟踪算法，其特征在于：利用松弛迭代算法划分出细胞、背景等区域，然后通过跟踪定位细胞内部的细胞核，找到细胞质与核的位置关系，通过细胞特征值参数的计算来辅助医生决策。

1）细胞区域标号

在医学图像处理过程中，边界跟踪是图像识别不可或缺的基础工作，它为病理医生最终对病灶的定性判别起着关键性的作用。在进行图像边界跟踪之前，必须先确定图像的邻域特性。邻域分为 4 邻域和 8 邻域两种。假设当前点是 $p=f(x,y)$，f 代表图像，则它在图像中的 4 邻域点分别是 $f(x,y-1)$、$f(x,y+1)$、$f(x-1,y)$ 和 $f(x+1,y)$；假设当前点仍是 $p=f(x,y)$，f 代表图像，则它在图像中的 8 邻域点分别是 $f(x,y-1)$、$f(x,y+1)$、$f(x-1,y)$、$f(x+1,y)$、$f(x-1,y-1)$、$f(x-1,y+1)$、$f(x+1,y-1)$ 和 $f(x+1,y+1)$。算法中使用的两种邻域定义形式如图 9-7 所示。其中，4 邻域遵循顺时针方向检索，主要跟踪目标物体的外边界；而 8 邻域遵循逆时针方向检索，主要跟踪目标物体的内边界（如内部空洞）。

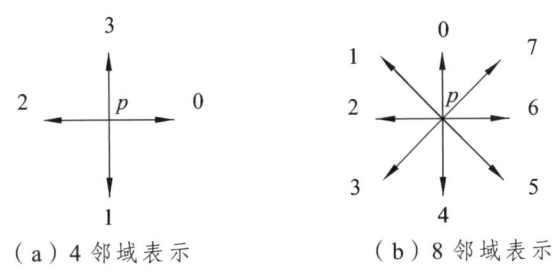

（a）4 邻域表示　　　　　（b）8 邻域表示

图 9-7　领域表示

在完成邻域定义之后，必须对图像中属于同一闭合区域中的目标体进行编号，目的是为了后续的边界跟踪。相关研究领域的学者提出了很多种方法，目前公认较好的是序贯算法，该算法只用对图像进行 1 次扫描就可以完成区域标号，但该算法需要额外的数据结构用来存放标号等价表，且在标号过程中对每 1 个像素点的左上、上、左、右上 4 个点的标号值两两分别进行比较，以选择最小值，故要进行 6 次标号比较，使算法效率受到影响。从减少数值比较次数的角度出发，我们提出一种快速区域标号算法，算法描述如下：

（1）如果当前点的左边点的像素值和上方点的像素值相等且为物体点，并且上方点和左边点的标号相同，则当前点的标号同左边点或上方点。

（2）如果当前点的左边点是物体点，上方点是背景点，则当前点的标号同左边点。

（3）如果当前点的左边点是背景点，上方点是物体点，则当前点的标号同上方点。

（4）如果当前点的左边点和上方点都是背景点，则当前点的标号为新标号。

（5）如果当前点的左边点的像素值和上方点的像素值相等且为物体点，并且上方点和左边点的标号不相同，将左边点和上方点两者中标号较小者赋值给当前点，同时修正左边点或上方点的标号值。

该算法只需要判断当前点的左边点和上方点的标号值及像素值，以选择合适的标号值给当前点。当前点必属上述 5 种情况之一，故数值比较 2~3 次即可，且不需要额外的数据结构存储标号等价表，使算法运行速度得到了提高。但在实验中发现它也存在缺陷：当对于凹凸或锯齿形闭合区域标识时存在偏差。不过，这些都可以通过后续的边界跟踪算法加以消除。

2）使用链表进行边界跟踪

边界跟踪过程中下一邻接边界点的确定对于正确计数边界点个数以及成功完成跟踪都非常重要，在算法中使用外法线方向优先的扫描方式，算法描述如图 9-8 所示（以 4 邻域解释，8 邻域同理）。

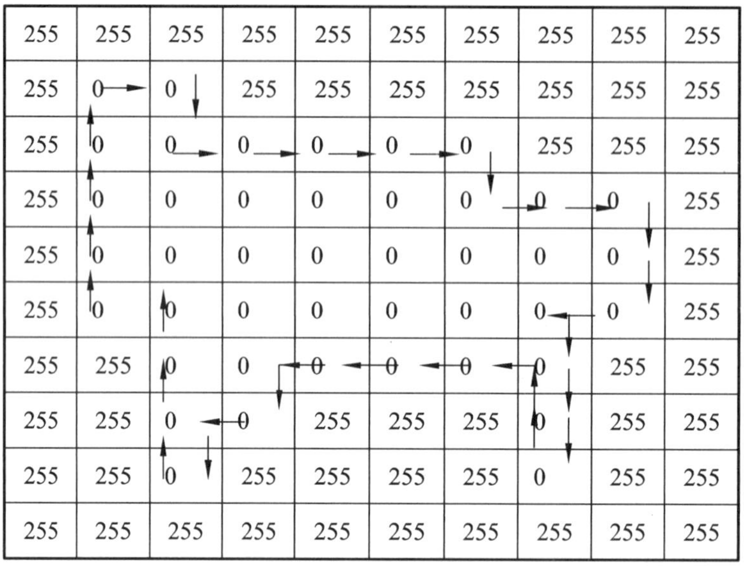

255	255	255	255	255	255	255	255	255	255
255	0→	0↓	255	255	255	255	255	255	255
255	0	0→	0→	0→	0↓	255	255	255	255
255	0	0	0	0	0	0→	0	255	255
255	0	0	0	0	0	0	0↓	255	255
255	0	0↓	0	0	0	0→	0	255	255
255	255	0↓	0	0←	0←	0←	0↑	255	255
255	255	0	0←	255	255	255	0↑	255	255
255	255	0↑	255	255	255	255	0	255	255
255	255	255	255	255	255	255	255	255	255

图 9-8 边界跟踪

该算法将主要完成边界点的跟踪、保存、下一相邻边界点的确定以及区域标号的修正。在算法执行过程中需要即时更新当前点坐标和前一点坐标，主要是为了正确地选择下一边界点。同时，在发现了下一边界点之后，还需要对比当前边界点和前一边界点的区域标号，如果不相等，则需要记录这两个标号均标识相同区域，然后取两者中的最小者替代原标号。由于算法对图像的扫描方向为自左向右、自上向下，所以后续点的标号始终是正确的，且值最小。

3）定位细胞核和细胞质

（1）遍历细胞质链表，对链表上的每一个边界点进行操作，找到与该点 y 坐标相同且在同一封闭区域的另一点 linepoint，即在同一个细胞质内，找出每一个边界点相对应的最右边的点，这一步是该算法的核心，是定位细胞质和细胞核位置的关键。

（2）从细胞质链表出发，利用扫描线算法，扫描细胞质封闭区域的每一个边界点和其对应的 linepoint 点之间的像素点，如果发现细胞核（细胞核的灰度值为 0），则由自定义函数 GetBoudList(x, y) 得到该细胞核点所在的链表，则可从细胞质链表中定义一个指针 lpnuclear 指向该细胞。从而就得到了细胞质和细胞核的位置关系。

本算法中，对每一个细胞质区域都需要进行扫描，并检索其内部的细胞核区域，直到遍历完细胞质链表的最后一个结点。对于同一个细胞质区域，不重复扫描其内部的细胞核，只要得到细胞核指针，就跳出原来的区域，进行下一细胞区域的扫描，从而保证了算法的扫描速度和细胞的完整性。

4. 细胞特征参数提取

本系统采用了一部分形态参数和光密度参数来进行分析。细胞的形态特征虽然比较粗糙，但是它直观性强、计算简单。而由于细胞对光的吸收程度不同，所以本系统也采用了部分光密度特征参数进行计算，其中 $F(x,y)$ 表示图像点 (x,y) 的灰度值，$G(x,y)$ 为图像点 (x,y) 的光密度：

细胞面积 S：细胞所占像素。

细胞周长 d：细胞边界所占像素。

细胞核面积 $S_{核}$：细胞核所占像素。

细胞浆面积 $S_{浆}$：细胞浆所占像素。

$$S_{浆} = S - S_{核} \tag{9-7}$$

核浆面积比 NP：细胞核面积与细胞质面积之比。

$$NP = S_{核} / S_{浆} \tag{9-8}$$

细胞紧凑度 C：细胞周长的平方与细胞面积之比。

$$C = d^2 / S \tag{9-9}$$

细胞核透过率 F_p：细胞核灰度值之和。

$$F_p = \sum F_{核}(x,y) \tag{9-10}$$

细胞核平均透过率 F_{pavg}：

$$F_{pavg} = F_p / S_{核} \tag{9-11}$$

细胞核灰度方差 F_v：

$$F_v = \sum (F_{核}(x,y) - F_{pavg})^2 / S_{核} \tag{9-12}$$

细胞核光密度 $G_{核}$：

$$G_{核} = \sum G_{核}(x,y) = \sum -100_{\log}(F_{核}(x,y) / \max F_{核}(x,y)) \tag{9-13}$$

细胞核平均光密度 $G_{核avg}$：

$$G_{核avg} = G_{核} / S_{核} \tag{9-14}$$

细胞核光密度方差 G_v：

$$G_v = \sum (G_{核}(x,y) - G_{核avg})^2 / S_{核} \tag{9-15}$$

以上细胞的各参数都是通过病理医生给出的对细胞癌变识别具有较好识别依据的特征，与细胞的癌变紧密相连。当细胞发生了癌变现象时，其细胞的形状、大小都会有不同种类的变化，细胞的面积、周长、细胞核透过率等参数也会发生相应变化。

此算法对细胞及内部信息进行精确地分割，能跟踪出准确的边界信息，使得细胞内部细胞核和细胞质分化明显，提取的细胞特征值种类齐全，操作简单，对辅助病理医生决策有很大帮助。

细胞参数提取以后，能够得到腺体和细胞等宏观区域，也可以得到细胞核和细胞质等微观区域；在宏观上本系统使用最短距离算法进行整体识别，在微观上使用决策树的方法进行局部识别，经过识别以后的结果显示给用户作为辅助病理诊断的参考。

5. 图像手动识别算法

1）全局识别算法

本系统采用马氏距离判别法，其基本思想是：样品 X 和哪个总体的马氏距离最小，说明样品和这个总体最类似，就判断它属于这个总体。即分别计算马氏平方距离：

$$d^2(X,G_i), i=1,2,\cdots,k \tag{9-16}$$

若 $d^2(x,G_j) = \min\limits_{1\leq i\leq k} d^2(x,G_i)$，则 $x \in G_j$。

马氏距离的定义[5]：设已知总体 G 为 m 元总体（考察 m 个指标），它的均值向量为 $\mu=(u_1,u_2,\cdots,u_m)^T$，协方差矩阵为 $\Sigma=(\sigma_{ij})_{m\times m}$，则某一样品 $X=(x_1,x_2,\cdots,x_m)^T$ 与总体 G 的马氏距离为

$$d^2(x,G)=(x-\mu)^T \Sigma^{-1}(x-\mu) \tag{9-17}$$

设 G_1，G_2 为两个不同的 p 元已知总体，G_i 的均值向量是 $\mu_i(i=1,2)$，G_i 的协方差矩阵是 $\Sigma_i(i=1,2)$。设 $x=(x_1,x_2,\cdots,x_p)^T$ 是一个待判样品，则

总体 G_1 的训练样本：$x_1^{(1)},x_2^{(1)},\cdots,x_{n_1}^{(1)}$，容量：$n_1$；

总体 G_2 的训练样本：$x_1^{(2)},x_2^{(2)},\cdots,x_{n_2}^{(2)}$，容量：$n_2$。

要以训练样本估计 $\Sigma_1,\Sigma_2,\mu_1,\mu_2$，若 Σ_1 与 Σ_2 基本接近，则用 Σ 代替 Σ_1 与 Σ_2，各值的估计量分别为

$$\hat{\mu}_1 = \overline{x}^{(1)}, \hat{\mu}_2 = \overline{x}^{(2)}$$
$$\hat{\Sigma} = \frac{(n_1-1)S_1+(n_2-1)S_2}{n_1+n_2-2} \tag{9-18}$$

式中，S_1，S_2 为两个训练样本的协方差矩阵。

$$\begin{aligned}&d^2(x,G_2)-d^2(x,G_1)\\&=(x-\hat{\mu}_2)^T\Sigma^{-1}(x-\hat{\mu}_2)-(x-\hat{\mu}_1)^T\Sigma^{-1}(x-\hat{\mu}_1)\\&=2(\hat{\mu}_1-\hat{\mu}_2)^T\Sigma^{-1}\left[x-\frac{1}{2}(\hat{\mu}_1+\hat{\mu}_2)\right]\end{aligned} \tag{9-19}$$

记

$$\hat{W}(x)=\hat{a}^T(x-\overline{\mu}) \tag{9-20}$$

式中 $\hat{a}=\hat{\Sigma}^{-1}(\hat{\mu}_1-\hat{\mu}_2);\overline{\mu}=\frac{1}{2}(\hat{\mu}_1+\hat{\mu}_2)$，则

$$d^2(x,G_2)-d^2(x,G_1)=2\hat{W}(x) \tag{9-21}$$

距离判别简化为

$$\begin{cases} x \in G_1, 若 \hat{W}(x) \geq 0; \\ x \in G_2, 若 \hat{W}(x) < 0 \end{cases} \quad (9\text{-}22)$$

2）局部识别算法

核浆面积比按阈值 2.5 和 3 将样本分为三类，细胞紧凑度按值 29 可将样本分为两类，细胞核平均透过率按阈值 45 可将样本分为两类。根据计算可知细胞核浆比的增益值最大，用作决策树的根结点属性，其后由同样的方法得到子结点，然后可以构造识别癌细胞的决策树如图 9-9 所示。

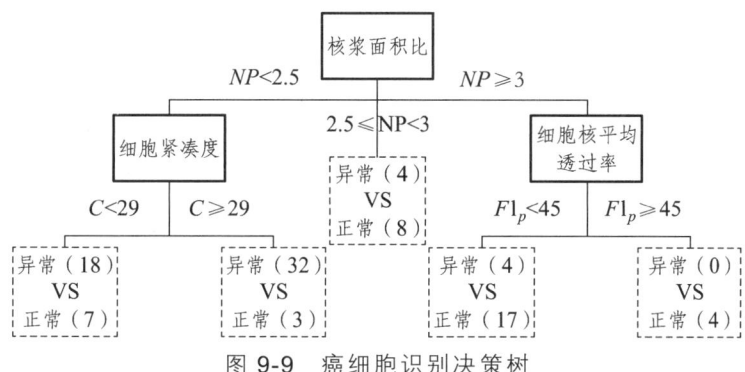

图 9-9 癌细胞识别决策树

通过决策树的每一条分支，都会得到异常细胞与正常细胞的个数，通过对比两类细胞的数量，可以得到每个分支下出现异常细胞的概率 P_i：

$$P_i = \frac{S_i'}{S_i' + S_i''} \quad (9\text{-}23)$$

式中，S_i' 为第 i 个叶子结点中异常细胞样本的数量，S_i'' 为第 i 个叶子结点中正常细胞样本的数量。

通过对样本细胞进行训练，可得以下分类规则及分类概率：

IF（$NP < 2.5$）AND（$C < 29$），则 $P_1 = 72\%$；
IF（$NP < 2.5$）AND（$C > 29$），则 $P_2 = 91.43\%$；
IF（$2.5 <= NP < 3$），则 $P_3 = 33.33\%$；
IF（$NP >= 3$）AND（$F1_p < 45$），则 $P_4 = 19.05\%$；
IF（$NP >= 3$）AND（$F1_p >= 45$），则 $P_5 = 0$；

而计算一幅胃上皮图像的识别概率如下：

$$P_{\text{unnormal}} = \sum_{i=1}^{m} \frac{S_i P_i}{S} \quad (9\text{-}24)$$

式中，P_i 是第 i 个叶子结点中为异常细胞的概率；S 为图片中抽取的总的细胞数；S_i 为待检测的图片中属于第 i 个分支中的细胞数量。

对训练样本图像进行实验，由统计实验结果知：当 $P_{\text{unnormal}} \geq 40\%$ 时，可以认定该图像为异常图像；当 $P_{unnormal} \leq 40\%$ 时，认定该图像为正常图像。

6. 肿瘤细胞图像自动识别

由于肿瘤细胞图像自身的复杂性、组织器官形状的不规则性以及不同细胞类的差异性，细胞的结构、形状、稀疏程度、排列形状等，都会有非常大的差异。同时，细胞之间、腺体之间、细胞和腺体之间的粘连现象也非常严重，在肿瘤细胞图像中，不会是简单的几个细胞之间的粘连，而是存在大量细胞的聚集粘连现象，对这样的细胞分割起来就比较困难了。这部分工作的准确度和计算机资源的消耗，将直接影响到特征提取的有效性和可用性。

细胞早期癌变和增生在形状上只有很细微的差别，所以使用形状特征很难实现癌变和增生的分类，但癌变和增生的切片经过染色质染色，图像颜色的深浅不一样，因此，可以根据图像的颜色特征进行癌变和增生的分类判别。所以对细胞染色图像中的色彩特征进行提取能够为诊断提供依据。

为了避免图像分割后提取的特征参数对分类识别的影响，因此对采集的真彩图像提取颜色特征值，即各像素点的像素值。表示真彩色图时，每个像素直接用 R、G、B 三个分量字节表示，称为真彩图像的 R 通道、G 通道、B 通道，真彩图像的各通道图像如图 9-10 所示。由于真彩图像的 R 通道图像较清晰地反映了原图像地轮廓，为了减少计算量，我们提取了 R 通道图像各像素点的颜色值作为识别的特征值。因此一幅 320×240 的图像有 $320 \times 240 = 76\,800$ 特征值，可以用 $1 \times 76\,800$ 的一阶矩阵表示。

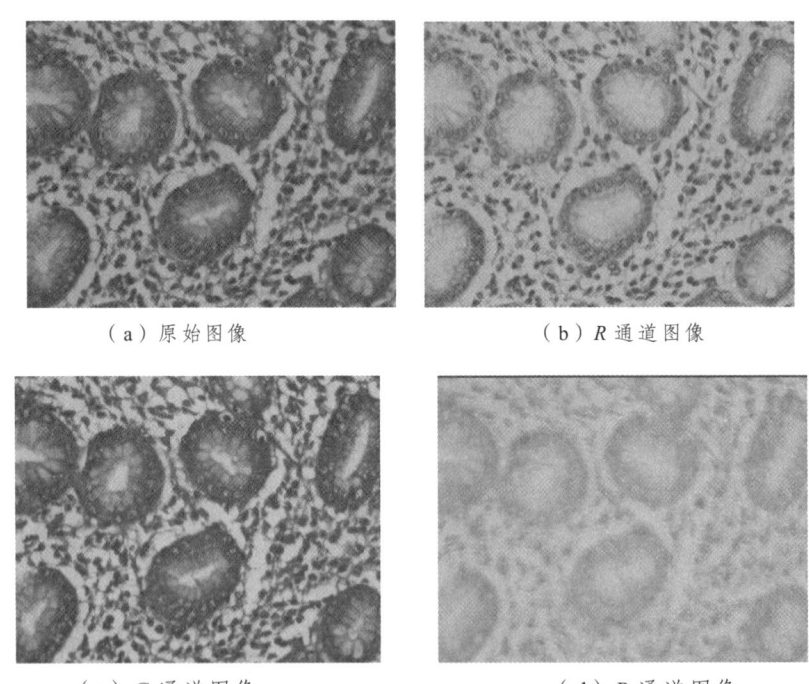

(a) 原始图像　　　　　　　　(b) R 通道图像

(c) G 通道图像　　　　　　　　(d) B 通道图像

图 9-10　R、G、B 通道图像

应用系统首先采用特征串联的方法对腺体特征进行融合[133],将全局特征中的细胞数目、平均周长、平均面积等串联融合为一个更大的特征空间,用于全局分类器的设计,该方法也是目前比较常用的一种方法,实现简单。

其次将细胞的部分形态特征融合成新的特征,形成新特征向量,并保留参与融合的单个特征对各个类别的有效鉴别信息。将细胞面积和细胞核面积融合为核浆比,并保留了参与融合的细胞面积、细胞核面积;将细胞周长的平方与细胞面积融合为细胞紧凑度;将细胞核透过率与细胞面积融合为细胞平均透过率。接下来将融合得到的新特征串联融合为新的特征向量,构造决策树,用于局部分类器的设计。

最后按列从上到下提取原真彩图像像素点的 R 通道颜色值,形成一个高维特征向量,任何一幅图像可以用这个高维空间的数据点进行表示。例如对一幅 320×240 的肿瘤细胞图像,有 320×240 = 76 800 个特征值。通过上述步骤得到的图像特征向量的维数太高,特征之间存在着大量的信息冗余,数据量庞大,会导致计算量增加,所以需要进行特征降维。在后面采用了 PCA 和 LDA 进行降维,既消除特征间的冗余信息,降低了特征空间的维数,同时又保留了所需要的识别信息。将降维后的特征值运用到基于改进的 PCA 和 LDA 预分类法,构建分类器,进行异常图像的癌变或增生识别。

因为 R 通道图像能很好地反映原真彩图像的轮廓,因此首先提取图像 R 通道的颜色值作为图像特征值,再根据该特征值设计基于改进的 PCA+LDA 的预分类器,用于对异常胃黏膜肿瘤显微图像的自动识别,将其识别为增生或癌变。

基于改进的 PCA+LDA 的预分类器的分类思想:该方法运用 PCA 进行降维,将特征值投影到 PCA 子空间。在该子空间中,首先假定测试样本为癌变类,将其与训练样本同时做 LDA 变换,计算在该 LDA 子空间中测试样本与癌变训练样本均值的距离 d_1;其次假定其为增生类,像以上做同样的操作,计算测试样本与增生训练样本均值的距离 d_2;最后比较 d_1 和 d_2 的大小,即比较不同假定情况下的类内紧凑度,距离越小,类内紧凑度越高,所以测试样本采用改进的 PCA+LDA 很好地克服了传统 PCA+LDA 对测试样本泛化能力差的缺点。

9.4 肿瘤诊断病理分析软件主要功能

9.4.1 病人图像信息录入

如果病理管理系统中没有用户的图片信息,则在系统右边窗体中点击"浏览"按钮,在弹出的浏览文件夹对话框中选择已存放有用户图片的文件夹,点击"确定"按钮后,该文件夹中的用户图片信息将被录入病理管理系统中,如图 9-11 所示。

如图病理管理系统中已有用户图片信息,那么在系统标有图片信息选择的表单上会出现可选择的图像列表,如图 9-12 所示。

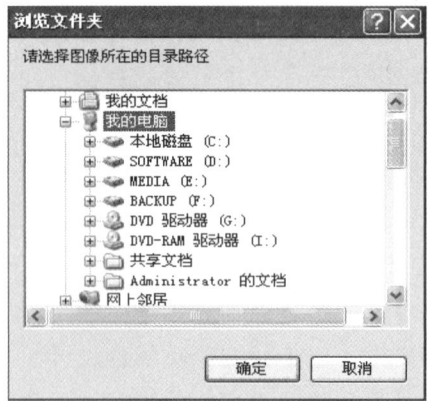

图 9-11　病人信息录入

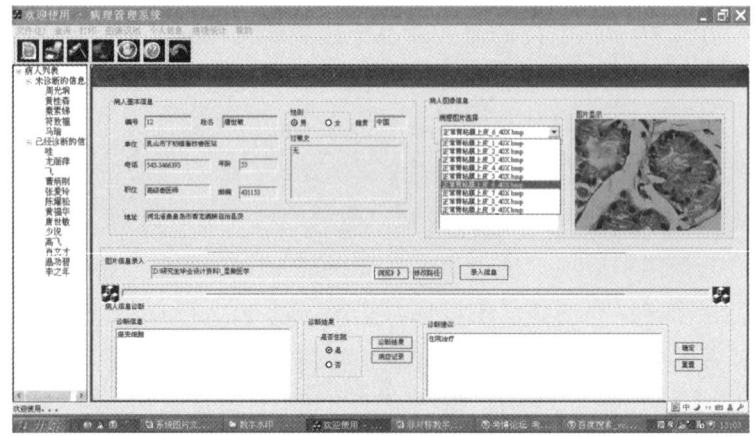

图 9-12　病人图片选取

9.4.2　病理统计

系统中病理统计功能如图 9-13 所示。该图用来统计病人的不同时期的发病率或有关年龄的发病率等信息。饼图中的不同颜色代表不同的发病率。

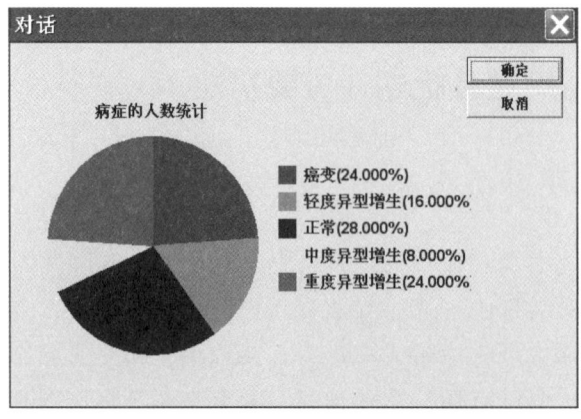

图 9-13　病症统计

9.4.3 手动识别

需要说明的是，本系统的图像预处理已经在系统的后台封装好，在用户的使用界面上没有进行有关处理效果的展现，在手动识别过程中得到的图像处理效果是经过了 1 次灰度运算、1 次平滑运算和 2 次中值滤波运算预处理和松弛迭代分割处理得到的最终结果。如图 9-14 所示，点击右边的按钮，在图像区域会出现各个细胞的分割区域和该细胞的参数信息，细胞参数信息可以有效地辅助医生进行病症的诊断。

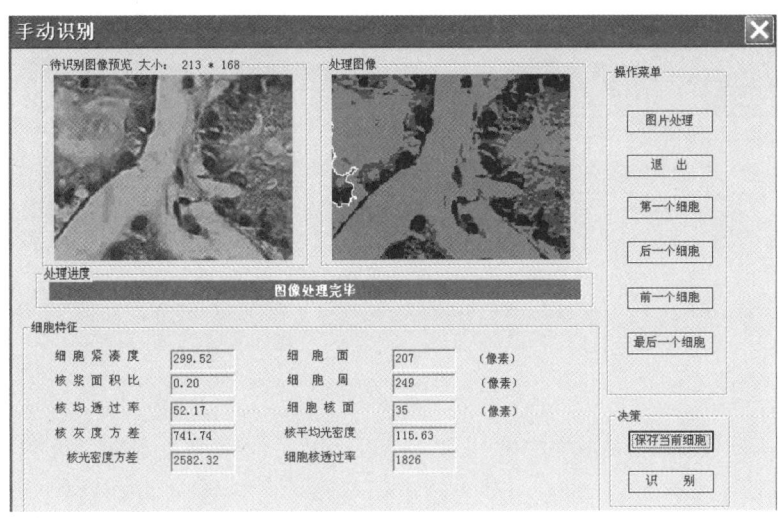

图 9-14　手动识别

当看到感兴趣的细胞区域时，就可以点击右下方的"保存当前细胞"按钮，将此时的细胞参数保存到数据库中，如图 9-15 所示。

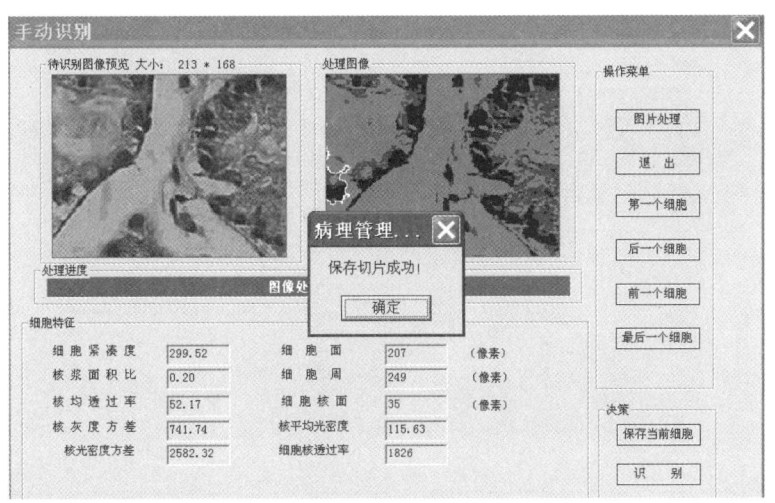

图 9-15　保存切片

点击"识别"按钮，可以对图像进行识别，并将识别结果作为用户医生的参考。如图 9-16 所示，可以把此识别信息写入表单并保存识别信息。

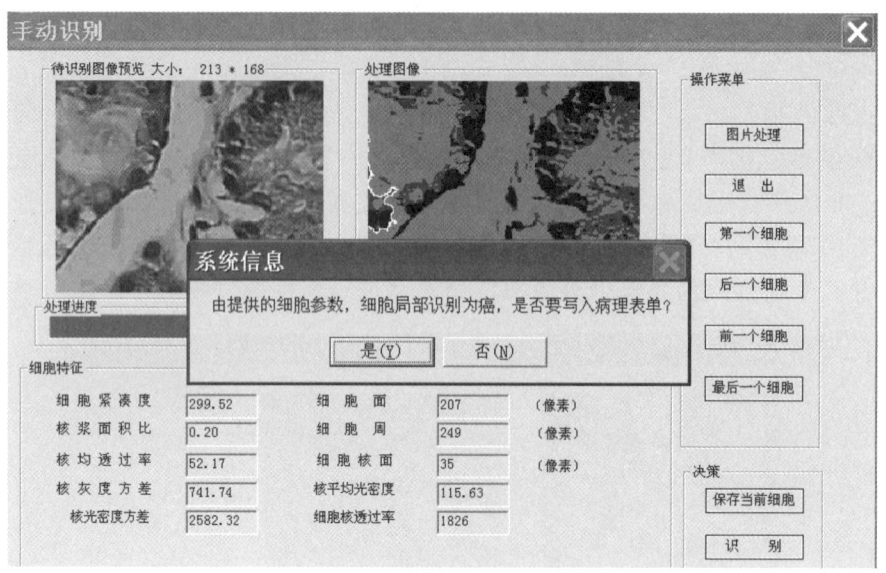

图 9-16 细胞识别

9.4.4 自动识别

系统的自动识别功能是利用 VC++和 MATLAB 混合编程实现的。该功能采用了识别率较高的 PCA+LDA 的预分类法。在图像识别菜单中，点击"自动识别"按钮，然后弹出如图 9-17 所示对话框，再点击对话框中的"选择图像"按钮，则主界面上的病人图像信息将打开到自动识别的界面中。

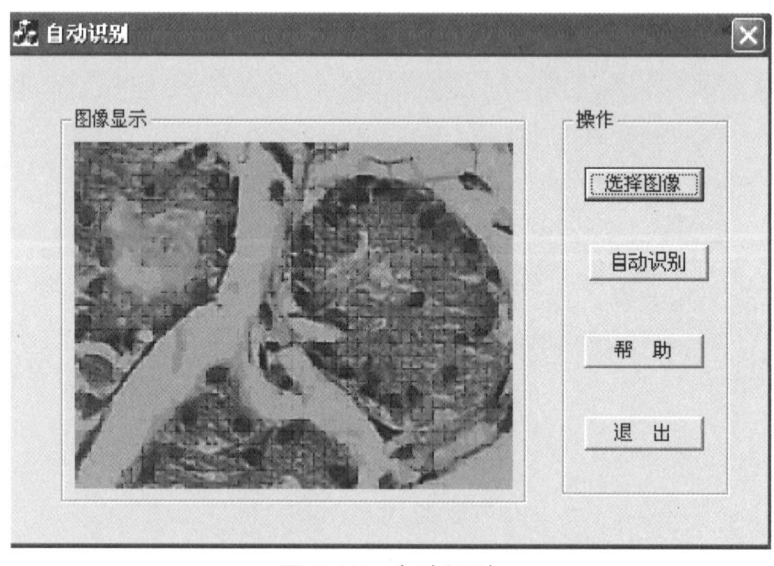

图 9-17 自动识别

点击"自动识别"按钮，会弹出如图 9-18 所示的识别结果辅助用户医生参考。

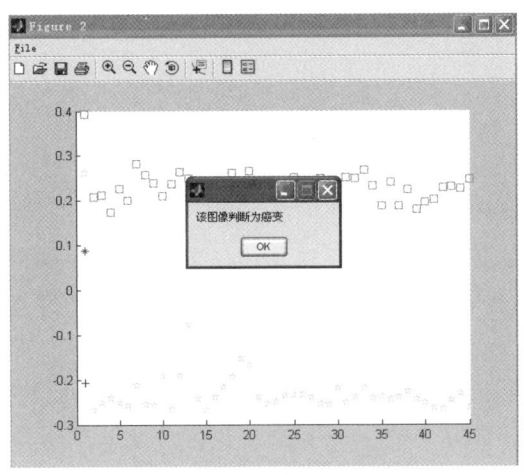

图 9-18　自动识别结果

9.4.5　病理打印

保存完识别信息以后，就可以对病理信息进行打印，打印操作包含病人的基本信息、图像信息和不同医生的诊断信息，如图 9-19 所示。

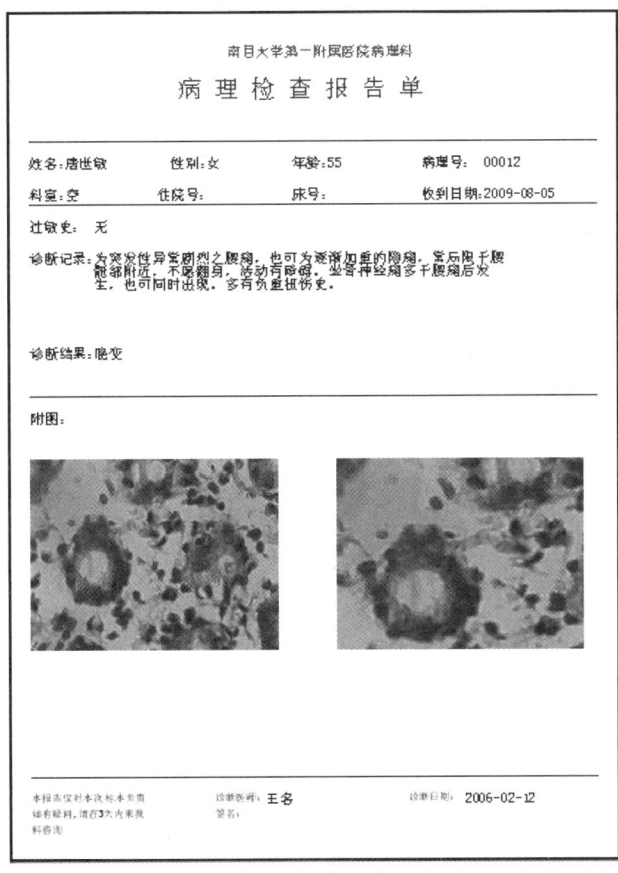

图 9-19　病理打印

9.5 系统技术特点

9.5.1 图像预处理方法的组合应用

本系统是通过对各种预处理方法如图像反色、灰度化、直方图均衡化、图像平滑、图像锐化等的处理效果进行对比,然后选择最佳方法组合并进行后台封装实现的。

如图 9-20 所示,只经过灰度化的图像(a)边缘没有很好地划分;经过反色的图像(b)只是对灰度化的黑白变换,也没有达到边缘突出的效果;经过对数变换以后的图像(c)细胞边缘和腺体边缘更加模糊,不适用于本系统;直方图均衡化以后的图像(d)边缘特点有所增强,但是却极容易使下一步的分割操作出现过分割的问题;经过图像锐化以后的图像(e)边缘较清楚,切腺体和细胞、细胞核和细胞质等信息较清楚。基于上述预处理方法的不足之处和优点,本系统采用 1 次灰度运算、1 次平滑运算和 2 次中值滤波运算来对肿瘤细胞图像进行预处理。处理效果如图(f)所示,效果较好,为下一步的图像分割奠定基础。

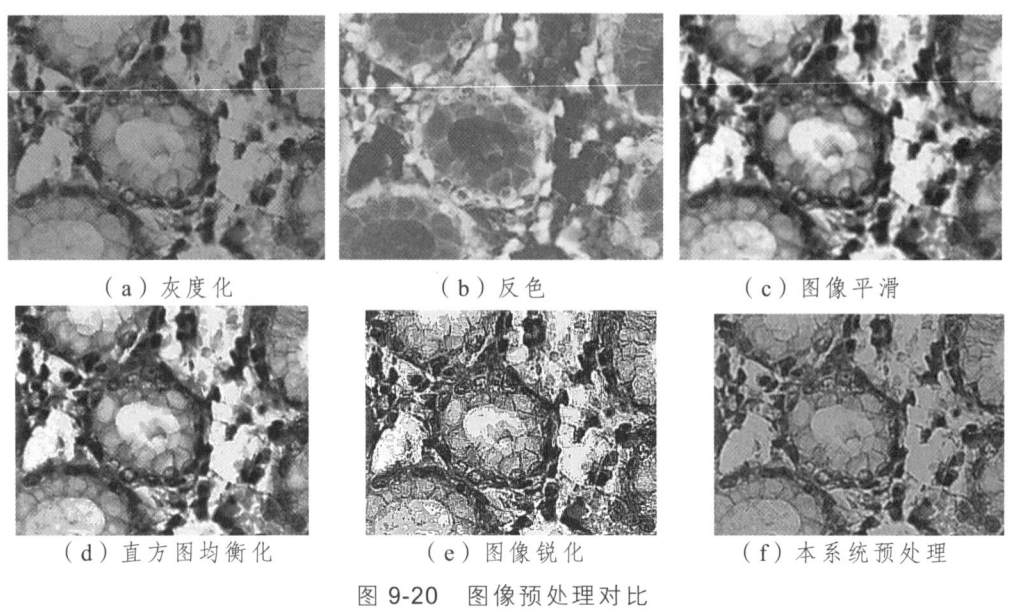

(a)灰度化　　　　　　(b)反色　　　　　　(c)图像平滑

(d)直方图均衡化　　　(e)图像锐化　　　　(f)本系统预处理

图 9-20　图像预处理对比

9.5.2 图像分割算法的最优选取

随着理论不断地发展,新图像分割方法也在不断地涌现,但真正能应用到实际图像工程的图像分割算法必须经过大量的试验。在面对不同的分割图像时,同一种算法不可能都能达到理想的效果,任何一种单独的图像分割算法都难以对所有图像取得比较满意的结果。只能针对不同的图像采用不同的分割方法,才能得到较好的分割效果。在本课题中,处理医学显微细胞图像时,面对结构复杂、粘连现象严重的图像,分割算法的选取就尤为重要。下面列举几个分割效果对比,如图 9-21 所示。

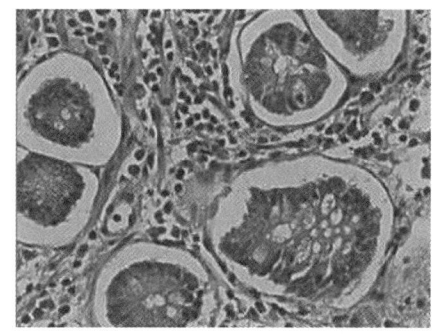
（a）原始肿瘤显微图像

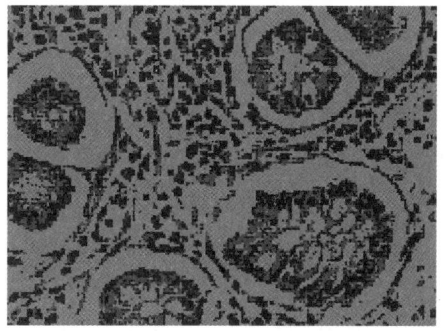
（b）松弛迭代分割

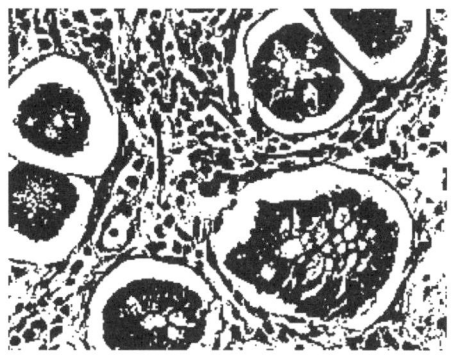
（c）简单阈值分割

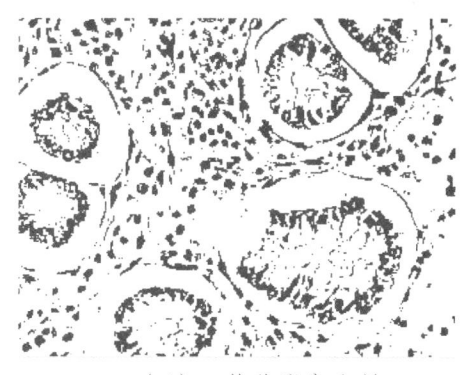
（d）K-均值聚类分割

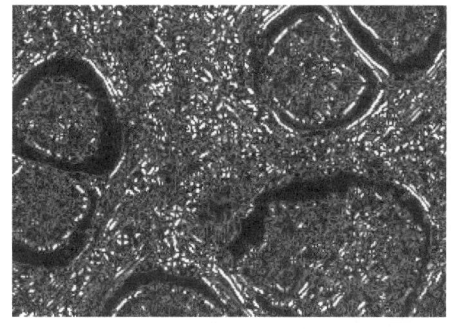
（e）prewitt边缘算子

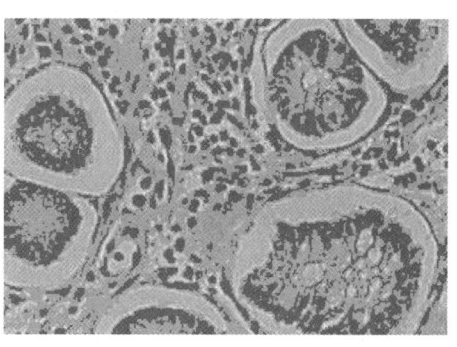
（f）迭代多阈值分割

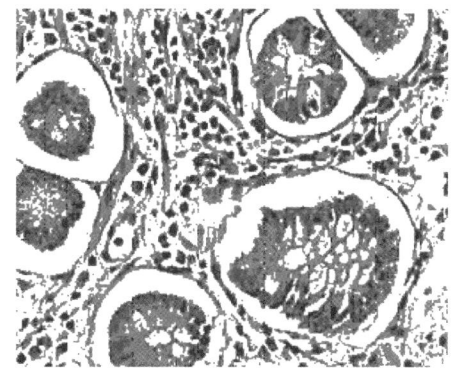
（g）互信息分割

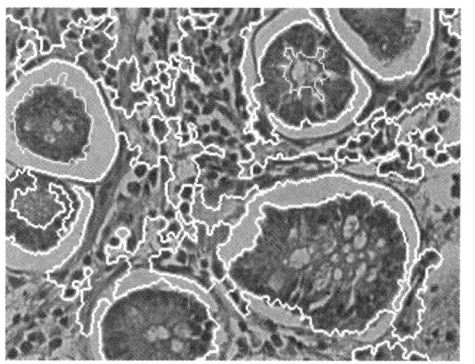
（h）分水岭分割

图 9-21 胃上皮细胞图像分割方法比较

在图 9-21 中，图（a）为原始肿瘤显微图像；图（b）是经过松弛迭代分割的分割效果图，细胞区域已经分割出来，得到了腺体边界，但却有些误差；图（c）为经过简单阈值分割后的图像，细胞区域都粘连到了一起，完全没有分割开来；图（d）使用了 K 均值聚类分割，得到了一些细胞区域，但细胞内部的信息不明确且腺体的边界分割不明确，对于特征值的计算产生较大的困难；图（e）是利用边缘检测算子进行的分割，可见效果不好，细胞和腺体区域都没有分割开来，且粘连现象非常严重，不适于用来处理本课题的上皮细胞图像；图（f）是经过迭代多阈值进行的分割效果，虽然细胞核和细胞质分割得较明显，但是腺体区域却没有更好地分割出来；图（g）是用互信息分割得到的图像，它是对此类图像分割较好的方法；图（h）是分水岭分割的图像，腺体分割较好，但对细胞的过分割问题较严重，从图中还可以看到较小腺体内的较小细胞没有很好地分割出来，且细胞质和细胞质没有得到很好地划分。针对以上分割效果的对比和下一步识别算法的分析，本系统选择了基于松弛迭代的分割算法，分割效果和分割效率均为最优。

9.5.3 多层次和多角度的手动识别

1. 多层次性

手动识别过程中，采取了图像预处理、图像分割、图像细胞定位、图像细胞边界跟踪、图像识别方法从多个层次进行操作。经过每一步的操作，图像都实现了良好的效果，且都在系统后台进行了严密封装，操作简单、流程清楚。

2. 多角度性

采用手动识别功能，对分割出来的图像进行跟踪操作，既能够得到腺体和细胞等宏观区域，又可以得到细胞核和细胞质等微观区域。

（1）在宏观上本系统使用最短距离算法进行整体识别。将整幅图像经过预处理、松弛迭代分割和 8 邻域图像跟踪，再提取图像特征参数。而在跟踪过程中需设置跟踪周长 L 的范围，根据设置的范围值的不同，所得到的特征参数的值也不同。

（2）在微观上使用决策树的方法进行局部识别，经过识别以后的结果显示给用户作为辅助病理诊断的参考。可以使用户分别在局部进行病理诊断，提高识别准确率。本系统基于松弛迭代的跟踪分割算法，在对肿瘤细胞图像进行预处理后，采用松弛迭代算法将细胞核、细胞质、背景三大区域分割出来，然后利用细胞核与浆的定位跟踪算法，找到同一个细胞内部细胞核和细胞质的位置关系，从而为微观角度计算细胞的各种特征值奠定了良好的基础。

9.5.4 特征模型的降维处理

目前我们经常使用的降维算法主要有 PCA、LLE、LDA、KPCA 等。为了寻找一种最适合图像降维的方法，分别使用了 PCA、LLE、PCA 与 LDA 相结合的方法，然后通过比较得出的不同的降维模型的好坏来作为图像降维的方法。图 9-22，图 9-23，图 9-24 展示了采用不同的降维方法所得到的效果图。

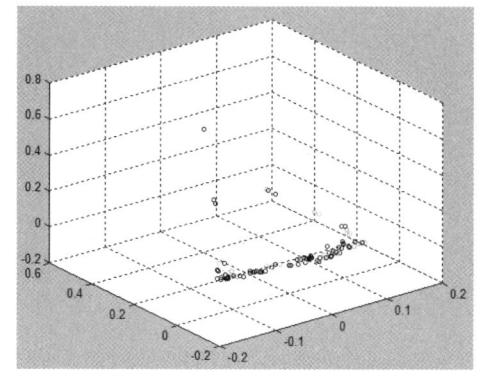

图 9-22　LLE 降维的投影效果

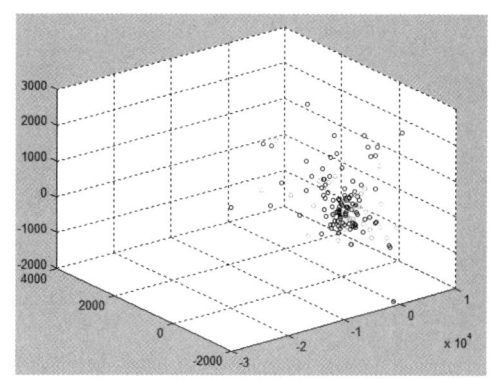

图 9-23　PCA 降维的投影效果

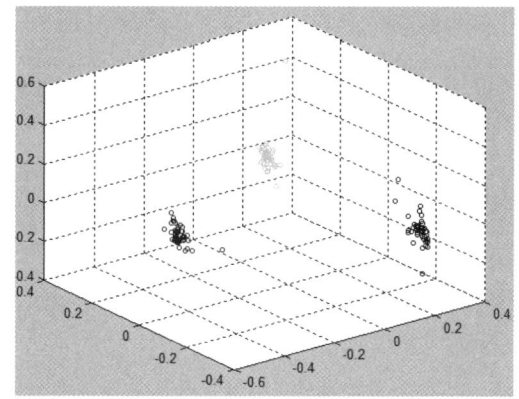

图 9-24　PCA+LDA 降维的投影效果

图中，红色圆圈表示增生类训练样本，蓝色圆圈表示癌类训练样本，绿色圆圈表示正常类训练样本。由图 9-22 可以看出，当仅仅使用 LLE 这种降维方法的时候，求得的该训练样本的投影效果很差，各个样本之间很难区分，全部聚集在一块并成带状分布。在图 9-23 中可以看到，该训练样本在使用 PCA 降维方法时各个样本之间有一部分样本混淆在一起，比图 9-22 效果稍微好一点，但是还是不利于图像分类。在图 9-24 中，通过使用 PCA+LDA 降维方法,可以很好地将训练样本进行区分。由此可见,使用 PCA+LDA 方法可以对训练样本降维，并且产生一个很好的训练模型，所以我们采用 PCA+LDA 方法来对训练样本进行降维。

9.5.5　软件的设计原则

1. 实用性

系统考虑医生的实际情况，本着实用的原则，既要解决实际问题又要考虑费用的节省，可以直接连接医院的信息管理数据库使用。

2. 可靠性和稳定性

系统采用成熟的技术，尽量减少故障的发生；在软件体系结构方面采用了容错设计和良好的错误处理机制。

3. 易操作性

易操作性是衡量应用系统实用价值的重要因素，系统提供交互性良好、简单易用的可视化用户操作界面，方便医生操作使用，提高实际效率。具有简单实用的安装、配置和使用操作。

4. 易管理性

作为医院的实用系统，系统具有良好的可管理型，系统管理员可以对病人信息、用户信息和病人图像信息进行维护操作。

5. 扩展性

在系统的设计和实施过程中，系统充分考虑了扩展性，图像的预处理、分割和识别功能不仅限于一种方法，各种方法的处理效果也不一样。本系统可以在图像处理过程中添加新的算法来进行扩展操作，或者在不同算法组合和算法更新上进行扩展，还可以对更好的功能进行扩展。

9.6 展　望

9.6.1 手动识别

（1）本系统已经完成了较为丰富的功能，但从运行效率、分割识别效果上还有很多方面需要进一步提高，这也是本课题组在此基础之上继续研究的主要问题。

（2）腺体和细胞特征是在进行图像分割和跟踪后获得的，而对于复杂的、粘连现象严重的图像，图像分割是一个核心难点。在一般的图像分割之后获得腺体和细胞特征并不一定能准确地反映图像的状态，所以需要在设计高效的自动化分割算法上进行研究。

（3）特征选择和提取是图像识别的基础。系统选择和提取的特征还不够丰富，如果还能提取一些纹理特征，以及其他的形状特征和颜色特征，对识别更有利。

（4）针对肿瘤细胞图像，如果考虑提取同类图像的颜色、纹理等特征，形成特征向量库，然后分析待检测图像的特征，并作为检索内容提交进去进行匹配，有可能跳过分割而直接用匹配的方法直接识别。

9.6.2 自动识别

（1）虽然系统中设计的分类器达到了较高的识别率，但此分类器有一定的局限性，对本系统的肿瘤细胞图像识别率较高，但对其他图像未必适合。因此还需要设计更好的分类器，进一步提高图像分类的使用范围。

（2）基于改进的 PCA+LDA 的预分类法是使用 MATLAB 与 VC++混合编程实现的，由于混合编程的复杂性影响，其运行时的第一张图像识别时间较长，可以达到 10 s 以上，而从第二张图片起运行效率明显提高，时间缩短到 4 s 左右。据此，可以用小波变换、神经网络等算法对图像进行有效压缩，减少运算量，提高第一张图片的运算效率。

（3）目前只是将图像分为正常、癌变和增生 3 类，而在病理学上还进行了更细的分类，如将增生分为轻度增生、中度增生和重度增生，下一步还需要利用医生提供的病理诊断依据，设计分类器，实现图像进一步的分类。

附　表　英文简写对照表

2-D	Two-Dimensional（二维）
3-D	Three-Dimensional（三维）
2DLDA	Two-Dimensional Linear Discriminant Analysis（二维线性判别分析）
2DPCA	Two-Dimensional Principal Component Analysis（二维主成分分析）
ANN	Artificial Neural Network（人工神经网络）
Bi2DPCA	Bidirectional Two-Dimensional Principal Component Analysis（双向二维主成分分析）
BP	Back Propagation（反向传播）
BP	Basis Pursuit（基追踪）
CNN	Convolutional Neural Network（卷积神经网络）
COMP	Classified Orthogonal Matching Pursuit（分类正交匹配追踪）
CS	Compressed Sensing（压缩感知）
DCT	Discrete Cosine Transform（离散余弦变换）
FDDL	Fisher Discriminant Dictionary Learning（Fisher判别字典学习）
FLD	Fisher Linear Discriminant（Fisher线性判别）
KFDA	Kernel Fisher Discriminant Analysis（核Fisher判别分析）
KNN	K-Nearest Neighbour（K-近邻）
KPCA	Kernel Principal Component Analysis（核主成分分析）
LDA	Linear Discriminant Analysis（线性判别分析）
LE	Laplacian Eigenmaps（拉普拉斯特征映射）
LLE	Locally Linear Embedding（局部线性嵌入）
LS_SVM	Least Squares Support Vector Machines（最小二乘支持向量机）
LTSA	Local Tagent Space Alignment（局部切空间排列）
MDS	Multidimensional Scaling（多维尺度变换）
MP	Marching Pursuit（匹配追踪）
MRI	Magnetic Resonance Imaging（核磁共振成像）
NNSC	Non-Negative Sparse Coding（非负稀疏编码）
NN	Nearest Neighbour（最近邻）

OMP	Orthogonal Matching Pursuit（正交匹配追踪）
PCA	Principal Component Analysis（主成分分析）
QNN	Quantum Neural Network（量子神经网络）
QSOFM	Quantum Self-Organizing Feature Mapping（量子自组织特征映射）
RBF	Radial Basis Function（径向基核函数）
RIP	Restricted Isometry Property（限制等距性）
RRC	Regularized Robust Coding（正则化鲁棒编码）
RSC	Robust Sparse Coding（鲁棒稀疏编码）
SAM-CS	Compressed Sensing of Self-Adaptive Measurement（自适应观测的压缩感知）
SOFM	Self-Organizing Feature Mapping（自组织特征映射）
SRC	Sparse Representation-Based Classifier（基于稀疏表示的分类器）
SVM	Support Vector Machines（支持向量机）
VC	Vapnik-Chervonenkis Dimension（VC 维）

参考文献

[1] 章普生. 胃腺癌细胞显微图像分割算法研究[D]. 长沙：国防科学技术大学，2007.

[2] 郭戈. 图像分割算法研究及其在癌细胞诊断中的应用[D]. 郑州：解放军信息工程大学，2005.

[3] 章毓晋. 图像工程 [M]. 2 版. 北京：清华大学出版社，2007.

[4] 王雪虎. 胃上皮细胞图像匹配及分割技术研究[D]. 南昌华东交通大学，2011.

[5] Chen S, Zhao M, Wu G, et al. Recent advances in morphological cell image analysis[J]. Computational and Mathematical Methods in Medicine, 2012.

[6] Bauer S, Wiest R, Nolte L P, et al. A survey of MRI-based medical image analysis for brain tumor studies[J]. Physics in medicine and biology, 2013, 58（13）: 97.

[7] 孟秀明. 胃黏膜肿瘤显微图像分类器设计[D]. 南昌：华东交通大学，2009.

[8] 王云霞. 医学细胞显微图像分割与识别技术的研究[D]. 哈尔滨：黑龙江大学，2008.

[9] Kusiak A, Kernstine K H, Kern J A. Data Mining: Medical and Engineering Case Studies[J]. Proceedings of the Industrial Engineering Research 2000 Conference, Cleveland, Ohio, 2000: 1-7.

[10] Thiran J P, Morphological feature extraction for the classifition of digital images of cancerous tissues[J]. IEEE Trans. BME, 1996, 43(10): 1011-1013.

[11] Antonie M L, Zayane O R. Coman A. Application of Data Mining Techniques for Medical Image Classification[C]. Proceedings of the Second International Workshop on Multimedia Data Mining（MDM/KDD'2001）, in conjunction with ACM SIGKDD conference. San Francisco, 2001.

[12] Spyridonos P, Cavouras D, Berberidis K. Computer-based grading of haematoxylin-eosin stained tissue sections of urinary bladder carcinomas[J]. Med Inform Internet Med, 2001, 26(3): 179-190.

[13] Sun C J, Guo S, Zhang H, et al. Automatic segmentation of liver tumors from multiphase contrast-enhanced CT images based on FCNs[J]. Artificial Intelligence in Medicine, 2017: 83.

[14] Todoroki Y, Han X H, Iwamoto Y, et al. Detection of Liver Tumor Candidates from CT Images Using Deep Convolutional Neural Networks[M]. Innovation in Medicine

and Healthcare 2017.

[15] Spanhol F A, Oliveira L S, Cavalin P R, et al. Deep features for breast cancer histopathological image classification[C]. Systems, Man, and Cybernetics（SMC）, 2017 IEEE International Conference on. IEEE, 2017: 1868-1873.

[16] Xia Z Q, Wang X, Wang C, et al. Subpixel-Based Accurate and Fast Dynamic Tumor Image Recognition[J]. Journal of Medical Imaging and Health Informatics, 2018, 8（5）: 925-931.

[17] Rosito M A, Damin D C, Moreira L F. Nuclear chromatin texture in rectal carcinoma: Prognostic value[J]. Analytical and quantitative cytology and histology, 2003, 25（4）: 215-220.

[18] Karakitsos P, loakim-Liossi A, Pouliakis A. A comparative study of three variations of the learning vector quantizer in the discrimination of bengn from malignant gastric cells[J]. DIGITAL OBJECT IDENTIFIER, 1998, 9: 114-125.

[19] Esgiar A N, Naguib R N G, Sharif B S. Microscopic image analysis for quantitative measurement and feature identification of normal and cancerous colonic mucosa[J]. Information Technology in Biomedicine, 2002, 2（3）: 197-203.

[20] Korkmaz S A. Recognition of the Gastric Molecular Image Based on Decision Tree and Discriminant Analysis Classifiers by using Discrete Fourier Transform and Features[J]. Applied Artificial Intelligence, 2018: 1-15.

[21] Liu B, Zhang M, Guo T, et al. Classification of gastric slices based on deep learning and sparse representation[C]. 2018 Chinese Control And Decision Conference（CCDC）. IEEE, 2018: 1825-1829.

[22] Li Y X, Li X, Xie X, et al. Deep learning based gastric cancer identification[C]. Biomedical Imaging （ISBI 2018）, 2018 IEEE 15th International Symposium on. IEEE, 2018: 182-185.

[23] Cui Y P, Wang Z, Yu G, et al. Partially Annotated Gastric Pathological Image Classification[C]. Pacific Rim Conference on Multimedia. Springer, Cham, 2018: 476-486.

[24] 陆新泉,李宁,陈世福. 形态学和色度学在肺癌早期诊断系统中的研究与应用[J]. 模式识别与人工智能，2001, 13（1）：116-120.

[25] 田捷,包尚联,周明全. 医学影像处理与分析[M]. 北京:电子工业出版社，2003.

[26] 朱玉全，杨鹤标. 数据挖掘技术[M]. 南京：东南大学出版社，2003.

[27] 李珊珊，臧睦君，柳婵娟. 基于MFOA-SVM算法的乳腺肿瘤识别[J]. 鲁东大学学报（自然科学版），2018：20-24.

[28] 梁蒙蒙，周涛，夏勇，等. 基于随机化融合和 CNN 的多模态肺部肿瘤图像识别[J]. 南京大学学报（自然科学）， 2018，4: 13.

[29] 吕鸿蒙，赵地，迟学斌. 基于增强 AlexNet 的深度学习的阿尔茨海默病的早期诊断[J]. 计算机科学，2017，44（6）：50-60.

[30] 蒋智铭，张道中，吴锡琛. 胃黏膜异型增生与高分化腺癌的形态定量分析及自动化诊断系统[J]. 中华医学杂志，1989，69（7）：372-374.

[31] 夏顺仁， 王太君， 何振亚. 胃黏膜癌前病变显微彩色图像识别系统的研制和使用[J]. 数据采集与处理，1992，7（2）：117-121.

[32] 陈先来， 肖晓旦，杨荣，刘建平. 基于误差反向传播神经网络的胃癌细胞识别研究[J]. 中国循证医学杂志，2007，7（9）：637-640.

[33] 张春芬. 分类器组合及其在医学图像分类中的应用[D]. 镇江：江苏大学，2007.

[34] Chen C H, Pei-Gee Peter Ho.Statistical pattern recognition in remote sensing[J]. Pattern Recognition, 2008, 41(9): 2731-2741.

[35] Yue S G, Rind.F.C,Sch.of Biol & Psychol,Univ of Newcastle upon Tyne.Collision detection in complex dynamic scenes using an LGMD-based visual neural network with feature enhancement[J]. Neural Networks, IEEE Transactions on, 2006, 17(3): 705-716.

[36] Tautenhahn R, Ihlow A, Seiffert U. Adaptive Feature Selection for classification of Microscope Images[J]. Lecture Note in Computer Science, 2006, 3849: 215-222.

[37] Shlens J. A Tutorial on Principal Component Analysis[EB/OL]. http://www. snl. salk. edu/ ~shlens/pub/notes/pca.pdf.

[38] 赵选民，徐伟，师义民. 数理统计[M]. 2 版. 北京：科学出版社，2002.

[39] 吕西林，金国芳，吴晓涵. 钢筋混凝土结构非线性有限元理论与应用[M]. 上海：同济大学出版社，1997.

[40] 何灿芝，罗汉. 应用统计学[M]. 长沙：湖南大学出版社，2004.

[41] 赵玮，温小霓. 应用统计学（下册）[M]. 西安：西安电子科技大学出版社，2003.

[42] Liu J, Chen S C. Resampling LDA/QR and PCA+LDA for Face Recognition[J]. AI2005: Adavances in Artificial Intelligence, 2005, 3809: 1221-1224.

[43] Field D J. Relations between the statistics of natural images and the response properties of cortical cells [J]. Journal of Optical Society, 1987, 4（12）:2379 2394.

[44] 罗四维. 视觉感知系统信息处理理论[M]. 北京：电子工业出版社，2006.

[45] Olshausen B A, Field D J. Sparse coding with an over complete basis set: a strategy employed by V1? [J]. Visual Research, 1997, 37（33）:11-25.

[46] 尚丽. 稀疏编码算法及其应用研究[D]. 合肥：中国科学技术大学，2006.

[47] Donoho D L.Compressed sensing[J]. IEEE Trans.on Information Theory.2006,52（4）：1289-1306.

[48] Cand E S, Wakin M. An introductionto compressive sampling[J]. IEEESignal Processing Magazine,2008,25（2）:21- 30.

[49] Donoho D L, Tsaig Y. Extensions of compressedsensing [J]. Signal Processing, 2006, 86(3): 533-548.

[50] Cand E S, Romberg J, Tao T. Robust uncertainty principles:exact signal reconstruction from highly incomplete frequency information[J]. IEEE Transactionson Information Theory, 2006,52（2）：489- 509.

[51] 李树涛，魏丹. 压缩传感综述[J]. 自动化学报. 2009，35（11）：1369-1377.

[52] Candes E J,Walin M B. An Introduction to Compressive Sampling[J].Singal Processing Magazine,2008,25（2）:21-30.

[53] Cai T, Wang L, Xu G. Shifting inequality and recovery of sparse signals [J].IEEE Transactions on Signal Processing, 2010, 58(3): 1300-1308.

[54] Cai T, Wang L, Xu G. New bounds for restricted isometry constants [J].IEEE Transactions on Information Theory, 2010, 56(9): 4388-4394.

[55] Donoho D L. Compressed sensing[J] .IEEE Trans.on Information Theory.2006,52（4）：1289-1306.

[56] Candes E, Donoho D L. Curvelets-A Surprisingly Effective Nonadaptive Representation for Objects with Edges[R]. Technical Report 1999-28, Department of Statistics, Stanford 0.University, 1999.

[57] Candès E J, Romberg J, Tao T. Robust uncertainty principles: exact signal reconstruction from highly incomplete frequency information[J]. IEEE Trans. Inform. Theory, 2006, 52（2）：489-509.

[58] Baraniuk R. A Lecture on Compressive Sensing[J]. IEEE Signal Processing Magazine. 2007, 24（4）：118-121.

[59] Yang J, Yang J Y, Ye H. Theory of fisher linear discriminant analysis and its application[J]. Acta automatic Sinica, 2003, 29(4): 482-493.

[60] 余冰，金连甫，陈平. 利用标准化 LDA 进行人脸识别[J]. 计算机辅助设计与图形学学报，2003，15（3）：302-306.

[61] 伍世虔，徐军. 动态模糊神经网络[M]. 北京：清华大学出版社，2003.

[62] Lotlikar R, Kothari R. Fractional-Step Dimensionality Reduction. IEEE Trans. Pattern Analysis and Machine Intelligence, 2000, 22: 623-627.

[63] Liu C, Wechsler H. Learning the Face Space-Representation and Recognition. Proc. 15th Int. Conf. Patt Recog, 2000: 249-256.

[64] Wang X G, Tang X O. Experimental Study on Multiple LDA Classifier Combination for High Dimensional Data Classification[J]. Multiple Classifier Systems, 2004, 3077: 344-353.

[65] 王文豪, 严云洋. 基于图像分块的 LDA 人脸识别[J]. 计算机工程与设计, 2007, 28(12): 2889-2891.

[66] Noble W S. What is a support vector machine[J]. Computational Biology, 2006, 24（12）:1565-1567.

[67] 周宽久, 张世荣. 支持向量机分类算法研究[J]. 计算机工程与应用, 2009, 45（1）: 159-162.

[68] Huang Z, Chen H C, Hsu C J, Chen W H, WU S S. Credit rating analysis with support vector machines and neural networks:a market comparative study[J].Data mining for financial decision making,2004,37（4）:543-558.

[69] Vapnik V N. The Nature of Statistical Learning Theory[M]. New York: Springer-Verlag,1995.

[70] 何灵敏, 沈掌泉, 孔繁胜, 刘震科. SVM 在多源遥感图像分类中的应用研究[J]. 中国图象图形学报, 2007, 12（4）.

[71] Hsu C W, Lin C J. A comparison of methods for multiclass support vector machines[J].IEEE Transaction on neural network.2002，13（2），415-425.

[72] 李文静. 浅谈数据挖掘中的分类算法[J]. 信息技术, 2007, 36（3）: 14-15.

[73] Rish I. An empirical study of the naïve Bayes classifier[J].IJCAI 2001 Workshop on Empirical Methods in Artificial Networks,2001,8（14）:41-46.

[74] Mas J F, Flores J J.The application of artificial neural networks to the analysis of remotely sensed data[J]. International Journal of Remote Sensing, 2008, 29(3): 617-663.

[75] Haykin S. 神经网络原理[M]. 叶世伟, 史忠植, 译. 北京:机械工业出版社, 2004.

[76] Kohonen T. Self-organized formation of topologically correct feature maps [J]. Biological Cybernetics, 1982（43）: 59-69.

[77] Hopfield J J. Natural networks and physical systems with emergent collective computational abilities [C]. USA: Proceedings of the National Academy of Sciences, 1982（79）: 2554-2558.

[78] Kohonen T. Self-organized formation of topologically correct feature maps [J]. Biological Cybernetics, 1982（43）: 59-69.

[79] Jain A K, Duin R P W, Mao J. Statistical pattern recognition: A review[J]. IEEE PAM I, 2000, 22(1): 4-37.

[80] 李春光. 流形学习及其在模式识别中的应用[D]. 北京: 北京邮电大学, 2007.

[81] 王卫东, 郑宇杰, 杨静宇. 一种基于预分类的高效最近邻分类器算法[J]. 计算机科学, 2007, 34（2）: 198-200.

[82] Yang J, Yang J Y. Why can LDA be performed in PCA transformed space?[J]. Pattern Recognition, 2003, 36（2）: 563-566.

[83] Gan L, Lv W Y, Improved PCA+LDA applies to gastric cancer image classification, Journal of Computational Information Systems, 2010, 6(14): 4867~4875.

[84] 华顺刚, 周羽, 刘婷. 基于PCA+LDA的热红外成像人脸识别[J]. 模式识别与人工智能, 2008, 21（2）: 160-165.

[85] Sara L S, Julio V R, Jose Carlos Gonzalez-Cristobal. Nearest Neighbour Classification of Image Feature Vectors for Medical Image Annotation[J]. MIRACLE at Image CLEFannot 2008, 2009, 5706: 728-731.

[86] 张著英, 黄玉龙, 王翰虎. 一个高效的KNN分类算法[J]. 计算机科学, 2008, 35（3）: 170-172.

[87] David A, Lerner B. Supprrt vector machine-based image classification for genetic syndrome diagnosis[J]. Pattern Recognition, 2005, 26: 1029-1038.

[88] 蒋芸, 李战怀. 基于改进的SVM分类器的医学图像分类新方法[J]. 计算机应用研究, 2008, 25（1）: 53-55.

[89] 张生亮, 谢永华, 杨静宇. 一种双向压缩的二维特征抽取算法及其应用[J], 计算机应用研究, 2006, 5（1）: 1-3.

[90] Yang J, Zhang D, Two-Dimensional PCA:a New approach to appearance-based face representation and recognition[J]. IEEE Transa-ctions on Pattern Analysis and Machine intelligence, 2004. 26(1): 131-137.

[91] Li M; Yuan B Z. 2DLDA:A statistical linear discriminant analysis for image matrix[J]. Pattern Recognition Letters. 2005, 26(5): 527-532.

[92] Zhang D Q, Zhou Z H.（2D）PCA:Two-directional two-dimensional PCA for efficient face representation and recognition[J]. Neurocomp- uting,2005,1（3）, 224-231.

[93] Yang J, Yong U. Bi-2DPCA: A Fast Face Coding Method for Rec-ognition[C]. Pattern Recogniti-on:Recent Advances:I-Tech Education and Publishing, 2010: 313-340.

[94] Moon H, Jonathon P P. Computational and performanceaspects of PCA-based face

recogintion algorithms[J].Perception,2001,30,303-321.

[95] Bui H T. Len L. Face recognition based on SVM and 2DPCA[J].International Journal of Signal Processing, Image Processi-ng and Pattern Recognition.2011,4（3）,85-93.

[96] Zhu Q, Xu Y. Multi-directional two-dimensional PCA with matching score level fusion face recogni-tion[DB]. Springer. Neural Comput &Applic, DOI 10.1007/s00521-0851-3.2012.

[97] 甘岚，谢丽娟. 基于双向2DPCA和SVM的胃黏膜肿瘤细胞识别[J]. 计算机应用与软件，2015（2）.

[98] 甘岚，吕文雅. 基于LLE和LS_SVM的胃黏膜肿瘤细胞分类[J]. 华东交通大学学报，2011, 28（3）.

[99] Roweis S T, Lawrence K S. Nonlinear dimensionality reduction by lo-cally linear embedding [J]. Science，2000，290（5500）：2323-2326.

[100] 甘岚，孙开杰，谢丽娟. 基于SAM-CS和SOFM的胃上皮肿瘤细胞图像识别[J]. 计算机工程与科学，2015（8）.

[101] 宁万正，王海燕，申晓红，等. 一种自适应观测矩阵下的信号重构算法[J].计算机应用研究，2011, 28（9）: 3309-3314.

[102] 黄晓生，戴秋芳，曹义亲，等. 一种基于小波稀疏基的压缩感知图像融合算法[J]. 计算机应用研究，2012, 29（9）: 3581-3583.

[103] Candes E, Romberg J, Tao T. Robust uncertainty principles:exact signal reconstruction from highly incomplete frequency information[J]. IEEE Trans on Information Theory, 2006, 52(2): 489-509.

[104] Candes E. The restricted isometry property and its implications for compressed sensing [J].Academy Sciences, 2006, 346（9-10）：589-592.

[105] Elad M. Optimized projections for compressed sensing[J].IEEE Trans on Signal Processing, 2007, 55（12）:5695 -5702.

[106] 赵晓健，曾晓勤. 基于稠密光流轨迹和稀疏编码算法的行为识别方法[J]. 计算机应用，2016, 36（1）:181-187.

[107] 马路，邓承志，汪胜前，等. 特征保留的稀疏表示图像去噪[J]. 计算机应用，2013, 33（5）:1416-1419.

[108] 何玲丽，李文波. 基于对称Gabor特征和稀疏表示的人脸识别[J]. 计算机应用，2014, 34（2）:550-552.

[109] 孙俊，王文渊，卓晴. 基于稀疏编码的提取人脸整体特征算法[J]. 清华大学学报（自然科学版），2002, 42（3）: 411-413.

[110] Shi J, Li Y, et al. Joint sparse coding based spatial pyramid matching for classification of color medical image [J].Computerized Medical Imaging and Graphics, 2015, 41（1）：61-66.

[111] 黄文明，蔡文正，邓珍荣.基于稀疏编码的脑脊液图像快速识别[J].计算机应用，2014,34（7）：2040-2043.

[112] Wright J, Yang A Y, et al. Robust Face Recognition via Sparse Representation [J]. IEEE Transactions on Pattern Analysis and Machine Intelligence, 2009, 31(2)：210-227.

[113] 谢丽娟. 基于压缩感知和神经网络的肿瘤细胞图像识别研究[D]. 南昌:华东交通大学，2014，43-44.

[114] 刘梦清. 基于非负稀疏编码和神经网络的肿瘤细胞图像识别[D]. 南昌:华东交通大学，2013, 45-46.

[115] Yang M, Zhang L, et al. Regularized Robust Coding for Face Recognition[J]. In Institute of Electrical and Electronics Engineers, 2013, 22(5): 1753-1766.

[116] 甘岚，张永焕. 基于字典学习的正则化鲁棒稀疏表示肿瘤细胞图像识别[J]. 计算机应用，2016，36（10）：2895-2899, 2906.

[117] Yang M, Zhang L,et al. Fisher Discrimination Dictionary Learning for Sparse Coding[J]. In International Conference on Computer Vision, 2011: 543-550.

[118] Yang M, Zhang L，et al. Robust Sparse Coding for Face Recognition[J]. In Institute of Electrical and Electronics Engineers，2011: 625-632.

[119] 徐红，彭力. 基于人脸表情特征的情感交互系统[J]. 计算机应用研究，2012，29（3）：1111-1115.

[120] 吴茹石,彭力. 基于量子神经网络的手写体数字识别方法研究[J] .计算机工程与设计，2007，28（18）：4462-4464.

[121] 高在村，龚声蓉. 基于量子门神经网络的车牌字符识别[J]. 计算机工程，2008，34（23）：227-229.

[122] 周日贵，姜楠，丁秋林. 量子 Hopfield 神经网络及图像识别[J]. 中国图象图形学报，2008, 13（1）：120-123.

[123] 李俊华，彭力. 基于量子神经网络的人脸表情识别研究[J]. 控制工程，2008，15（5）：550-555.

[124] 李盼池，李士勇. 一种量子自组织特征映射网络模型及聚类算法[J]. 量子电子学报，2007，24（4）：463-468.

[125] 甘岚，黄伟强. 基于QSOFM的肿瘤细胞图像识别[J],计算机应用研究，2015（6）：1907-1912.

[126] Phung S L, Bouzerdoum A, Sch of Electr, Comput. &Telecommun. Eng, Wollongong Univ. NSW. A Pyramidal Neural Network for visual Pattern Recognition[J].Neural Networks, IEEE Transaction on, 2007, 18(2): 329-343.

[127] Ripley B D. Pattern recognition and neural networks[M]. Cambridge University Press, 2008.

[128] 罗四维. 视觉信息认知计算理论[M]. 北京：科学出版社，2010.

[129] 许锋，方翊，卢建刚，孙优贤.一种基于PCA/SOFM混合神经网络的图像压缩算法[J]. 中国图象图形学报，2003，8（9）：1100-1104.

[130] Gan L，He C M. Tumor Cell Image Recognition Based on PCA and Two-Level SOFM[J]. The Seventh International Conference on Genetic and Evolutionary Computing, ICGEC, 2013: 299～306.

[131] 甘岚，王学虎.胃上皮细胞图像的分割算法仿真[J]. 计算机仿真，2011（8）：242-245.

[132] Gan L, Zheng F H. A Kind of Cell Tracking Algorithm Based on Relaxation Iterative Segmentation Algorithm[J]. Future BioMedical Information Engineering, 2009: 385-388.

[133] Gan L, Meng X M. Multi-level classifier design for tumor micro-image based on multi-feature fusion[J]. International Seminar on Future Biomedical Information Engineering, 2008: 60-63.